协和听课笔记

儿 科 学

唐晓艳 主 编

中国协和医科大学出版社

图书在版编目（CIP）数据

儿科学／唐晓艳主编. —北京：中国协和医科大学出版社，
2020. 10
（协和听课笔记）
ISBN 978-7-5679-1602-9

Ⅰ.①儿… Ⅱ.①唐… Ⅲ.①儿科学-医学院校-教学参考
资料 Ⅳ.①R72

中国版本图书馆 CIP 数据核字（2020）第 188078 号

协和听课笔记
儿科学

主　　编：唐晓艳
责任编辑：张　宇

出版发行：中国协和医科大学出版社
　　　　　（北京市东城区东单三条 9 号　邮编 100730　电话 010-65260431）
网　　址：www. pumcp. com
经　　销：新华书店总店北京发行所
印　　刷：北京玺诚印务有限公司

开　　本：889×1194　　1/32
印　　张：18. 25
字　　数：420 千字
版　　次：2020 年 10 月第 1 版
印　　次：2020 年 10 月第 1 次印刷
定　　价：72. 00 元

ISBN 978-7-5679-1602-9

编 者 名 单

主　编　唐晓艳

编　委（按姓氏笔画排序）

王　为（北京协和医院）

王　凯（首都医科大学宣武医院）

王　炜（清华大学附属北京清华长庚医院）

东　洁（北京协和医院）

许　佳（浙江大学医学院附属妇产科医院）

吴春虎（阿虎医学研究中心）

张　昀（北京协和医院）

张雪芳（首都医科大学附属北京朝阳医院）

祝喻甲（中山大学肿瘤防治中心）

唐晓艳（北京协和医院）

黄　帅（北京医院）

章　杨（浙江大学医学院附属第二医院）

童璐莎（浙江大学医学院附属第二医院）

前 言

　　北京协和医学院是中国最早的一所八年制医科大学，在100多年的办学过程中积累了相当多的教学经验，在很多科目上有其独特的教学方法，尤其是各个学科的任课老师，都是其所在领域的专家、教授。刚进入协和的时候，就听说协和有三宝：图书馆、病案和教授。更有人索性就把协和的教授誉为"会走路的图书馆"。作为协和的学生，能够在这样的环境中学习，能够聆听大师们的教诲，我们感到非常幸运。同时，我们也想与大家分享自己的所学所获，由此，推出本套丛书。

　　本套丛书是以对老师上课笔记的整理为基础，再根据第9版教材进行精心编写，实用性极强。

　　本套丛书的特点如下：

　　1. 结合课堂教学，重难点突出

　　总结核心问题，突出重难点，使读者能够快速抓住内容；精析主治语录，提示考点，减轻读者学习负担；精选执业医师历年真题，未列入执业医师考试科目的学科，选用练习题，以加深学习记忆，力求简单明了，使读者易于理解。

　　2. 紧贴临床，实用为主

　　医学的学习，尤其是桥梁学科的学习，主要目的在于为临床工作打下牢固的基础，无论是在病情的诊断、解释上，还是在治疗方法和药物的选择上，都离不开对人体最基本的认识。桥梁学科学好了，在临床上才能融会贯通，举一反三，学有所

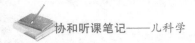

用，学以致用。

3．图表形式，加强记忆

通过图表的对比归类，不但可以加强、加快相关知识点的记忆，通过联想来降低记忆的"损失率"，也可以通过表格中的对比来区分相近知识点，避免混淆，帮助大家理清思路，最大限度帮助读者理解和记忆。

儿科学是临床医学范畴中的二级学科，其研究对象是自胎儿至青春期的儿童，儿科学的研究内容及内在规律与成人差别颇大，学习时应予以注意。全书共分 17 章，基本涵盖了教材的重点内容。每个章节都由本章核心问题、内容精要等部分组成，重点章节配执业医师历年真题，重点内容以下划线标注，有助于学生更好地把握学习重点。

本套丛书可供各大医学院校本科生、专科生及七年制、八年制学生使用，也可作为执业医师和研究生考试的复习参考用书，对住院医师也具有很高的学习参考价值。

由于编者水平有限，如有错漏，敬请各位读者不吝赐教，以便修订、补充和完善。如有疑问，可扫描下方二维码，会有专属微信客服解答。

编　者

2020 年 7 月

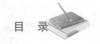

目　录

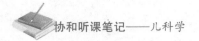

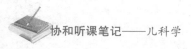

第一章 绪 论

核心问题

小儿年龄的分期及各期的特点。

内容精要

1. 儿科学的研究对象是自胎儿至青春期的儿童。
2. 儿科学的宗旨是保障儿童健康，提高生命质量。

第一节 儿科学的范围和任务

1. 儿科学研究内容

（1）研究儿童生长发育的规律及其影响因素，不断提高儿童的体格、智能发育水平和社会适应性。

（2）研究儿童时期各种疾病的发生、发展规律以及临床诊断和治疗的理论和技术，不断降低疾病的发生率和死亡率，提高疾病的治愈率。

（3）研究各种疾病的预防措施，包括免疫接种、先天性遗传性疾病的筛查、科学知识普及教育等。这是现代儿科学最具有发展潜力的方面，将会占据越来越重要的地位。

（4）研究儿童中各种疾病的康复可能性以及具体方法，尽可能帮助这些患儿提高他们的生活质量乃至完全恢复健康。

2. 儿科学的三级学科分支　类似内科学，主要以系统划分，如呼吸、消化、循环、神经、血液、泌尿、内分泌等，此外，还有传染病和急救医学等特殊专业。儿外科学则为外科学范畴内的三级学科。

3. 新生儿医学和儿童保健学是儿科学中最具特色的学科。

第二节　儿科学的特点

1. 儿童不是成人的缩影，与成人的差异不仅仅是体格上的大小，儿童有别于成人最大的特点是具有成长性，儿童从出生到发育成熟的过程，是一种连续的但也是具有明显阶段性的生长过程。

2. 自 19 世纪至 20 世纪末，西医儿科学的重大贡献主要在于有效地防治传染病和营养不良方面，两者为当时儿童死亡的首要原因。

3. 儿科学的研究和发展是依托现代医学的进步展开的。

4. 随着社会和经济的发展，健康将逐渐成为人类生活的更高追求。20 世纪 70 年代，世界卫生组织（WHO）对健康做了如下定义：健康不仅是躯体无病，还要有完整的生理、心理状态和社会适应能力。

第三节　儿童年龄分期

一、概述

儿童的生长发育是一个连续渐进的动态过程，不应被人为地割裂认识。但是在这个过程中随着年龄的增长，儿童的解剖、生理和心理等功能确实在不同的阶段表现出与年龄相关的规律性。因此,在实际工作中将小儿年龄分为 7 个时期,以便熟悉掌握。

二、小儿年龄分期和各期特点

1. 胎儿期

(1) 从受精卵形成到胎儿出生为止,约 40 周。

(2) 特点

1) 完全依赖母体而生存。

2) 孕母的健康对胎儿的存活和生长发育有直接影响。

3) 最初 12 周最易受到外界不利因素的影响而出现流产、先天畸形等。

2. 新生儿期

(1) 自胎儿娩出脐带结扎开始至生后 28 天内(按年龄,此期包含在婴儿期内)。

(2) 特点

1) 机体发育尚未成熟,适应外界环境的能力较差。

2) 患病率和死亡率高,尤以早期新生儿(第一周新生儿)最高。

3. 婴儿期

(1) 自出生到 1 周岁之前。

(2) 特点

1) 对营养需求高而消化功能不完善,消化紊乱与营养障碍性疾病多见。

2) 婴儿 5~6 个月后从母体获得的免疫球蛋白(Ig)G 逐渐消失。感染性疾病多见。

4. 幼儿期 自 1 周岁到满 3 周岁之前。

5. 学龄前期 自 3 周岁到 6~7 岁入小学前。是智能、性格形成的关键时期。

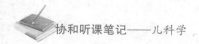

6. **学龄期** 自入小学开始至青春期前（女孩 12 岁，男孩 13 岁）。

7. **青春期** 从第二性征出现到生殖功能基本发育成熟、身高停止增长的时期。女孩一般从 11~12 岁开始到 17~18 岁，男孩从 13~14 岁开始到 19~20 岁。

第四节　儿科学的发展与展望

1. 与西方医学相比而言，我国的中医儿科起源要早得多。

2. 1943 年，我国现代儿科学的奠基人诸福棠教授主编的《实用儿科学》问世，成为我国第一部大型的儿科医学参考书，标志着我国现代儿科学的建立。

 历年真题

1. 新生儿的死亡率最高的时期是
   A. 生后 1 小时内
   B. 生后 1 天内
   C. 生后 3 天内
   D. 生后 1 周内
   E. 生后 2 周内

2. 衡量一个国家医疗卫生水平的重要指标是
   A. 胎儿期死亡率
   B. 围生期死亡率
   C. 新生儿期死亡率
   D. 婴儿期死亡率
   E. 幼儿期死亡率

3. 新生儿期接种的疫苗应是
   A. 卡介苗
   B. 流感疫苗
   C. 麻疹疫苗
   D. 脊髓灰质炎疫苗
   E. 百白破疫苗

参考答案：1. D　2. B　3. A

第二章　小儿生长发育

核心内容

1. 小儿生长发育概念、影响因素及一般规律。
2. 小儿体格生长指标。
3. 小儿神经精神发育进程。

内容精要

生长发育是一个连续的过程，影响因素包括遗传、环境因素，出生后第一年和青春期是两个生长高峰。

第一节　生长发育规律

一、生长发育的一般规律

1. 连续性、阶段性　生长高峰期的第 1 个为婴儿期，第 2 个为青春期。

2. 各系统器官生长发育不平衡　神经发育较早；淋巴系统在儿童期迅速生长，青春期达高峰后逐渐下降；生殖系统发育较晚。

3. 生长发育的个体差异　儿童的生长发育水平有一定的正常范围，"正常值"不是绝对的，评价时必须考虑个体的不同的影响因素，才能作出正确的判断。

4. 一般规律　由上到下（先抬头、后抬胸，再会坐、立、行）、由近到远（臂→手，腿→脚）、由粗到细（从全掌抓握到手指拾取）、由低级到高级（认识事物的过程是先会看、听、感觉事物，逐渐发展到有记忆、思维、分析、判断）、由简单到复杂（先画直线后画圈、图形）。

二、各个器官系统发育不平衡

神经系统较早、生殖系统较晚、淋巴系统先达到高峰然后降至成人水平、其他系统基本与体格生长同步。

第二节　影响生长发育的因素

一、遗传因素

细胞染色体所载基因是决定遗传的物质基础。父母双方的遗传因素决定小儿生长发育的"轨道"，或特征、潜力、趋向。

二、环境因素

1. 营养　营养素供给充足且比例恰当，加上适宜的生活环境，可使生长潜力得到充分的发挥。生后营养不良（第 1~2 年的严重营养不良）可影响体重、身高及智能的发育。
2. 疾病　急性感染常使体重减轻；长期慢性疾病则影响体重和身高的增长；内分泌疾病常引起骨骼生长和神经系统发育迟缓；先天性疾病如先天性心脏病，可造成生长迟缓。
3. 母亲情况　胎儿在宫内的发育受孕母生活环境、营养、情绪疾病等各种因素的影响。母亲妊娠早期的病毒性感染可导致胎儿先天性畸形；妊娠期严重营养不良可引起流产、早产和胎儿体格生长以及脑的发育迟缓；妊娠早期某些药物、X 线照射、环境中毒物和精神创伤均可影响胎儿的发育。

4. 家庭和社会环境

（1）家庭环境对儿童健康的重要作用，易被家长和儿科医师忽视。

（2）成人疾病胎儿起源学说意指"健康与疾病的起源"。该学说认为，胎儿在宫内发育中受到遗传宫内环境的影响，不仅会影响胎儿期的生长发育，而且可能引起持续的结构功能改变，导致将来一系列成年期疾病的发生。

综上所述，遗传决定了生长发育的潜力，这种潜力从受精卵开始就受到环境因素的作用与调节，表现出个体的生长发育模式。因此，生长发育水平是遗传与环境共同作用的结果。

第三节 体格生长

一、体格生长常用指标

体格生长应选择易于测量、有较大人群代表性的指标来表示。常用的形态指标有体重、身高（长）、坐高（顶臀长）、头围、胸围、上臂围、皮下脂肪等。

二、出生至青春前期的体格生长规律

（一）体重的增长

1. 体重为各器官、系统、体液的总重量。其中骨骼、肌肉、内脏、体脂、体液为主要成分，因体脂与体液变化较大，体重在体格生长指标中最易波动。体重易于准确测量，是最易获得的反映儿童生长与营养状况的指标。

2. 新生儿出生体重与胎次、胎龄、性别及宫内营养状况有关。

3. 1岁时的标准体重是 10kg，正常儿童体重、身高估计公式，见表 2-3-1。

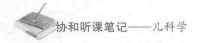

表 2-3-1　正常儿童体重、身高估计公式

年　龄	体重（kg）	年　龄	身高（长）（cm）
出生	3.25	出生	50
3~12 月龄	［年龄（月）+9］/2	3~12 月龄	75
1~6 岁	年龄（岁）×2+8	2~6 岁	年龄（岁）×7+75
7~12 岁	［年龄（岁）×7-5］/2	7~10 岁	年龄（岁）×6+80

（二）身材的增长

1. 身高

（1）身高是指头部、脊柱与下肢长度的总和。

（2）3 岁以下儿童立位测量不易准确，应仰卧位测量，称为身长。3 岁以上儿童立位时测量称为身高，<3 岁俯卧位测量称身长。立位测量值比仰卧位少 1~2cm。

（3）身高（长）的增长受遗传、内分泌、宫内生长水平的影响较明显，短期的疾病与营养波动不易影响身高（长）的生长。

2. 坐高（顶臀长）

（1）坐高是头顶到坐骨结节的长度。

（2）3 岁以下儿童仰卧位测量的值称为顶臀长。坐高增长代表头颅与脊柱的生长。

3. 指距　是两上肢水平伸展时两中指尖的距离，代表上肢长骨的生长。

（三）头围的增长

1. 头围指经眉弓上方、枕后结节绕头 1 周的长度，反映脑和颅骨的发育情况。

2. 头围的增长　与脑和颅骨的生长有关。

（1）出生时平均为 33~34cm（生后第 1 年前 3 个月生长等

于后 9 个月）。

（2）1 岁时头围 46cm，2 岁时 48cm，头围测量 2 岁内最有价值。

（3）2~15 岁头围仅增加 6~7cm。

3. 头围大小 与双亲的头围有关；头围小于均值−2SD 常提示有脑发育不良的可能，小于均值−3SD 以上常提示脑发育不良。头围增长过速往往提示脑积水。

（四）胸围的增长

1. 平乳头下缘经肩胛角下缘平绕胸 1 周为胸围。

2. 胸围代表肺与胸廓的生长

（1）出生时胸围略小于头围 1~2cm，平均为 32cm。1 岁时胸围等于头围（约为头围+年龄−1cm）。

（2）1 岁左右头围与胸围的增长在生长曲线上形成头、胸围的交叉。此交叉时间与儿童营养、胸廓的生长发育有关，生长较差者头、胸围交叉时间延后。

（五）上臂围的增长

1. 经肩峰与鹰嘴连线中点绕臂 1 周即为上臂围。上臂围代表肌肉、骨骼、皮下脂肪和皮肤的生长。

2. 1 岁以内上臂围增长迅速，1~5 岁增长缓慢，为 1~2cm。

3. 在无条件测量体重和身高的场合，可用测量左上臂围来筛查 1~5 岁小儿的营养状况。

（1）>13.5cm 为营养良好。

（2）12.5~13.5cm 为营养中等。

（3）<12.5cm 为营养不良。

（六）皮下脂肪

1. 通过测量皮脂厚度反映皮下脂肪。

2. 常用的测量部位有腹壁皮下脂肪及背部皮下脂肪。

3. 要用皮下脂肪测量工具（测皮褶卡钳）测量才能得出正确的数据。

（七）身体比例与匀称性

1. **头与身长比例**　在宫内与婴幼儿期，头领先生长，躯干、下肢生长则较晚，生长时间也较长，头长占身高（长）的比例在新生儿为 1/4，到成人后为 1/8。

2. **体型匀称**　表示体型（形态）生长的比例关系，常用指标有胸围/身高、体重/身高、年龄的体质指数（BMI/age）等。

3. **身材匀称**

（1）以坐高（顶臀长）/身高（长）的比例表示，反映下肢的生长情况。坐高（顶臀长）/身高（长）的比例由出生时的 0.67 下降到 14 岁时的 0.53。

（2）任何影响下肢生长的疾病可使坐高（顶臀长）与身高（长）的比例停留在幼年状态，如甲状腺功减退与软骨营养不良。

4. **指距与身高**　正常时，指距略小于身高（长）。如指距大于身高 1~2cm，对诊断长骨的异常生长有参考价值，如蜘蛛样指（趾）（马方综合征）。

三、青春期的体格生长规律

1. 青春期是儿童到成人的过渡期，受性激素等因素的影响，体格生长出现生后的第二个高峰（PHV），有明显的性别差异。男孩的身高增长高峰约晚于女孩 2 年，每年身高的增长值大于女孩，因此最终的身高一般来说男孩比女孩高。一般男孩骨龄 15 岁、女孩骨龄 13 岁时，身长达最终身高的 95%。

2. 不论男女孩，在青春期前的 1~2 年中生长速度略有减

慢。女孩在乳房发育后（9~11岁），男孩在睾丸增大后
（11~13岁）身高开始加速生长，经1~2年生长达PHV。此时
女孩身高平均年增加8~9cm，男孩9~10cm。在第二生长高峰
期，身高增加值约为最终身高的15%。PHV提前者身高的停止
增长较早。

四、体格生长评价

（一）原则

正确评价儿童的体格生长必须做到：

1. 选择适宜的体格生长指标　最重要和常用的形态指标为
身高（长）和体重，<3岁儿童应常规测量头围，其他常用的形
态指标有坐高（顶臀长）、胸围、上臂围、皮褶厚度等。

2. 采用准确的测量工具及规范的测量方法。

3. 选择恰当的生长标准或参照值建议。

4. 定期评估儿童生长状况，即生长监测。

（二）评价内容

1. 生长水平

（1）将某一年龄时点所获得的某一项体格生长指标测量值
（横断面测量）与生长标准或参照值比较，得到该儿童在同年
龄、同性别人群中所处的位置，即为此儿童该项体格生长指标
在此年龄的生长水平。

（2）早产儿体格生长有一允许的"落后"年龄范围，即此
年龄后应"追上"正常足月儿的生长。进行早产儿生长水平评
价时，应矫正胎龄至40周胎龄（足月）后再评价，身长至
40月龄、头围至18月龄、体重至24月龄后不再矫正。

2. 生长速度

（1）对某一单项体格生长指标定期连续测量（纵向观察），所获得的该项指标在某一年龄阶段的增长值即为该儿童该项体格生长指标的生长速度。

（2）以生长曲线表示生长速度最简单、直观，定期体格检查是评价生长速度的关键。生长速度的评价较生长水平更能真实反映儿童的生长状况。

3. 匀称度

（1）匀称度是对体格生长指标之间关系的评价，包括体型匀称度和身材匀称。

（2）体型匀称度表示体型（形态）生长的比例关系，常用的指标有身高的体重（W/H）以及年龄的体质指数（BMI/年龄）。

（3）身高的体重表示一定身高的相应体重增长范围，间接反映身体的密度与充实度。是判断 2 岁以内儿童营养不良和超重肥胖最常用的指标之一。

（4）年龄的体质指数（BMI）＝体重（kg）/身高（m）^{2}，实际含义是单位面积中所含的体重数，表示一定身高的相应体重增长范围，间接反映体型和身材的匀称度。

（5）身材匀称：以坐高（顶臀高）/身高（长）的比值反映下肢生长状况。

（三）数据统计学表示方法

1. 体格生长数据常用的统计学表示方法

（1）均值离差法：正常儿童生长发育状况多呈正态分布，常用均值离差法，以平均值加减标准差（SD）来表示，通常均值±2SD（包括总体的 95%）为正常范围。

（2）百分位数法

1）当测量值呈偏正态分布时，百分位数法能更准确地反映所测数值的分布情况。当变量呈正态分布时，百分位数法与均值离差法两者相应数值相当接近。

2）通常 $P_3 \sim P_{97}$（包括总体的 94%）为正常范围。体格生长评价广泛应用以上两种表示方法，但目前一般都用百分位数法。均值离差法计算较简单，百分位数法计算相对较复杂，但精确。

（3）标准差的离差法（Z 评分，SDS）：可进行不同质（即不同性别、不同年龄、不同指标）数据间比较，用偏离该年龄组标准差的程度来反映生长情况，结果表示也较精确。

（4）中位数法

1）当样本变量为正态分布时，中位数等于均数或第 50 百分位数。当样本变量分布不是完全正态时，选用中位数而不是算术平均数作为中间值。

2）因此时样本中少数变量分布在一端，用算术平均数表示则对个别变量值影响大，故用中位数表示变量的平均水平较妥。

2. 无论使用以上何种方法进行体格生长的评价都应该注意，儿童的体格生长存在个体差异，评价的标准比较宽泛，不应该将中间值（如均值、P_{50} 或者中位数等）作为评价个体或者托幼机构中群体的体格生长是否正常的标准值，追求所谓的"达标"。

（四）生长曲线的应用

1. 生长曲线图是儿科临床中使用最为广泛的体格生长评价工具。

2. 正确解释生长曲线的关键

（1）生长监测：定期、连续测量比一次数据更重要，可以获得个体生长轨道。

（2）生长的个体差异：受遗传及环境条件影响，体格生长存在个体差异，多数儿童体重和身高（长）测量值应稳定地沿着自己的"轨道"进行，在 P_3 和 P_{97} 之间均属正常，故均值或

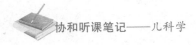

P_{50}不是个体儿童生长的目标。

（3）喂养方式：母乳喂养婴儿在初期生长可能会略低于配方奶喂养婴儿，因此评价纯母乳喂养婴儿的生长时应考虑喂养方式的影响，避免不必要的检查、过度使用配方奶补充、过早引进固体食物等。

（4）"回归"均值趋势：约2/3的儿童出生体重和身长在2~3岁前可出现百分位值趋向P_{50}，但需首先复核确定测量无误。

（5）生长波动：持续生长监测中出现生长曲线偏离原稳定的生长轨道超过1条主百分位线者为生长波动，需要适当增加生长监测频率，并查明原因，必要时给予营养喂养指导。

（6）生长异常：当儿童生长水平或体型匀称度$<P_3$或$>P_{97}$，或系列测量过程中出现生长曲线偏离原稳定的生长轨道超过2条主百分位线者称为生长异常，需及时寻找可能的原因，必要时应该及时转诊至上一级医疗机构或相关专科进一步诊治。

第四节　与体格生长有关的其他系统的发育

一、骨骼

1. 头颅骨

（1）前囟（测量时为对边中点的连线）

1）出生时为1~2cm，最迟于2岁闭合。

2）闭合过早可能是脑发育不良。

3）闭合过迟可能是佝偻病、甲状腺功能减退症、脑积水。前囟饱满见于颅内压增高。

4）凹陷见于脱水、极度消瘦患儿。

（2）后囟，最迟6~8周龄闭合。

2. 脊柱（反映脊椎骨的生长）

（1）新生儿：脊椎呈轻微后凸。

（2）3个月：抬头动作导致颈椎前凸（第1个生理弯曲）。

（3）6个月：独坐导致胸椎后凸（第2个生理弯曲）。

（4）1岁：站立行走导致腰椎前凸（第3个生理弯曲）。

3. 长骨 是从胎儿到成人期逐渐完成的。长骨的生长主要由长骨干骺端的软骨骨化，骨膜下成骨，使长骨增长、增粗，当骨骺与骨干融合时，标志长骨停止生长。

（1）骨龄：长骨干骺端的骨化中心按一定的顺序和部位有规律（时间、数目、形态）地出现。

（2）判断长骨生长：婴儿早期摄膝部X线片，年长儿摄左手及腕X线片。

（3）腕部于出生时无骨化中心，其出生后的出现次序为头状骨、钩骨（3个月左右）、下桡骨骺（约1岁）、三角骨（2~2.5岁）、月骨（3岁左右）、大小多角骨（3.5~5岁）、舟骨（5~6岁）、下尺骨骺（6~7岁）、豆状骨（9~10岁）。10岁时出全，共10个。

🖋 主治语录：1~9岁腕部骨化中心的数目大约=年龄+1，共10个骨化中心。如果是年龄-3，可以诊断骨龄落后。

二、牙齿

1. 乳牙20个，4~10个月开始萌出，13个月未萌出可诊断萌出延迟。

2. 6岁出第1颗恒牙（第一恒磨牙，在第二乳磨牙之后，又称6龄齿）；6~12岁恒牙按出牙顺序替换乳牙；12岁出第二恒磨牙；18岁后出第三恒磨牙（智齿），也有终身第三恒磨牙不萌出者；恒牙共28~32个。

🖋 主治语录：2岁以内乳牙数目：月龄-（4或6）。乳牙约3岁前出齐。

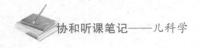

三、生殖系统

参见第十五章内分泌疾病。

第五节 神经心理发育

一、神经系统的发育

1. 新生儿脑重＝成人脑重 25%。
2. 4 岁，神经髓鞘的形成与发育完成。
3. 脊髓随年龄增长 在胎儿期，脊髓下端在第 2 腰椎下缘，4 岁时上移至第 1 腰椎，在进行腰椎穿刺时应注意。

二、感知觉的发育

1. 视感知发育

（1）新生儿已有视觉感应功能，瞳孔有对光反射，在安静清醒状态下可短暂注视物体，但只能看清 15~20cm 内的事物。

（2）第 2 个月起可协调地注视物体，开始有头眼协调；3~4 个月时喜看自己的手，头眼协调较好；6~7 个月时目光可随上下移动的物体垂直方向转动；8~9 个月时开始出现视深度感觉，能看到小物体；18 个月时已能区别各种形状；2 岁时可区别垂直线与横线；5 岁时已可区别各种颜色；6 岁时视深度已充分发育。

2. 听感知发育

（1）出生时鼓室无空气，听力差；生后 3~7 天听觉已相当良好；3~4 个月时头可转向声源，听到悦耳声时会微笑；7~9 个月时能确定声源，区别语言的意义；13~16 个月时可寻找不同响度的声源；4 岁时听觉发育已经完善。

（2）听感知发育和儿童的语言发育直接相关，听力障碍如果不能在语言发育的关键期内（6个月内）或之前得到确诊和干预，则可因聋致哑。

3. 味觉和嗅觉发育

（1）味觉：出生时味觉发育已很完善；4~5个月时甚至对食物轻微的味道改变已很敏感，为味觉发育关键期。此期应适时添加各类转乳期食物。

（2）嗅觉：出生时嗅觉中枢与神经末梢已基本发育成熟；3~4个月时能区别愉快与不愉快的气味；7~8个月开始对芳香气味有反应。

4. 皮肤感觉的发育

（1）皮肤感觉包括触觉、痛觉、温度觉及深感觉等。触觉是引起某些反射的基础。

（2）新生儿眼、口周、手掌、足底等部位的触觉已很灵敏，而前臂、大腿、躯干的触觉则较迟钝。新生儿已有痛觉，但较迟钝；第2个月起才逐渐改善。出生时温度觉已很灵敏。

三、运动的发育

1. 运动发育 可分为大运动（包括平衡）和细运动两大类。

2. 平衡与大运动

（1）抬头：新生儿俯卧时能抬头1~2秒；3个月时抬头较稳；4个月时抬头很稳。

（2）坐：6个月时能双手向前撑住独坐；8个月时能坐稳。

（3）翻身：7个月时能有意识地从仰卧位翻身至俯卧位，然后从俯卧位翻身至仰卧。

（4）爬：应从3~4个月时开始训练，8~9个月可用双上肢向前爬。

（5）站、走、跳：11个月时可独自站立片刻；15个月可独

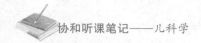

自走稳；24个月时可双足并跳；30个月时会单足跳。

3. 细动作

（1）3～4个月握持反射消失之后手指可以活动；6～7个月时出现换手与捏、敲等探索性动作；9～10个月时可用拇、示指拾物，喜撕纸。

（2）12～15个月时学会用勺，乱涂画；18个月时能叠2～3块方积木；2岁时可叠6～7块方积木，会翻书。

四、语言的发育

1. 语言的发育与大脑、咽喉部肌肉的正常发育及听觉的完善有关。要经过发音、理解和表达3个阶段。

2. 新生儿已会哭叫，3～4个月咿呀发音；6～7月龄时能听懂自己的名字；12月龄时能说简单的单词，如"再见" "没了"；18月龄时能用15～20个字，指认并说出家庭主要成员的称谓；24月龄时能指出简单的人、物名和图片；而到3岁时能指认许多物品名，并说由2～3个字组成的短句；4岁时能讲述简单的故事情节。

五、心理活动的发展

1. 早期的社会行为　2～3个月时小儿以笑、停止啼哭等行为，以眼神和发音表示认识父母；3～4个月的婴儿开始出现社会反应性的大笑；7～8个月的小儿可表现出认生、对发声玩具感兴趣等；9～12个月时是认生的高峰；12～13个月小儿喜欢玩变戏法和躲猫猫游戏；18个月时逐渐有自我控制能力，成人在附近时可独自玩耍很久；2岁时不再认生，易与父母分开；3岁后可与小朋友做游戏。

2. 注意的发展　婴儿期以无意注意为主，随着年龄的增长逐渐出现有意注意。5～6岁后儿童能较好控制自己的注意力。

3. 记忆的发展

（1）记忆是将所学得的信息贮存和"读出"的神经活动过程，可分为感觉、短暂记忆和长久记忆3个不同的系统。

（2）长久记忆又分为再认和重现。再认是以前感知的事物在眼前重现时能被认识；重现是以前感知的事物虽不在眼前出现，但可在脑中重现。1岁内婴儿只有再认而无重现，随年龄的增长，重现能力亦增强。

4. 思维的发展

（1）1岁以后的儿童开始产生思维，在3岁以前只有最初级的形象思维；3岁以后开始有初步抽象思维。

（2）6~11岁以后儿童逐渐学会综合分析、分类比较等抽象思维方法，具有进一步独立思考的能力。

5. 想象的发展

（1）新生儿无想象能力，1~2岁儿童仅有想象的萌芽。

（2）学龄前期儿童仍以无意想象及再造想象为主，有意想象和创造性想象到学龄期才迅速发展。

6. 情绪、情感的发展

（1）新生儿因生后不易适应宫外环境，较多处于消极情绪中，表现不安、啼哭，而哺乳、抱、摇、抚摸等则可使其情绪愉快。

（2）婴幼儿情绪表现特点是时间短暂、反应强烈、容易变化、外显而真实。

7. 个性和性格的发展

（1）婴儿期由于一切生理需要均依赖成人，逐渐建立对亲人的依赖性和信任感。

（2）学龄前期小儿生活基本能自理，主动性增强，但主动行为失败时易出现失望和内疚。学龄期开始正规学习生活，重视自己勤奋学习的成就，如不能发现自己的学习潜力，将产生自卑。

（3）小儿精神发育进程见表2-5-1。

表2-5-1　小儿神经精神发育进程

年龄	粗、细运动	语　言	适应周围人物的能力与行为
新生儿	无规律、不协调动作；紧握拳	能哭叫	铃声使全身活动减少
2个月	直立及俯卧位时能抬头	发出和谐的喉音	能微笑，有面部表情；眼随物转动
3个月	仰卧位变为侧卧位；用手摸东西	咿呀发音	头可随看到的物品或听到的声音转动180°；注意自己的手
4个月	扶着髋部时能坐；可在俯卧位时用两手支持抬起胸部；手能握持玩具	笑出声	抓面前物体；自己玩弄手，见食物表示喜悦；较有意识地哭和笑
5个月	扶腋下能站得直；两手各握一玩具	能喃喃地发出单词音节	伸手取物；能辨别人声；望镜中人笑
6个月	能独坐一会；用手摇玩具	—	能认识熟人和陌生人；自拉衣服；自握足玩
7个月	会翻身，自己独坐很久；将玩具从一手换入另一手	能发"爸爸""妈妈"等复音，但无意识	6~7月龄能听懂自己的名字
8个月	会爬；会自己坐起来、躺下去；会扶着栏杆站起来；会拍手	重复大人所发简单音节	注意观察大人的行动；开始认识物体；两手会传递玩具
9个月	试独站；会从抽屉中取出玩具	—	能懂几个较复杂的词句，如"再见"等看见熟人会手伸出来要人抱；或与人合作游戏
10~11个月	能独站片刻；扶椅或推车能走几步；拇指、示指对指拿东西	开始用单词，一个单词表示很多意义	能模仿成人的动作；招手、"再见"；抱奶瓶自食，粗细动作、语言适应周围人物的能力与行为

年龄	粗、细运动	语 言	适应周围人物的能力与行为
12个月	独走;弯腰拾东西;会将圆圈套在木棍上	能叫出物品的名字,如灯、碗;指出自己的手、眼	对人和事物有喜憎之分;穿衣能合作,用杯喝水
15个月	走得好;能蹲着玩;能叠一块方木	能说出几个词和自己的名字	能表示同意、不同意
18个月	能爬台阶;有目标地扔皮球	能认识和指出身体各部分	会表示大小便;懂命令;会自己进食
2岁	能双脚跳;手的动作更准确;会用勺子吃饭	会说2~3个字构成的句子	能完成简单的动作,如拾起地上的物品;能表达喜、怒、怕、懂
3岁	能跑;会骑三轮车;会洗手、洗脸;脱、穿简单衣服	能说短歌谣,数几个数	能认识画上的东西;认识男、女;自称"我";表现自尊心、同情心、害羞
4岁	能爬梯子;会穿鞋	能唱歌	能画人像;初步思考问题;记忆力强、好发问
5岁	能单足跳;会系鞋带	开始识字	能分辨颜色;数10个数;知物品用途及性能
6~7岁	参加简单劳动,如扫地、擦桌子、剪纸、泥塑、结绳等	能讲故事	开始写字;能数几十个数;可简单加减;喜独立自主

第六节 儿童神经心理发育的评价

一、筛查性评估

1. 筛查性评估 筛查/评估工具需要能够符合儿童发育的动态变化特点,主要是针对大规模人群进行定期监测和筛查,在社区基层儿科广泛使用。其特点是,评估过程家长或主要照护者参与较多,且花费较低的成本就能完成。

2. 常见的筛查性评估工具

（1）丹佛发育筛查法（DDST）：主要用于 6 岁以下儿童的发育筛查，实际应用时对 4.5 岁以下的儿童较为适用。测试内容分为大运动、细运动、语言、个人适应性行为四个能区。

（2）年龄及发育进程问卷（ASQ）

1）适用于 1 个月到 5 岁半的儿童。该问卷主要由父母报告，涉及 5 个发育能区：沟通能区、粗大动作能区、精细动作能区、问题解决能区、个人社会能区。

2）ASQ 目前在国际上使用广泛。

（3）绘人测试

1）适用于 5~9.5 岁儿童。要求被测儿童依据自己的想象绘一全身正面人像，以身体部位、各部比例和表达方式的合理性计分。

2）绘人测试结果与其他智能测试的相关系数在 0.5 以上，与推理、空间概念、感知能力的相关性更显著。该法可个别测试，也可进行集体测试。

（4）图片词汇测试（PPVT）

1）适用于 4~9 岁儿童的一般智能筛查。

2）测试方法简单，尤适用于语言或运动障碍者。

3）1981 年 PPVT-R 出版，有 L 及 M 版本，测试年龄为 2.5~16 岁，测试图片增至 175 张。

二、诊断性评估

1. 诊断性评估工具，需要具有资质的专业人员使用，因此它不仅用于评估儿童符合接受早期干预、康复治疗的资格，也为进一步的康复干预服务提供指导。

2. 诊断性测试项目往往比较多，反映儿童发育综合能力。因此，测试费时又费力，强调对个体儿童的评价，其结果以具体数值表示。

3. 儿科临床中最常用的诊断性测试如贝莉婴儿发育量表、盖塞尔发育量表、格里菲斯发育评估量表、韦氏学前及初小儿童智能量表、韦氏儿童智能量表修订版、儿童适应行为评定量表等。

4. 在评价儿童的智能时，常常用上述各种智力量表，结合儿童适应行为评定量表，对儿童智能发育迟缓作出诊断。

第七节　发育行为与心理异常

一、儿童发育与行为的概念

发育行为儿科学是我国近年从儿童保健学发展而来的一个分支学科。发育和行为问题在儿童期很常见，如注意缺陷多动障碍、孤独症系谱障碍、抽动障碍、睡眠障碍、学习障碍等。而青春期则更多出现心理情绪问题。

二、儿童期常见的发育与行为问题

1. 屏气发作

（1）表现为呼吸运动暂停的一种异常性格行为问题。多发于 6~18 个月婴幼儿，5 岁前会逐渐自然消失。

（2）儿童性格多暴躁、任性、好发脾气。对此类儿童应加强家庭教养，遇矛盾冲突时应耐心说理解释，避免粗暴打骂，尽量不让孩子有发脾气、哭闹的机会。有时需与癫痫鉴别。

2. 吮拇指癖、咬指甲癖

（1）3~4 个月后的婴儿生理上有吮吸要求，常自吮手指尤其是拇指以自慰。这种行为常发生在饥饿时和睡前，多随年龄增长而消失。但有时小儿因心理上得不到满足而精神紧张、恐惧焦急，未获父母充分的爱，又缺少玩具、音乐、图片等视听觉刺激，孤独时便吮拇指自娱，渐成习惯，直至年长时尚不能

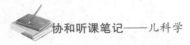

戒除。长期吮手指可影响牙齿、牙龈及下颌发育，致下颌前凸、齿列不齐，妨碍咀嚼。

（2）咬指甲癖的形成过程与吮拇指癖相似，也系情绪紧张、感情需求得不到满足而产生的不良行为，多见于学龄前期和学龄期儿童。对这类孩子要多加爱护和关心，消除其抑郁孤独心理。

3. 遗尿症

（1）正常小儿在2~3岁时已能控制排尿。如在5岁后仍发生不随意排尿即为遗尿症，大多数发生在夜间熟睡时称夜间遗尿症。

（2）遗尿症分为原发性和继发性。

4. 儿童擦腿综合征

（1）儿童擦腿综合征是儿童通过擦腿引起兴奋的一种运动行为障碍。在儿童中并不少见，女孩与幼儿更多见。

（2）使小儿平时生活轻松愉快，解除心理压力，鼓励其参与各种游戏活动等心理行为治疗是公认的必要措施。儿童擦腿综合征多随年龄增长而逐渐自行消失。

5. 注意缺陷多动障碍（ADHD）

（1）ADHD为学龄儿童中常见的行为障碍，主要表现为注意力不集中、多动冲动行为，常伴有学习困难，但智能正常或接近正常。ADHD诊断主要依据病史和对特殊行为症状的观察、描述和追踪观察。

（2）ADHD的治疗包括药物治疗和心理与行为治疗。常用的药物包括短效的盐酸哌甲酯片和长效的盐酸哌甲酯控释片。心理与行为治疗包括强化、塑造、消退、惩罚等。同时，应注意持久培养患儿的自我控制能力。

6. 孤独症谱系障碍（ASD）

（1）ASD是以孤独症为代表的一组异质性疾病的总称。典型孤独症的临床特征主要表现为不同程度的社会交往障碍、语言障碍、兴趣狭窄及刻板行为方式。

（2）主要采用综合性教育和行为训练，使孤独症症状得到改善。

7. 睡眠障碍（SD）

（1）儿童睡眠障碍是遗传、疾病、围生因素及儿童性格、家庭环境和教养方式等多因素作用的结果。

（2）睡眠障碍在合理的干预下就能缓解甚至治愈。治疗性干预包括健康教育、心理行为治疗、时间疗法、光疗法、药物治疗、物理治疗以及外科治疗。

8. 学习障碍

（1）学习障碍属特殊发育障碍，是指在获得和运用听、说、读、写、计算、推理等特殊技能上有明显困难，并表现出相应的多种障碍综合征。学龄期儿童发生学习障碍者较多，小学2~3年级为发病的高峰；男孩多于女孩。

（2）学习障碍的儿童不一定智力低下，但由于其认知特性，导致患儿不能适应学校学习和日常生活。

三、青春期常见心理行为问题

1. 青春期综合征

（1）青春期综合征是青少年特有的生理失衡和由此引发的心理失衡病症。青春期生理与心理发育不同步，心理发育相对滞后、过度用脑和不良习惯是形成青春期综合征的重要原因。

（2）主要表现为脑神经功能失衡、性神经功能失衡及心理功能失衡。

2. 青春期焦虑症

（1）即焦虑性神经症，是由一组情绪反应组成的综合征。患者以焦虑情绪反应为主要症状，同时伴有明显的自主神经系

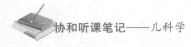

统功能紊乱。

（2）青春期是焦虑症的易发期，此期个体的发育加快，身心变化处于一个转折点。

（3）青春期焦虑症必须及时予以合理治疗。一般是以心理治疗为主，配合药物治疗。

3. 青春期抑郁症

（1）青春期的情绪改变是对身体改变、社会角色和各种关系变化的一种适应，其特点是反应强度大且易变化，情感变化复杂，容易狂喜、愤怒，也容易极度悲伤和恐惧。

（2）抑郁是指情绪低落、思维迟钝、动作和语言减少，伴有焦虑、躯体不适和睡眠障碍。情绪抑郁如果每周发生 3 次，每次持续至少 3 小时或更长时间则被认为是持续性抑郁。

（3）表现多种多样，主要表现为自暴自弃、多动（男性多见）及冷漠。

（4）青春期抑郁症轻者占大多数，严重者对身心健康影响明显，重症患者若未进行积极治疗，常导致严重后果。

四、其他

1. 网瘾

（1）网瘾是指上网者由于长时间和习惯性地沉浸在网络时空当中，对互联网产生强烈的依赖，以致达到了痴迷的程度而难以自我摆脱的行为状态和心理状态。

（2）判断的基本标准

1）行为和心理上的依赖感。

2）行为的自我约束和自我控制能力基本丧失。

3）工作和生活的正常秩序被打乱。

4）身心健康受到较严重的损害。

2. 物质滥用

（1）物质滥用是指反复、大量地使用与医疗目的无关且具有依赖性的类有害物质，包括烟、酒、某些药物，如镇静药、镇痛药、鸦片类、有同化作用的激素类药物等。

（2）滥用物质的种类随年龄、性别地区、种族和地理因素不同而不同。青少年中常见的滥用物质及其损害有酒精、烟草、致幻剂、镇静催眠药、兴奋剂、鸦片类等。

（3）预防青春期物质滥用的有效方法是加强青春期抵制滥用物质的宣传和教育，积极努力地对青少年进行心理疏导和精神帮助。

（4）对物质滥用的青少年成功的长期处理方法是在生理解毒后进行连续的医学随访和提供适宜的社会和心理支持。

 历年真题

1. 恒牙骨化开始的年龄是
   A. 新生儿
   B. 1 岁
   C. 2 岁
   D. 3 岁
   E. 4 岁
2. 足月女婴，母乳喂养，吸吮好，哺乳后安睡，生后 4 天体重下降 7%。查体：反应好，面色红润，心肺（－）。此女婴可能的原因是
   A. 进乳量多，进水少
   B. 进水多，进乳量少

   C. 败血症
   D. 呆小病
   E. 生理性体重下降
3. 下列关于小儿生长发育的规律的说法，正确的是
   A. 生长发育没有一定的规律
   B. 各系统发育的速度不一致
   C. 生长发育是量先增加，后有质的变化
   D. 小儿体格的发育青春期最快
   E. 体格发育有绝对的正常值

参考答案：1. A 2. E 3. B

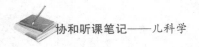

第三章 儿童保健

> ## 核心内容
>
> 1. 新生儿期及青春期的保健重点。
> 2. 小儿各年龄阶段的计划免疫程序。

内容精要

1. 儿童各年龄期的保健重点。
2. 儿童从出生到6岁的计划免疫程序。
3. 儿童的心理卫生。

第一节 各年龄期儿童的保健重点

一、胎儿期及围生期

1. 预防遗传性疾病与先天性畸形

（1）应大力提倡和普及婚前男女双方检查及遗传咨询，禁止近亲结婚；应避免接触放射线和铅、苯、汞、有机磷农药等化学毒物；应避免吸烟、酗酒。

（2）患有心肾疾病、糖尿病、甲状腺功能亢进症、结核病等慢性疾病的育龄妇女应在医师指导下确定怀孕与否及孕期用药，注意孕期用药安全，避免药物致畸。

2. 保证充足营养　妊娠后期应加强铁锌、钙、维生素 D 等重要营养素的补充。但也应防止营养摄入过多而导致胎儿体重过重，影响分娩和儿童期以及成年后的健康。

3. 预防感染　包括妊娠期及分娩时。孕妇早期应预防弓形虫、风疹病毒、巨细胞病毒及单纯疱疹病毒的感染，以免造成胎儿畸形及宫内发育不良。分娩时应预防来自产道的感染而影响即将出生的新生儿。

4. 给予良好的生活环境，避免环境污染。

5. 尽可能避免妊娠期合并症，预防流产、早产、异常分娩的发生。对高危孕妇应加强随访。

6. 加强对高危新生儿的监护。

主治语录：胎儿期保健主要通过对孕母的保健来实现。

二、新生儿期

1. 护理

（1）新生儿娩出后应迅速清理口腔内黏液，保证呼吸道通畅；严格消毒、结扎脐带；记录出生时 Apgar 评分、体温、呼吸、心率、体重与身长。应接种卡介苗和乙型肝炎疫苗。

（2）新生儿应着棉制的宽松衣物，每天洗澡保持皮肤清洁，注意脐部护理，预防感染，要注意臀部护理，清洁后及时给予疏水的护臀膏，避免臀部皮肤糜烂、感染。

（3）新生儿睡眠建议仰卧位睡姿，防止窒息。父母应多与婴儿交流，抚摸有利于早期的情感交流。

2. 保暖　由于出生后外界环境温度要明显低于母亲子宫内温度，因此需要积极保暖，尤其在冬春季节，温度保持在 20~22℃，湿度以 55% 为宜；保持新生儿体温正常恒定。

3. 喂养

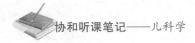

（1）新生儿出生后，应该尽早吸吮母乳，早期吸吮可以促使母乳分泌，提高母乳喂养率。

（2）足月新生儿出生后几天即开始补充维生素 D 400IU/d，同时还需要注意因维生素 K 缺乏而发生出血性疾病。母乳喂养的婴儿应该尽量避免容易通过乳汁影响婴儿健康的药物。

4. 新生儿疾病筛查　包括苯酮尿症、先天性甲状腺功能减退等在内的遗传代谢疾病的筛查。

5. 新生儿访视

（1）新生儿期一般需行 2 次访视，如果是高危儿或者检查发现有异常的需要增加访视次数。

（2）目的主要是早期及时发现各种疾病，同时为父母提供新生儿喂哺和护理指导。

三、婴儿期

1. 合理喂养

（1）世界卫生组织目前推荐纯母乳喂养至 6 个月，母乳喂养可持续至 2 岁。

（2）母乳是最适合婴儿发育的天然食品。6 个月以后开始添加辅食，推荐以富含铁的米粉作为首次添加的食品，辅食的添加遵循由少到多、由薄到厚、由一种到多种循序渐进的原则。

（3）无论是母乳喂养还是人工喂养婴儿出生数天后，即可给予 400 IU/d（10μg/d）的维生素 D 补充剂，并推荐长期补充，直至儿童和青少年期。

（4）足月正常出生体重婴儿，在保证维生素 D 的前提下，母乳及配方奶中的钙足以满足其需要，不必额外补充。

2. 定期体检

（1）6 个月以下婴儿建议每月 1 次体检，6 个月以后 2~3 个月 1 次体检。对于婴儿体检应坚持使用生长发育监测图，观察生长及营养状况，及时矫正偏离。

（2）生后 6 个月建议进行血红蛋白检查。增加户外活动可增加皮肤合成维生素 D_3，但考虑到紫外线对儿童皮肤的损伤，目前不建议 6 个月以下婴儿在阳光下直晒。

3. 定期预防接种预防感染　在 1 岁内完成基础免疫疫苗接种，增强传染病的免疫力。坚持母乳喂养也是增强婴儿抵抗力的重要因素。

4. 培养生活技能、促进各项技能发育

（1）培养良好的进餐、睡眠技能。父母与婴儿面对面的交流以及皮肤与皮肤的接触，是最好的早期感知觉和情感发育的促进因素。

（2）根据不同阶段运动发育的特点，可以针对性地进行一些身体活动训练，如训练抬头、俯卧支撑、独坐、爬行等。

　　主治语录：婴儿期的体格生长十分迅速，但婴儿的消化功能尚未成熟，故易发生消化功能紊乱和营养缺乏性疾病。

四、幼儿期

1. 合理膳食搭配、安排规律生活

（1）除了需要提供丰富、平衡的膳食，保证儿童体格发育以外，需要注意培养儿童良好的进食行为和卫生习惯。

（2）鼓励儿童自己用餐具进餐、按时进餐、进餐时间不宜超过 30 分钟，不吃零食、不偏食挑食。同时，应培养幼儿的独立生活能力，安排规律生活，养成良好的生活习惯。

2. 促进语言及各种能力的发展　这个阶段是语言发展的关键时期，也是孩子心理行为发育的关键期。

3. 定期体检、预防疾病　指导家长坚持使用生长发育监测图的重要性，及时监测肥胖以及营养不良等营养性疾病的发生。

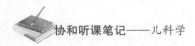

每3~6个月体检1次，筛查缺铁性贫血、进行眼保健和口腔保健。定期进行预防接种，预防异物吸入、烫伤、跌伤等意外伤害的发生。

主治语录：幼儿期是社会心理发育最为迅速的时期。

五、学龄前期

1. 合理膳食、保证营养　供给平衡的膳食，保证食物多样化以促进食欲，还需要保证乳类的摄入。这一阶段儿童大部分在幼儿园或托儿所，每天适合安排3餐主食、1~2餐点心。优质蛋白的比例占总蛋白的1/2。

2. 定期体检、预防疾病　每6~12个月1次体检，继续使用生长发育检测图，检测营养状况。筛查缺铁性贫血、做好眼保健、口腔保健。定期进行免疫接种。预防溺水、外伤、误服药物以及食物中毒等意外伤害。

3. 学前教育　为进入小学进行学前准备。这一阶段教育应该是以游戏中学习、培养思维能力和想象力、创造力为主，同时注意培养良好的学习习惯以及道德教育。

主治语录：学龄前期是性格形成的关键时期。

六、学龄期

1. 加强营养、合理安排作息时间

（1）膳食中注意荤素搭配、保证优质蛋白的摄入，多吃富含钙的食品，以保证身体快速生长的需要。

（2）睡眠应保证在10小时以上，每天应该保证60分钟以上的中高强度身体活动，每天屏幕时间限制在2小时以内。

2. 提供良好学习环境、培养良好学习习惯

（1）家长与老师多沟通，为孩子创造良好的学习环境与氛围，培养孩子对学习的兴趣。培养孩子自我管理的能力，家长不要事事包办。

（2）注意看书写字姿势，积极预防近视眼、斜视等疾病。

3. 积极参加体育锻炼、增加防病抗病能力

4. 疾病筛查、预防事故

（1）除了预防缺铁性贫血、肥胖等营养性疾病以外，还应积极预防屈光不正、龋齿等常见病的发生；尤其需要密切注意孩子的心理行为问题。

（2）积极进行法制教育，学习交通规则和意外伤害的防范知识。

主治语录：学龄期是获取知识的最重要时期。

七、青春期

1. 合理营养

（1）青春期是体格发育的高峰时期，合理的营养非常重要，必须保证能量、优质蛋白以及各种微量营养素和维生素的摄入。

（2）青春期由于骨骼发育迅速，钙的需求量达 1000mg/d，因此仍然需要摄入充足的乳类制品。及时发现青春期女孩盲目追求消瘦身材的心理，正确疏导，避免营养不良以及厌食症的发生。

2. 积极参加身体活动　每天至少累计达到 60 分钟的中高强度身体活动，包括每周至少 3 天的高强度身体活动和增强肌肉力量、骨骼健康的抗阻活动；每天屏幕时间限制在 2 小时内，鼓励儿童青少年更多地动起来。

3. 重视心理卫生的咨询　青少年处于第二个生理违拗期，家长及老师需要正确认识这一特点，善于理解和帮助青少年。

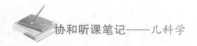

避免粗暴的教育，要善于与青少年交流，善于引导并培养正确的人生观、价值观。

4. 正确的性教育 通过课堂教育以及参观人体生理和发育的展览，帮助青少年正确认识性发育，防止早恋及过早发生性行为。

主治语录： 青春期是体格发育的第二个高峰期，同时第二性征开始出现到体格发育完全及性成熟。

第二节 儿童保健的具体措施

一、护理

对小儿的护理是儿童保健、医疗工作的基础内容，年龄越小的儿童越需要合适的护理。

1. 居室 应阳光充足、通气良好，冬季室内温度尽可能达到 18~20℃，湿度为 55%~60%。对哺乳期婴儿，主张母婴同室，便于母亲哺乳和料理婴儿。患病者不应进入小儿居室，尤其是新生儿、早产儿的居室。

2. 衣着（尿布） 应选择浅色、柔软的纯棉织物，宽松而少接缝，避免摩擦皮肤和便于穿、脱。存放新物的衣柜内不宜放置樟脑丸，以免发生新生儿溶血。新生儿应衣着宽松，保持双下肢屈曲姿势，有利于髋关节的发育。婴儿最好穿连衣裤或背带裤，不穿松紧腰裤，以利胸廓发育。

二、营养

营养是保证儿童生长发育及健康的先决条件，必须及时对家长和有关人员进行母乳喂养、断乳期婴儿辅食添加、幼儿期正确的进食行为培养、学前及学龄期儿童的膳食安排等内容的宣教和指导。

三、计划免疫

1. 计划免疫是根据小儿的免疫特点和传染病发生的情况而制定的免疫程序，通过有计划地使用生物制品进行预防接种，提高人群的免疫水平，到达控制和消灭传染病的目的。

2. 我国卫生健康委员会规定，婴儿必须在 1 岁内完成卡介苗、脊髓灰质炎三价混合疫苗，百日咳、白喉、破伤风类毒素混合制剂，麻疹减毒疫苗及乙型肝炎疫苗接种的基础免疫。

3. 预防接种可能引起的不良反应

（1）卡介苗接种后 2 周左右局部可出现红肿浸润，8~12 周后结痂。若化脓形成小溃疡，腋下淋巴结肿大，可局部处理以防感染扩散，但不可切开引流。

（2）脊髓灰质炎三价混合疫苗接种后有极少数婴儿发生腹泻，但多数可以不治而愈。

（3）百日咳、白喉、破伤风类毒素混合制剂接种后局部可出现红肿、疼痛或伴低热、疲倦等，偶见过敏性皮疹、血管性水肿。若全身反应严重，应及时到医院诊治。

（4）麻疹疫苗接种后，局部一般无反应，少数人可在 6~10 天内出现轻微的麻疹，予对症治疗即可。

（5）乙型肝炎病毒疫苗接种后很少有不良反应。个别可有发热或局部轻痛，不必处理。

4. 儿童计划免疫程序 见表 3-2-1。

四、儿童心理卫生

1. 习惯的培养 包括睡眠习惯、进食习惯、排便习惯及卫生习惯。

2. 社会适应性的培养

表3-2-1 国家免疫规划疫苗儿童免疫程序表（2016年版）

| 疫苗种类 | | 接种年（月）龄 | | | | | | | | | | | | | | |
名称	缩写	出生时	1月	2月	3月	4月	5月	6月	8月	9月	18月	2岁	3岁	4岁	5岁	6岁
乙肝疫苗	HepB	1	2					3								
卡介苗	BCG	1														
脊灰灭活疫苗	IPV			1												
脊灰减毒活疫苗	OPV				1	2								3		
百白破疫苗	DTap				1	2	3				4					
白破疫苗	DT															1
麻疹疫苗	MR								1							
麻腮风疫苗	MMR										1					
乙脑减毒活疫苗	JE-L								1			2				
或乙脑灭活疫苗[1]	JE-I								1, 2			3				4
A群流脑多糖疫苗	MPSV-A							1		2						
A群C群流脑多糖疫苗	MPSV-AC												1			2
甲肝减毒活疫苗	HepA-L										1					
或甲肝灭活疫苗[2]	HepA-I										1	2				

注：1. 选择乙脑减毒活疫苗接种时，采用2剂次接种程序。选择乙脑灭活疫苗接种时，采用4剂次接种程序；乙脑灭活疫苗第1、2剂间隔7~10天。 2. 选择甲肝减毒活疫苗接种时，采用1剂次接种程序。选择甲肝灭活疫苗接种时，采用2剂次接种程序。

（1）独立能力：应在日常生活中培养婴幼儿的独立能力，如自行进食、控制大小便、独自睡觉、自己穿衣鞋等。年长儿则应培养其独立分析、解决问题的能力。

（2）控制情绪：儿童控制情绪的能力与语言、思维的发展和父母的教育有关。婴幼儿的生活需要依靠成人的帮助，父母及时应答儿童的需要有助于儿童心理的正常发育。

（3）意志：在日常生活、游戏、学习中应该有意识地培养儿童克服困难的意志，增强其自觉、坚持、果断和自制的能力。

（4）社交能力

1）从小给予儿童积极愉快的感受，如喂奶时不断抚摸孩子；与孩子眼对眼微笑说话；抱孩子，和其说话、唱歌；孩子会走后，常与孩子做游戏、讲故事。这些都会增强孩子与周围环境和谐一致的生活能力。

2）注意培养儿童之间的互相友爱，鼓励孩子帮助朋友，倡导善良的品德。在游戏中学习遵守规则、团结友爱、互相谦让，学习与人相处。

（5）创造能力

1）人的创造能力与想象能力密切有关。启发式地向儿童提问题，引导儿童自己发现问题和探索问题，可促进儿童思维能力的发展。

2）通过游戏、讲故事、绘画、听音乐、表演、自制小玩具等可以培养儿童的想象能力和创造能力。

3. 父母和家庭对儿童心理健康的作用　父母的教养方式和态度、与小儿的亲密程度等与儿童个性的形成和社会适应能力的发展密切相关。父母是孩子的第一任老师，应提高自身的素质，言行一致，以身作则教育儿童。

五、定期健康检查

1. 新生儿访视

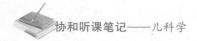

（1）于新生儿出生 28 天内家访 3~4 次，高危儿应适当增加家访次数，主要由社区卫生服务中心的妇幼保健人员实施。

（2）家访的目的是早期发现问题，及时指导处理，降低新生儿的发病率或减轻发病的程度。

（3）家访内容

1）了解新生儿出生情况。

2）回家后的生活情况。

3）预防接种情况。

4）喂养与护理指导。

5）体重测量。

6）体格检查，重点应注意有无产伤、黄疸、畸形、皮肤与脐部感染等。

7）咨询及指导，如在访视中发现严重问题应立即转医院诊治。

2. 儿童保健门诊

（1）定期到固定的社区卫生服务中心儿童保健科进行健康检查，以早期发现问题，给予正确的健康指导。

（2）定期检查的频度：6 个月以内婴儿每月 1 次，7~12 个月婴儿则 2~3 个月检查 1 次，高危儿、体弱儿宜适当增加检查次数。生后第 2~3 年每 6 个月 1 次，3 岁以上每年 1 次。

（3）定期检查的内容

1）体格测量及评价，3 岁后每年测视力、血压 1 次。

2）全身各系统体格检查。

3）常见病的定期实验室检查，如缺铁性贫血、寄生虫病等对临床可疑的疾病。

六、体格锻炼

1. 户外活动

（1）一年四季均可进行户外活动。户外活动可增加儿童对冷空气的适应能力，提高机体免疫力；接受日光直接照射还能预防佝偻病。

（2）带婴儿到人少、空气新鲜的地方，开始户外活动时间由每日1~2次，每次10~15分钟，逐渐延长到1~2小时，学龄儿童及青少年应该保证每天至少60分钟以上的身体活动；冬季户外活动时仅暴露面、手部，注意身体保暖。年长儿除恶劣天气外，鼓励多在户外玩耍。

2. 皮肤锻炼

（1）婴儿皮肤按摩

1）按摩时可用少量婴儿润肤霜使之润滑，在婴儿面部、胸部、腹部、背部及四肢有规律地轻柔捏握，每日早晚进行，每次15分钟以上。

2）按摩可刺激皮肤，有益于循环、呼吸、消化系统功能及肢体肌肉的放松与活动；同时也是父母与婴儿之间最好的情感交流方式之一。

（2）温水浴：可提高皮肤适应冷热变化的能力，还可促进新陈代谢，增加食欲。冬季应注意室温、水温，做好温水浴前的准备工作，减少体表热能散发。

（3）擦浴：7~8个月以后的婴儿可进行身体擦浴。水温32~33℃，待婴儿适应后，水温可逐渐降至26℃。先用毛巾浸入温水，拧至半干，然后在婴儿四肢做向心性擦浴，擦毕再用干毛巾擦至皮肤微红。

（4）淋浴：适用于3岁以上儿童，效果比擦浴更好。每日1次，每次冲淋身体20~40秒，水温35~36℃，浴后用干毛巾擦至全身皮肤微红。待儿童适应后，可逐渐将水温降至26~28℃。

3. 身体活动

（1）婴儿被动操：适用于 2~6 个月的婴儿，每日 1~2 次为宜。

（2）婴儿主动操：7~12 个月婴儿大运动开始发育，可训练婴儿爬、坐、仰卧起身、扶站、扶走、双手取物等动作。

（3）幼儿体操：12~18 个月幼儿学走尚不稳时，在成人的扶持下，帮助幼儿进行有节奏的活动。18 个月至 3 岁幼儿可配合音乐，做模仿操。

（4）儿童体操：可增进动作协调性，有益于肌肉骨骼的发育。

（5）游戏、田径与球类：年长儿可利用器械进行锻炼，如木马、滑梯，还可进行各种田径、球类舞蹈、跳绳等活动。

七、意外事故预防

1. 窒息与异物吸入　3 个月以内的婴儿应注意防止因被褥、母亲的身体、吐出的奶液等造成的窒息。

2. 中毒　保证儿童食物的清洁卫生，防止食物在制作、储备、出售过程中处理不当所致的细菌性食物中毒。

3. 外伤　婴幼儿居室的窗户、楼梯、阳台、睡床等都应置有栏杆，防止从高处跌落。妥善放置沸水、高温的油和汤等，以免造成烫伤。

4. 溺水与交通事故　教育儿童不可独自或与小朋友去无安全措施的江河池塘玩水。教育儿童遵守交通规则。

5. 教会孩子自救　如家中发生火灾拨打 119，遭受外来人的侵犯拨打 110，意外伤害急救拨打 120。

主治语录：儿童意外伤害是 5 岁以下儿童死亡的首位原因。

历年真题

1. 在我国，1 岁内婴儿需完成的基础计划免疫中，不包括
   A. 卡介苗
   B. 脊髓灰质炎疫苗
   C. 麻疹减毒疫苗
   D. 百日咳、白喉、破伤风类毒素混合制剂
   E. 甲肝减毒活疫苗

2. 下列关于预防接种的初种时间的描述，正确的是
   A. 2 个月时开始接种脊髓灰质炎三价混合疫苗
   B. 2 个月后接种卡介苗
   C. 4~5 个月时接种麻疹减毒疫苗
   D. 6~8 个月时接种乙型脑炎疫苗
   E. 1 岁后开始接种百白破混合制剂

3. 1 岁内婴儿乙型肝炎病毒疫苗接种时间为
   A. 出生时、1 个月、3 个月
   B. 出生时、1 个月、6 个月
   C. 2 个月、3 个月、4 个月
   D. 3 个月、4 个月、5 个月
   E. 4 个月、5 个月、6 个月

参考答案： 1. E　2. A　3. B

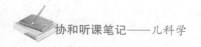

第四章 儿科疾病诊治原则

核心问题

1. 儿科病史采集的要点。
2. 小儿血压及药物剂量的计算方法。
3. 低钾血症的治疗。
4. 各型脱水的特点。

内容精要

1. 儿科的病史采集、体格检查和记录在内容、程序、方法以及分析判断等方面具有自身的特点。

2. 儿童液体平衡的维持常是临床工作的重要内容。

第一节 儿科病史采集和体格检查

一、病史采集和记录

1. **一般内容** 正确记录患儿的姓名、性别、年龄（采用实际年龄新生儿记录天数，婴儿记录月数，1岁以上记录几岁几个月）、种族、父母或抚养人的姓名、职业、年龄、文化程度、家庭住址和/或其他联系方式（如电话）、病史叙述者与患儿的关系以及病史的可靠程度。

2. **主诉** 用病史提供者的语言概括主要症状或体征及其时

间，如"间歇腹痛3天""持续发热5天"。

3. 现病史

（1）病历的主要部分。详细描述此次患病的情况，包括主要症状、病情发展和诊治经过。

（2）特别注意

1）主要症状要仔细询问，要注意问出症状的特征，如咳嗽的询问应包括持续性还是间断性，剧烈还是轻咳，单声或连续性、阵发性咳嗽，有无鸡鸣样吼声，有无痰及其性状，咳嗽在一日中何时较重，有无伴随症状及诱因等。

2）有鉴别意义的有关症状包括阴性症状，也要询问并记录在病史中。

3）病后小儿的一般情况，如精神状态、吃奶或食欲情况、大小便、睡眠等以及其他系统的症状。

4）已经做过的检查和结果。

5）已经进行治疗的患儿要询问用药的情况，如药物名称、剂量，给药方法、时间，治疗的效果及有无不良反应等。

4. 个人史　包括出生史、喂养史、生长发育史，根据不同的年龄和不同的疾病在询问时各有侧重详略。

（1）出生史：母孕期的情况；第几胎第几产；出生体重；分娩时是否足月、早产或过期产；生产方式；出生时有无窒息或产伤；Apgar评分情况等。新生儿和小婴儿疑有中枢神经系统发育不全或智能发育迟缓等患儿，更应详细了解围生期的有关情况。

（2）喂养史：母乳喂养还是人工喂养或混合喂养，以何种乳品为主，配制方法，喂哺次数及量，断奶时间，添加辅食的时间、品种及数量，进食及大小便情况。年长儿还应注意了解有无挑食、偏食及吃零食的习惯。了解喂养情况对患有营养性或消化系统疾病的小儿尤为重要。

（3）生长发育史：常用的生长发育指标有体重、身高以及

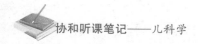

增长情况、前囟关闭及乳牙萌出的时间等；发育过程中何时能抬头、会笑、独坐、站立和走路；何时会有意识地叫爸爸、妈妈。学龄儿童还应询问在校学习情况和行为表现等。

5. 既往史　包括既往患病史和预防接种史。

（1）既往患病史：需详细询问既往患过的疾病、患病时间和治疗结果。应着重了解传染病史，认真了解有无药物或食物过敏史，并详细记录。在年长儿或病程较长的疑难病例，应对各系统进行系统回顾。

（2）预防接种史：对常规接种的疫苗均应逐一询问。何时接受过何种预防接种，具体次数、有无反应。接种非计划免疫范围的疫苗也应记录。

6. 家族史　家族中有无遗传性、过敏性或急、慢性传染病患者。家族中如有此类疾病患者，则应详细了解与患儿接触的情况。父母是否近亲结婚、母亲分娩情况、同胞的健康情况（死亡者应了解原因和死亡年龄）。必要时要询问家庭成员及亲戚的健康状况、家庭经济情况、居住环境、父母对患儿的关爱程度和对患儿所患疾病的认识等。

7. 传染病接触史　疑为传染性疾病者，应详细了解可疑的接触史，包括患儿与疑诊或确诊传染病者的关系、该患者的治疗经过和转归、患儿与该患者的接触方式和时间等。了解父母对传染病的认识和基本知识也有助于诊断。

　　主治语录：病史采集要准确，其要点是认真听、重点问，关键是从家长或监护人提供的信息中发现对病情诊断有用的线索。

二、体格检查

（一）体格检查的注意事项

1. 和患儿建立良好的关系。

2. 为增加患儿的安全感，检查时应尽量让患儿与亲人在一起，婴幼儿可坐或躺在家长的怀里检查，检查者顺应患儿的体位。

3. 检查的顺序可根据患儿当时的情况灵活掌握。由于婴幼儿注意力集中时间短，因此在体格检查时应特别记住以下要点。

（1）安静时先心肺听诊，检查心率、呼吸次数或腹部触诊等易受哭闹影响的项目，一般在患儿开始接受检查时进行。

（2）容易观察的部位随时查，如四肢、躯干、骨骼、全身浅表淋巴结等。

（3）对患儿有刺激而患儿不易接受的部位最后检查，如口腔、咽部等，有疼痛的部位也应放在最后检查。

4. 检查时态度和蔼，动作轻柔，冬天时双手及所用听诊器胸件要温暖。对年长儿还要照顾他（她）们的害羞心理和自尊心。

5. 对急症或危重抢救病例，应先重点检查生命体征或与疾病有关的部位，全面的体格检查最好在病情稍稳定后进行，也可边抢救边检查。

6. 小儿免疫功能差，为防止交叉感染，应先清洗双手，使用一次性或消毒后的压舌板，检查者的工作衣和听诊器要勤消毒。

主治语录： 医生的表现是决定父母和/或孩子合作程度的主要因素。

（二）检查方法

1. 一般状况　在询问病史的过程中，留心观察小儿的营养发育情况、神志、表情、对周围事物的反应、皮肤颜色、体位、行走姿势和孩子的语言能力等，由此得到的资料较为真实，可供正确判断一般情况。

2. 一般测量　包括体温、呼吸、脉搏、血压，还有身长、

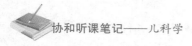

体重、头围、胸围等。

（1）体温测量

1）腋下测温法：最常用，也最安全、方便，但测量的时间偏长。将消毒的体温表水银头放在小儿腋窝中，将上臂紧压腋窝，保持至少5分钟，36~37℃为正常。

2）口腔测温法：准确、方便，保持3分钟，37℃为正常，用于神志清楚而且配合的6岁以上小儿。

3）肛门内测温法：测温时间短准确。小儿取侧卧位，下肢屈曲将已涂满润滑油的肛表水银头轻轻插入肛门内3~4cm，测温3~5分钟，36.5~37.5℃为正常。1岁以内小儿、不合作的儿童以及昏迷、休克患儿可采用此方法。

4）耳内测温法：准确、快速，不会造成交叉感染，也不会激惹患儿。该方法目前在临床或家庭使用已较为普遍。

（2）呼吸、脉搏：应在小儿安静时进行。小儿呼吸频率可通过听诊或观察腹部起伏而得，也可将少许棉花置于小儿鼻孔边缘，观察棉花纤维的摆动而得。要同时观察呼吸的节律和深浅。对年长儿一般选择较浅的动脉，如桡动脉来检查脉搏，婴幼儿亦可检查股动脉或通过心脏听诊来对比检测。要注意脉搏的频率、节律、强弱及紧张度。

（3）各年龄组小儿呼吸、脉搏的正常值：见表4-1-1。

表4-1-1　各年龄组小儿呼吸、脉搏（次/分）

年龄	呼吸	脉搏	呼吸：脉搏
新生儿	40~45	120~140	1：3
<1岁	30~40	110~130	1：3~1：4
1~3岁	25~30	100~120	1：3~1：4
4~7岁	20~25	80~100	1：4
8~14岁	18~20	70~90	1：4

（4）血压

1）不同年龄儿童的血压测量应用相适应的袖带（宽度为上臂长 1/2~2/3），过宽过窄均可影响测量结果。

2）小儿血压的正常值：收缩压（mmHg）= 80+（年龄×2），舒张压应该为收缩压的 2/3。

3. 皮肤和皮下组织　在自然光线下观察才准确。在保暖的前提下观察身体各部位皮肤的颜色，有无苍白、黄染、发绀、潮红、皮疹、瘀点（斑）、脱屑、色素沉着，毛发有无异常，触摸皮肤弹性、皮下组织及脂肪的厚度，有无水肿及水肿的性质。

4. 淋巴结　包括淋巴结的大小、数目、活动度、质地、有无粘连和/或压痛等。颈部、耳后、枕部、腹股沟等部位尤其要认真检查，正常情况下在这些部位可触及单个质软的黄豆大小的淋巴结，活动，无压痛。

5. 头部

（1）头颅：大小、形状、头围、前囟、颅缝、颅骨软化、血肿等。

（2）面部：有无特殊面容，眼距宽窄等。

（3）眼部：有无眼睑水肿、眼球突出、眼分泌物、对光反射等。

（4）耳部：有无分泌物、局部红肿等。

（5）口腔：牙齿数目，龋齿，口腔内颊黏膜有无充血、溃疡、鹅口疮、黏膜斑，扁桃体有无肿大，咽后壁有无脓肿。

6. 颈部　颈部是否软，有无斜颈、短颈或颈蹼等畸形，颈椎活动情况；甲状腺有无肿大，气管位置；颈静脉充盈及搏动情况，有无颈肌张力增高或弛缓等。

7. 胸部

（1）胸廓：有无鸡胸、佝偻病体征（肋缘外翻、肋骨串珠、肋膈沟等）、两侧是否对称等。

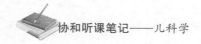

（2）肺

1）视：呼吸频率、节律，有无呼吸困难。吸气性呼吸困难时可出现吸气性凹陷，即锁骨上窝、胸骨上窝、肋间隙和剑突下在吸气时向内凹陷；呼气性呼吸困难时可出现呼气延长。

2）触：可利用啼哭或说话时进行。

3）叩：小儿胸壁薄，故叩诊时用力要轻或可用直接叩诊法。

4）听：正常小儿呼吸音较成人响，呈支气管肺泡呼吸音。

（3）心

1）视：观察心前区是否隆起，心尖搏动强弱和范围，正常在 $2\sim3cm^2$。

2）触：查心尖搏动的位置及有无震颤。

3）叩：叩诊心界时用力要轻才易分辨清、浊音界线，3 岁以内婴幼儿一般只叩心脏左右界。

4）听：小婴儿 $S_1 = S_2$，随年龄的增长，心尖部 $S_1 > S_2$，而心底部 $S_2 > S_1$。

8. 腹部

（1）视：有无胃肠蠕动波，脐部有无分泌物、出血等。

（2）触：正常婴幼儿肝脏可在肋缘下 $1\sim2cm$ 处扪及，柔软无压痛。6~7 岁后在肋下不可触及。

（3）叩：呈鼓音。

（4）听：有无肠鸣音亢进、血管杂音等。

9. 脊柱和四肢　注意有无畸形、躯干与四肢的比例和佝偻病体征，如 O 形或 X 形腿、手镯脚镯样变、脊柱侧弯等；观察手、足指（趾）有无杵状指、多指（趾）畸形等。

10. 会阴、肛门和外生殖器　观察有无畸形（如先天性无肛、尿道下裂、两性畸形）、肛裂；女孩有无阴道分泌物、畸形；男孩有无隐睾，包皮过长、过紧，鞘膜积液和腹股沟疝等。

11. 神经系统 根据病种、病情、年龄等选择必要的检查。

（1）一般检查：观察小儿的神志、精神状态、面部表情、反应灵敏度、动作语言能力、有无异常行为等。

（2）神经反射：新生儿期特有的反射如吸吮反射、拥抱反射、握持反射是否存在。有些神经反射有年龄特点，如新生儿和小婴儿期提睾反射、腹壁反射较弱或不能引出，但跟腱反射亢进，并可出现踝阵挛；2 岁以下的小儿巴宾斯基征可呈阳性，但一侧阳性，另一侧阴性则有临床意义。

（3）脑膜刺激征：检查方法同成人，由于小儿不配合，要反复检查才能正确判定。正常小婴儿由于在胎内时屈肌占优势，故生后头几个月凯尔尼格征和布鲁津斯基征也可阳性。因此，在解释检查结果的意义时一定要根据病情、结合年龄特点全面考虑。

（三）体格检查记录法

体格检查项目虽然在检查时无一定顺序，但结果记录应按上述顺序书写；不仅阳性体征应记录，重要的阴性体征结果也要记录。

第二节　儿科疾病治疗原则

一、护理的原则

1. 细致的临床观察。

2. 合理的病室安排。

3. 规律的病房生活。

4. 预防医源性疾病等

（1）防止交叉感染：医护人员在接触患儿前、后均应洗手，病室要定时清扫、消毒。

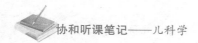

（2）防止医源性感染：正确、规范地应用导尿、穿刺等各种治疗方法，定时检查消毒设备，防止感染的发生。

（3）防止意外的发生：医护人员检查、处理完毕后要及时拉好床栏，所用物品如体温表、药杯等用毕即拿走，以免小儿玩耍误伤，喂药、喂奶要将婴儿抱起，避免呛咳、呕吐引起窒息。

二、饮食治疗原则

母乳以外的食品如下。

1. **乳品**　如配方奶、游离氨基酸配方或水解蛋白配方奶、无乳糖奶粉等。

2. **一般膳食**

（1）普通膳食：采用易消化、营养丰富、热能充足的食物。

（2）软食：普通饮食和半流质之间。

（3）半流质饮食：牛乳、豆浆、稀粥等。

（4）流质饮食：牛乳、米汤、果汁等。

3. **特殊膳食**　见表4-2-1。

表4-2-1　特殊膳食的特点

少渣饮食	纤维素含量少，易消化
无盐饮食及少盐饮食	无盐饮食指每日食物中含盐量在3g以下，烹调膳食不另加食盐；少盐饮食则每天额外供给1g氯化钠，供心衰、肝肾疾病导致的水肿患儿食用
贫血饮食	每日增加含铁食物
高蛋白膳食	一日三餐中添加富含蛋白质食物
低蛋白饮食	减少蛋白质含量，以糖类补充热量
低脂肪饮食	膳食中不用或禁用油脂、肥肉等
低热能饮食	减少脂肪和糖类的含量，又要保证蛋白质和维生素的需要量
代谢病专用饮食	不含乳糖食物用于半乳糖血症的患儿，低苯丙氨酸奶用于苯丙酮尿症患儿

4. 检查前饮食

（1）隐血膳食：连续 3 天食用不含肉类、动物肝脏、血和绿叶蔬菜等的饮食，用于消化道出血的检查。

（2）胆囊造影膳食：用高蛋白、高脂肪膳食等使胆囊排空，以检查胆囊和胆管功能。

（3）干膳食：摄入米饭、馒头等含水分少的食物，以利于尿浓缩功能试验和 12 小时尿细胞计数等检查。

5. 禁食　因消化道出血或术后等原因不能进食的小儿，应注意静脉供给热量，并注意水、电解质平衡。

6. 肠内营养支持（EN）　指经口或以管饲的方法将特殊的配方直接注入胃、十二指肠或空肠。主要用于经口进食不能满足能量和营养需求，而又保留胃肠道功能的患儿。

7. 肠外营养支持　用于经口进食或肠内营养不能提供足够营养的患儿，其目的是预防和纠正营养不良、维持正常的生长发育。

三、药物治疗原则

（一）小儿药物治疗的特点

由于药物在体内的分布受体液的 pH、细胞膜的通透性、药物与蛋白质的结合程度、药物在肝脏内的代谢和肾脏排泄等因素的影响，小儿的药物治疗具有下述特点：

1. 药物在组织内的分布因年龄而异　如巴比妥类、吗啡、四环素在幼儿脑浓度明显高于年长儿。

2. 小儿对药物的反应因年龄而异　吗啡对新生儿呼吸中枢的抑制作用明显高于年长儿，麻黄碱使血压升高的作用在未成熟儿却低得多。

3. 肝脏解毒功能不足　特别是新生儿和早产儿，肝脏酶系

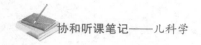

统发育不成熟，对某些药物的代谢延长，药物的半衰期延长，增加了药物的血液浓度和不良反应。

4. 肾脏排泄功能不足　新生儿特别是未成熟儿的肾功能尚不成熟，药物及其分解产物在体内滞留的时间延长，增加了药物的不良反应。

5. 先天遗传因素　要考虑有遗传病史的患儿对某些药物的先天性异常反应。

（二）药物选择

1. 抗生素

（1）小儿容易患感染性疾病，故常用抗生素等抗感染药物。

（2）对个体而言，除抗生素本身的不良反应而外，过量使用抗生素还容易引起肠道菌群失衡，使体内微生态紊乱，引起真菌或耐药菌感染；对群体和社会来讲，广泛、长时间地滥用广谱抗生素，容易产生微生物对药物的耐受性，进而对人们的健康产生极为有害的影响。临床应用某些抗生素时必须注意其不良反应，如肾毒性、对造血功能的抑制作用等。

2. 肾上腺皮质激素

（1）短疗程常用于过敏性疾病、重症感染性疾病等；长疗程则用于治疗肾病综合征、某些血液病、自身免疫性疾病等。哮喘、某些皮肤病则提倡局部用药。

（2）在使用中必须重视其副作用

1）诊断未明确时一般不用。

2）较长期使用可抑制骨骼生长，影响水、电解质、蛋白质、脂肪代谢，也可引起血压增高和库欣综合征。

3）尚可导致肾上腺皮质萎缩，可降低免疫力使病灶扩散。

4）水痘患儿禁用糖皮质激素，以防加重病情。

3. 退热药　一般使用对乙酰氨基酚和布洛芬，剂量不宜过大，可反复使用。不宜使用阿司匹林退热，以免发生 Reye 综合征。

4. 镇静止惊药　在患儿高热、烦躁不安等情况下可考虑给予镇静药。发生惊厥时可用苯巴比妥、水合氯醛、地西泮等镇静催眠药。

5. 镇咳止喘药　婴幼儿一般不用镇咳药，多用祛痰药口服或雾化吸入，使分泌物稀释、易于咳出。哮喘病儿可局部吸入 β_2 受体激动剂类药物。

6. 止泻药与泻药　对腹泻患儿慎用止泻药，除用口服补液疗法防治脱水和电解质紊乱外，可适当使用保护肠黏膜的药物，或辅以微生态制剂以调节肠道的微生态环境。小儿便秘一般不用泻药，多采用调整饮食和松软粪便的通便法。

7. 乳母用药　阿托品、苯巴比妥、水杨酸盐、抗心律失常药、抗癫痫药、抗凝血药等可经母乳影响哺乳婴儿，应慎用。

8. 新生儿、早产儿用药　幼小婴儿的肝、肾等代谢功能均不成熟，不少药物易引起不良反应，如磺胺类药可竞争清蛋白、使高胆红素血症中枢损害的风险增加、维生素 K_3 可引起溶血和黄疸、氯霉素可引起"灰婴综合征"等，故应慎重。

（三）给药方法

1. 口服法　是最常用的给药方法。小婴儿喂药时最好将小儿抱起或头略抬高，以免呛咳时将药吐出。病情需要时可采用鼻饲给药。

2. 注射法　比口服法奏效快，但对小儿刺激大，肌内注射次数过多还可造成臀肌挛缩，影响下肢功能，故非病情必需不宜采用。肌内注射部位多选择臀大肌外上方；静脉推注多在抢救时应用；静脉滴注可使药物迅速达到有效血浓度，是住院患儿常用的给药途径，使用时应根据年龄大小、药物半衰期、病情严重程度控制滴速和给药间隔。

主治语录：在抗生素应用时间较长时，提倡使用序贯疗法，以提高疗效和减少抗生素的副作用。

3. **外用药**　以软膏为多，也可用水剂、混悬剂、粉剂等。要注意小儿用手抓摸药物，误入眼、口，引起意外。

4. **其他方法**　肺泡表面活性物质，主要用于新生儿呼吸窘迫综合征，通过气道给药。雾化吸入常用于支气管哮喘患儿；灌肠法小儿采用不多，可用缓释栓剂；含剂、漱剂很少用于小龄儿，年长儿可采用。

（四）药物剂量计算

1. **按体重计算**　是最常用、最基本的计算方法。

每日（次）剂量＝患儿体重（kg）×每日（次）每千克体重所需药量。

2. **按体表面积计算**

（1）体重≤30kg：小儿的体表面积（m^2）＝体重（kg）×0.035＋0.1。

（2）体重＞30kg：小儿的体表面积（m^2）＝［体重（kg）－30］×0.02＋1.05。

3. **按年龄计算**　剂量幅度大、不需十分精确的药物，如营养类药物等可按照年龄计算。

4. **从成人剂量折算**　此方法仅用于未提供小儿剂量的药物，不常用。

四、心理治疗原则

1. **儿童心理治疗**　是指根据传统的和现代的心理分析与治疗理论而建立的系统治疗儿童精神问题的方法，可分为个体心理治疗、群体治疗和家庭治疗等。涉及内容包括儿童心理、情绪和行为问题、精神性疾病和心身性疾病等。

2. 常用的心理治疗 包括支持疗法、行为疗法、疏泄法等。

五、伦理学原则

1. 自主原则与知情同意 现代儿科学比较强调儿童在医疗选择上的自主权。伦理学认为，一个行为个体是否应该具有医疗选择的自主权，并不取决于行为个体的年龄，而取决于行为个体是否具有行为能力。儿童有愿望、有能力体现个人自主权，而医师有责任在诊疗、预防及科研等各个领域对儿童自主权予以尊重。

2. 体检的伦理学问题

（1）青春期是人生的重要转折期，躯体、心理都是一个逐渐成熟的过程，这需要医务工作者不要忽视从医学伦理学的角度去思考，从而使青春期儿童的诊疗更具人性化。

（2）对于青春期儿童，应注意尊重保密和保护个人隐私；尊重儿童自主权，这对敏感的青春期儿童尤为重要，在毫无遮挡的情况下对患儿暴露体检，是忽视儿童隐私权的表现。

第三节 儿童液体平衡的特点和液体疗法

一、小儿液体平衡的特点

1. 体液是人体的重要组成部分，保持其生理平衡是维持生命的重要条件。体液中水、电解质酸碱度、渗透压等的动态平衡依赖于神经、内分泌、呼吸，特别是肾脏等系统的正常调节功能。

2. 小儿的水、电解质酸碱及食物成分按单位体重的进出量大，尤其是婴儿在生后数月内肾功能不如成人健全，常不能抵御及纠正水或酸碱平衡紊乱，其调节功能极易受疾病和外界环境的影响而失调。

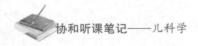 协和听课笔记——儿科学

（一）体液的总量和分布

1. 体液分布于血浆、组织间隙及细胞内，前两者合称细胞外液。

2. 年龄愈小，体液总量相对愈多。这主要是间质液的比例较高，而血浆和细胞内液量的比例则与成人相近。

3. 在胎儿期，25 周时体液占体重的 85%，其中细胞外液占60%；28 周时占体重的 80%；在足月儿，体液总量占体重的72%~78%。在新生儿早期，常有体液的迅速丢失，可达体重的 5%或更多，即生理性体重下降，此时婴儿逐渐适应宫外的环境。经此调节后，体液约占体重的 65%，在 8 岁时达成人水平（60%）。

4. 不同年龄的体液分布　见表 4-3-1。

主治语录：体液总量在男性占体重的 60%，而在女性为 55%。

表 4-3-1　不同年龄的体液分布（占体重的%）

年　　龄	细胞外液总量	细胞外液血浆	细胞外液间质液	细胞内液
足月新生儿	78	6	37	35
1 岁	70	5	25	40
2~14 岁	65	5	20	40
成人	55~60	5	10~15	40~45

（二）体液的电解质组成

1. 细胞内液和细胞外液的电解质组成有显著的差别。细胞外液的电解质成分能通过血浆精确地测定。

2. 正常血浆阳离子主要为 Na^+、K^+、Ca^{2+} 和 Mg^{2+}，其中Na^+ 含量占该区阳离子总量的 90% 以上，对维持细胞外液的渗透压起主导作用。

（三）体液的电解质组成

1. 儿童水的需要量大，交换率快，其主要原因为小儿生长发育快；活动量大、机体新陈代谢旺盛；摄入热量、蛋白质和经肾排出的溶质量均较高；体表面积相对大、呼吸频率快，使不显性失水较成人多。小儿每日水的需要量，见表4-3-2。

表4-3-2　小儿每日水的需要量

年　龄	需水量（ml/kg）
<1 岁	120~160
1~3 岁	100~140
4~9 岁	70~110
10~14 岁	50~90

2. 水的排出

（1）小儿排泄水的速度较成人快，年龄越小，出入量相对越多。婴儿每日水的交换量为细胞外液量的1/2，而成人仅为1/7。

（2）不同年龄的不显性失水量，见表4-3-3。

表4-3-3　不同年龄的不显性失水量

不同年龄和体重	不显性失水量［ml/(kg·d)］
早产儿或足月新生儿	
750~1000g	82
1001~1250g	56
1251~1500g	46
>1500g	26
婴儿	19~24
幼儿	14~17
儿童	12~14

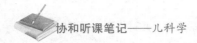

3. 水平衡的调节

（1）肾脏浓缩功能差（小儿排出相同的溶质需要更多的水）；肾小球滤过率低，排泄慢（大量喝水不能马上排出，容易水肿和低钠血症）。

（2）年龄越小，肾脏排钠、排酸、产氨能力也越差，因而也容易发生高钠血症和酸中毒。

主治语录： 肾脏是唯一能通过其调节来控制细胞外液容量与成分的重要器官。

二、水与电解质平衡失调

（一）脱水

脱水是指水分摄入不足或丢失过多所引起的体液总量，尤其是细胞外液量的减少，脱水时除丧失水分外，尚有钠、钾和其他电解质的丢失。

主治语录： 体液和电解质丢失的严重程度取决于丢失的速度及幅度，而丢失体液和电解质的种类反映了水和电解质（主要是钠）的相对丢失率。

1. 脱水的程度

（1）脱水的程度常以丢失液体量占体重的百分比来表示。体重的下降常是体液和电解质的丢失而非身体实质部分的减少。

（2）一般根据前囟、眼窝的凹陷与否、皮肤弹性、循环情况和尿量等临床表现综合分析判断。常将脱水程度分为 3 度，见表4-3-4。

（3）轻度脱水：相当于 30～50ml/kg 体液的减少。

（4）中度脱水：相当于体液丢失 50～100ml/kg。

（5）重度脱水：相当于体液丢失 100～120ml/kg。

表 4-3-4 脱水的症状和体征

项目	轻度（体重的 3%~5%）	中度（体重的 5%~10%）	重度（>体重的 10%）
心率增快	无	有	有
脉搏	可触及	可触及	明显减弱
血压	正常	直立性低血压	低血压
皮肤灌注	正常	正常	减少，出现花纹
皮肤弹性	正常	轻度降低	降低
前囟	正常	轻度凹陷	凹陷
黏膜	湿润	干燥	非常干燥
眼泪	有	有或无	无
呼吸	正常	深，也可快	深和快
尿量	正常	少尿	无尿或严重少尿

2. 脱水的性质

（1）常常反映了水和电解质的相对丢失量，临床常根据血清钠及血浆渗透压水平对其进行评估。血清电解质与血浆渗透压常相互关联，因为渗透压很大程度上取决于血清阳离子，即钠离子。

（2）低渗性脱水时血清钠低于 130mmol/L；等渗性脱水时血清钠在 130~150mmol/L；高渗性脱水时血清钠大于 150mmol/L。但在某些情况下，如糖尿病患儿存在酮症酸中毒时，因血糖过高或在患儿应用甘露醇后，血浆渗透压异常增高，此时的高渗性脱水也可发生在血清钠水平低于 150mmol/L。临床上以等渗性脱水最为常见，其次为低渗性脱水，高渗性脱水少见。

3. 各型脱水的特点 见表 4-3-5。

（1）低渗性脱水：细胞外液低渗，向细胞内转移，细胞水肿，循环衰竭明显（低血压甚至休克），间质缺水明显。

（2）高渗性脱水：细胞外液高渗，向细胞外转移，细胞脱水，循环衰竭不明显、间质缺水不明显。

表 4-3-5　各型脱水的特点

临床表现	低渗性脱水	等渗性脱水	高渗性脱水
血钠	<130mmol/L	130～150mmol/L	>150mmol/L
精神	极度萎靡	萎靡烦躁	兴奋、激惹、昏迷
口渴	早期不明显	一般	早期烦渴
尿量	早期不减少	减少	早期明显减少
皮肤	湿冷、弹性极差	干燥、弹性差	干燥、弹性正常
循环	早衰竭、严重	重症有衰竭	一般不衰竭

（3）由于循环血量减少和组织缺氧，严重低钠者可发生脑细胞水肿，因此多有嗜睡等神经系统症状，甚至发生惊厥和昏迷。当伴有酸中毒时，常有深大呼吸；伴低血钾时，可出现无力、腹胀、肠梗阻或心律失常；当伴有低血钙、低血镁时，可出现肌肉抽搐、惊厥和心电图异常等。

（二）钾代谢异常

体内钾主要存在于细胞内，细胞内钾浓度约为 150mmol/L。正常血清钾维持在 3.5～5.0mmol/L，在调节细胞的各种功能中起重要作用。

1. 低钾血症　当血清钾浓度低于 3.5mmol/L 时称为低钾血症。

（1）病因

1）钾的摄入量不足。

2）由消化道丢失过多：如呕吐、腹泻、各种引流或频繁灌肠而又未及时补充钾。

3）肾脏排出过多：如酸中毒等所致的钾从细胞内释出，随即大量由肾脏排出。

4）钾在体内分布异常：如在家族性周期性麻痹，患儿由于钾由细胞外液迅速地移入细胞内而产生低钾血症。

5）各种原因的碱中毒。

（2）临床表现

1）不仅决定于血钾的浓度，而更重要的是缺钾发生的速度。当血清钾下降 1mmol/L 时，体内总钾减少已达 10%～30%，此时大多数患儿能耐受。起病缓慢者，体内缺钾虽达到严重的程度，而临床症状不一定很重。

2）一般当血清钾低于 3mmol/L 时即可出现症状，包括：①神经、肌肉：神经、肌肉兴奋性降低，表现为骨骼肌、平滑肌及心肌功能的改变，如肌肉软弱无力，重者出现呼吸肌麻痹或麻痹性肠梗阻、胃扩张；膝反射腹壁反射减弱或消失。②心血管：出现心律失常、心肌收缩力降低、血压降低，甚至发生心力衰竭；心电图表现为 T 波低宽、出现 U 波、QT 间期延长、T 波倒置以及 ST 段下降等。③肾损害：低钾使肾脏浓缩功能下降，出现多尿，重者有碱中毒症状；长期低钾可致肾单位硬化、间质纤维化。

（3）低钾血症的治疗

1）主要为补钾。

2）一般每天可给钾 3mmol/kg，严重低钾者可给 4～6mmol/kg。

3）补钾常以静脉输入，但如患儿情况允许，口服缓慢补钾更安全。

4）应积极治疗原发病，控制钾的进一步丢失。

5）静脉补钾时应精确计算补充的速度与浓度，因细胞对钾的恢复速率有一定的限制，即使在严重低钾患儿快速补钾也有潜在危险，包括引起致死性心律失常。肾功能障碍无尿时影响钾的排出，此时应见尿补钾。

6）在补钾时应多次监测血清钾水平，有条件者给予心电监护。一般补钾的输注速度应小于每小时 0.3mmol/kg，浓度小于

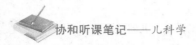

40mmol/L（0.3%）。当低钾伴有碱中毒时，常伴有低氯，故采用氯化钾液补充可能是最佳策略。

2. 高钾血症　当血清钾浓度≥5.5mmol/L时称为高钾血症。

（1）病因

1）肾衰竭、肾小管性酸中毒、肾上腺皮质功能低下等使排钾减少。

2）休克、重度溶血以及严重挤压伤等使钾分布异常。

3）由于输入含钾溶液速度过快或浓度过高等。

（2）临床表现

1）心电图异常与心律失常：心电图可出现高耸的T波、P波消失或QRS波增宽、心室颤动及心脏停搏等。

2）神经、肌肉症状：高钾血症时患儿精神萎靡，嗜睡，手足感觉异常，腱反射减弱或消失，严重者出现弛缓性瘫痪、尿潴留甚至呼吸麻痹。

（3）高钾血症的治疗

1）高血钾时，所有的含钾补液及口服补钾必须终止，其他隐性的钾来源，如抗生素、肠道外营养等也应注意。当血钾>6mmol/L时，必须监测心电图以评估心律失常情况。

2）高血钾治疗有2个基本目标：①防止致死性的心律失常。②去除体内过多的钾。

（三）酸碱平衡紊乱

1. 代谢性酸中毒

（1）产生原因

1）细胞外液酸的产生过多：酮症酸中毒，肾衰竭时磷酸、硫酸及组织低氧时产生的乳酸增多。

2）细胞外液碳酸氢盐的丢失：常发生于腹泻、小肠瘘管的引流等。

（2）表现

1）轻度：无明显症状。

2）中度：呼吸深大、呕吐、烦躁、昏睡。

3）重度：心率减慢、低血压、心力衰竭、死亡。

4）新生儿、小婴儿酸中毒时呼吸改变不典型。

（3）治疗

1）积极治疗缺氧、组织低灌注、腹泻等原发疾病。

2）采用碳酸氢钠或乳酸钠等碱性药物增加碱储备、中和 H^+。

3）一般主张当血气分析的 pH<7.30 时用碱性药物。

2. 阴离子间隙（AG） 见表 4-3-6。

表 4-3-6 阴离子间隙增加及正常阴离子间隙代谢性酸中毒原因

阴离子间隙增加 （AG>16mmol/L）
慢性肾功能不全
糖尿病酮症酸中毒
静脉高营养
遗传性氨基酸尿症
乳酸性酸中毒
中毒：水杨酸等
饥饿
正常阴离子间隙 （AG＝8~16mmol/L）
近端、远端肾小管性酸中毒，伴有高钾血症的肾小管性酸中毒
腹泻
碱的摄入

（1）在诊断单纯或混合性酸中毒时，阴离子间隙常有很大的帮助。阴离子间隙是主要测得阳离子与阴离子的差值。测得的阳离子为钠离子和钾离子，可测得的阴离子为氯和碳酸氢根。因钾离子浓度相对较低，在计算阴离子间隙时常忽略不计。

（2）阴离子间隙 = $Na^+ - (Cl^- + HCO_3^-)$，正常为 12mmol/L（范围 8~16mmol/L）。

（3）由于阴离子蛋白、硫酸根和其他常规不测定的阴离子的存在，正常阴离子间隙为 12 ± 4mmol/L，AG 的增加几乎总是由于代谢性酸中毒所致。但是，不是所有的代谢性酸中毒均有 AG 增高。

（4）AG 增高见于代谢性酸中毒伴有常规不测定的阴离子，如乳酸、酮体等增加。代谢性酸中毒不伴有常规不测定的阴离子增高时，AG 不增高，称为高氯性代谢性酸中毒。

3. 代谢性碱中毒

（1）产生原因

1）过度的氢离子丢失，如呕吐或胃液引流导致的氢和氯的丢失，最常见为先天性肥厚性幽门狭窄。

2）摄入或输入过多的碳酸氢盐。

3）由于血钾降低，肾脏碳酸氢盐的重吸收增加，原发性醛固酮增多症、库欣综合征等。

4）呼吸性酸中毒时，肾脏代偿性分泌氢，增加碳酸氢根重吸收，使酸中毒得到代偿，当应用机械通气后，血 $PaCO_2$ 能迅速恢复正常，而血浆 HCO_3^- 含量仍高，导致代谢性碱中毒。

5）细胞外液减少及近端肾小管 HCO_3^- 的重吸收增加。

（2）表现

1）轻度：无明显症状。

2）重度：呼吸抑制，精神错乱，当因碱中毒致游离钙降低时，可引起抽搐；有低血钾时，可出现相应的临床症状。

3）血气分析见血浆 pH 增高，$PaCO_2$ 和 HCO_3^- 增高，常见低氯和低钾。

4）典型的病例尿呈碱性，但在严重低钾时尿液 pH 也可很低。

（3）治疗

1）去除病因。

2）停用碱性药物，纠正水、电解质平衡失调。

3）静脉滴注生理盐水。

4）重症者给予氯化铵静脉滴注。

5）碱中毒时如同时存在低钠、低钾和低氯血症，常阻碍其纠正，故必须在纠正碱中毒的同时纠正这些离子的紊乱。

4. 呼吸性酸中毒

（1）呼吸性酸中毒是原发于呼吸系统紊乱，引起肺泡 $PaCO_2$ 增加所致。

（2）临床上许多情况可导致二氧化碳分压增加，包括呼吸系统本身疾病，如肺炎、肺气肿、呼吸道阻塞（如异物、黏稠分泌物、羊水堵塞、喉头痉挛水肿）、支气管哮喘、肺水肿、肺不张、肺萎陷、呼吸窘迫综合征等；胸部疾病所致呼吸受限，如气胸、胸腔积液、创伤和手术等；神经肌肉疾病，如重症肌无力、急性感染性多发性神经根炎、脊髓灰质炎等；中枢神经系统疾病如头颅损伤，麻醉药中毒以及人工呼吸机使用不当、吸入 CO_2 过多等。

（3）治疗：主要应针对原发病，必要时应用人工辅助通气。

5. 呼吸性碱中毒

（1）产生原因

1）是由于肺泡通气过度增加致血二氧化碳分压降低所致。

2）原发病因可为心理因素所致的呼吸过度、机械通气时每分通气量太大，也可见于水杨酸中毒所致的呼吸中枢过度刺激、对 CO_2 的敏感性太高所致的呼吸增加。低氧、贫血、CO 中毒时呼吸加快，也可使 $PaCO_2$ 降低出现碱中毒。

（2）表现

1）呼吸性碱中毒临床主要出现原发疾病所致的相应症状及

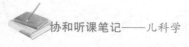

体征。

2）急性低碳酸血症可使神经-肌肉兴奋性增加和因低钙所致的肢体感觉异常。血气分析见 pH 增加、$PaCO_2$ 降低、血 HCO_3^- 浓度降低、尿液常呈酸性。

（3）治疗：主要针对原发病治疗。

6. 混合性酸碱平衡紊乱

（1）当有 2 种或以上的酸碱紊乱分别同时作用于呼吸或代谢系统称为混合性酸碱平衡紊乱。

（2）当代偿能力在预计范围之外时，就应考虑存在混合性酸碱平衡紊乱，如糖尿病酮症酸中毒患者同时存在肺气肿，呼吸窘迫综合征（RDS）患者呼吸性酸中毒与代谢性酸中毒同时存在时。

（3）混合性酸碱平衡紊乱的治疗

1）积极治疗原发病，保持呼吸道通畅，必要时给予人工辅助通气，使 pH 正常。

2）对高 AG 性代谢性酸中毒，以纠正缺氧、控制感染和改善循环为主；经机械通气改善肺氧合功能后，代谢性酸中毒亦可减轻或纠正，仅少数患者需补碱性药物；碱性药物应在保证通气的前提下使用。pH 明显低下时应立即用碱性药物。

7. 临床酸碱平衡状态的评估（表 4-3-7）　临床上酸碱平衡状态常通过血 pH、$PaCO_2$ 及 HCO_3^- 3 项指标来评估。

表 4-3-7　临床酸碱平衡状态的评估

酸中毒（pH<7.40）		碱中毒（pH>7.40）	
↓［HCO_3^-］	↓$PaCO_2$	↑［HCO_3^-］	↓$PaCO_2$
代谢性酸中毒	呼吸性酸中毒	代谢性碱中毒	呼吸性碱中毒
↓$PaCO_2$代偿	↑［HCO_3^-］代偿	↓$PaCO_2$代偿	↓［HCO_3^-］代偿
呼吸代偿	肾脏代偿	呼吸代偿	肾脏代偿

酸中毒（pH<7.40）		碱中毒（pH>7.40）	
临床举例：酮症酸中毒；乳酸酸中毒；腹泻、肠液丢失；肾小管性酸中毒等	临床举例：中枢呼吸抑制；神经-肌肉疾病等	临床举例：呕吐引起 H^+、Cl^- 丢失；外源性［HCO_3^-］摄入或输入过多等	临床举例：由于精神因素或药物（如水杨酸）中毒所致的呼吸增快
代偿效果：每 ↓ $PaCO_2$ 1.2mmHg 可代偿 1mmol/L 的［HCO_3^-］↓	代偿效果：每 ↑［HCO_3^-］3.5mm/L 可代偿 10mmHg 的 $PaCO_2$ ↑	代偿效果：每 ↑ $PaCO_2$ 0.7mmHg 可代偿 1mmol/L 的［HCO_3^-］↑	代偿效果：每 ↓［HCO_3^-］5mmol/L 可代偿 10mmHg 的 $PaCO_2$ ↑

三、液体疗法时常用补液溶液

1. 常用液体包括非电解质和电解质溶液。其中非电解质溶液常用5%或10%葡萄糖液，因葡萄糖输入体内将被氧化成水，故属无张力溶液。

2. 电解质溶液包括氯化钠、氯化钾、乳酸钠、碳酸氢钠和氯化铵等。

四、液体疗法

（一）生理需要量

4种计算方法，见表4-3-8。

表4-3-8　生理需要量的4种计算方法

体表面积法	1500ml/BSA（m^2）/d	
100/50/20法	体重（kg）	液体量
	0~10	100ml/（kg·d）
	11~20	1000ml+超过10kg体重数×50ml/（kg·d）
	>20	1500ml+超过20kg体重数×20ml/（kg·d）

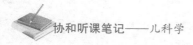

续　表

4/2/1 法	体重（kg）	液体量
	0～10	4ml/（kg·h）
	11～20	40ml/h+超过 10kg 体重数×2ml/h
	>20	60ml/h+超过 20kg 体重数×1ml/h
不显性失水+测量损失法	400～600ml/（m² · d）+尿量（ml）+其他测得的损失量（ml）	

　　主治语录：生理需要量取决于尿量、粪便丢失及不显性失水。

（二）补充累积损失量

　　根据脱水程度及性质补充。

　　1. 轻度脱水补液 30～50ml/kg（体重）；中度为 50～100ml/kg；重度为 100～120ml/kg。通常对低渗性脱水补2/3张含钠液；等渗性脱水补 1/2 张含钠液；高渗性脱水补 1/5～1/3 张含钠液，如临床上判断脱水性质有困难，可先按等渗性脱水处理。

　　2. 补液的速度取决于脱水程度，原则上应先快后慢。对伴有循环不良和休克的重度脱水患儿，开始应快速输入等张含钠液（生理盐水或 2∶1 等张液）按 20ml/kg 于 30～60 分钟输入。其余累计损失量补充常在 8～12 小时内完成。

　　3. 在循环改善出现排尿后应及时补钾。

（三）补充继续丢失量

　　各种体液损失成分表，见表 4-3-9。

表 4-3-9　各种体液损失成分表

体　　液	Na⁺（mmol/L）	K⁺（mmol/L）	Cl⁻（mmol/L）	蛋白（g/d）
胃液	20~80	5~20	100~150	—
胰液	120~140	5~15	90~120	—
小肠液	100~140	5~15	90~130	—
胆汁液	120~140	5~15	50~120	—
回肠造瘘口损失	45~135	5~15	20~115	—
腹泻液	10~90	10~80	10~110	—
正常出汗	10~30	3~10	10~25	—
烫伤	140	5	110	3~5

 历年真题

重度脱水伴休克时，扩容治疗采用
　的液体张力是

　A. 1/5 张

　B. 1/3 张

　C. 1/2 张

　D. 2/3 张

　E. 等张

参考答案：E

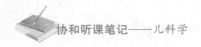

第五章 营养和营养障碍性疾病

核心问题

1. 儿童的能量代谢及宏量营养素。
2. 人乳的成分，添加辅助食品原则。
3. 营养不良的表现及并发症。
4. 营养性维生素 D 缺乏的表现、治疗及预防。
5. 维生素 D 缺乏性手足搐搦症的临床表现。

内容精要

1. 在胎儿、婴幼儿时期，机体生长发育十分迅速，将完成生长发育的第一个高峰，同时脏器的形成和功能也不断发育成熟，尤其是中枢神经系统在生命最初 2~3 年内的发育最为迅速。

2. 促进母乳喂养，注意纠正婴幼儿营养不良。

第一节 儿童营养基础

一、营养素与膳食营养素参考摄入量

1. 营养是指人体获得和利用食物维持生命活动的整个过程。食物中经过消化、吸收和代谢能够维持生命活动的物质称为营养素。

2. 膳食营养素参考摄入量（DRIs）体系 主要包括以下

4 个参数。

（1）平均需要量（EAR）：是指某一特定性别、年龄及生理状况群体中对某营养素需要量的平均值，摄入量达到 EAR 水平时可以满足群体中 50% 个体的需要，是制定 RNI 的基础。

（2）推荐摄入量（RNI）：相当于传统使用的 RDA，可以满足某一特定性别、年龄及生理状况群体中绝大多数（97%~98%）个体对某种营养素需要量的摄入水平。长期摄入 RNI 水平，可以满足身体对该营养素的需要，RNI 的主要用途是作为个体每日摄入营养素的目标值。

（3）适宜摄入量（AI）：当某种营养素的个体需要量研究资料不足，无法计算出 EAR，因而也无法获得 RNI 时，可以通过观察或实验获得的健康人群某种营养素的摄入量来设定 AI，AI 不如 RNI 精确，可能高于 RNI。

（4）可耐受最高摄入量（UL）：是平均每日可以摄入该营养素的最高量。当摄入量超过 UL 而进一步增加时，发生不良反应的危险增加。

3. 营养素 能量、宏量营养素（蛋白质、脂类、糖类或称为碳水化合物）、微量营养素（矿物质以及维生素）、其他膳食成分（膳食纤维、水、其他生物活性物质）。

（一）儿童能量代谢

1. 基础代谢率（BMR） 占总量的 50%，小儿基础代谢的能量需要量较成人高，随年龄增长逐渐减少。

2. 生长所需 为儿童特有，婴儿期、青春期为 2 个高峰。

3. 食物特殊动力作用 占总能量的 7%~8%（蛋白质占本身产能的 30%、碳水化合物为 6%、脂肪为 4%）。

4. 活动消耗 一般生长和活动所需能量占 32%~35%（与身体大小、活动强度、活动持续时间、活动类型有关）。

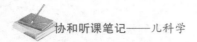

5. **排泄消耗** 正常情况下未经消化吸收的食物的损失约占总能量的 10%，腹泻时增加。

（二）宏量营养素

1. 蛋白质

（1）构成人体蛋白质的氨基酸有 20 种，其中 9 种是<u>必需氨基酸（亮氨酸、异亮氨酸、缬氨酸、苏氨酸、蛋氨酸、苯丙氨酸、色氨酸、赖氨酸和组氨酸）</u>，需要由食物提供。

（2）<u>组成蛋白质的氨基酸模式与人体蛋白质氨基酸模式接近的食物，生物利用率高，称为优质蛋白质。</u>

（3）优质蛋白质主要来源于动物和大豆蛋白质。

2. **脂类** 包括脂肪（甘油三酯）和类脂。构成脂肪的单位为必需脂肪酸与非必需脂肪酸。

3. **糖类** 包括单糖（葡萄糖、双糖）与多糖（主要为淀粉），为供能的主要来源。

（三）微量营养素

见表 5-1-1。

表 5-1-1 常见维生素和矿物质的作用及来源

种 类	作 用	来 源
维生素 A	促进生长发育和维持上皮组织的完整性，为形成视紫质所必需的成分，与铁代谢、免疫功能有关	肝、牛乳、奶油、鱼肝油；有色蔬菜和水果。动物来源占一半以上
维生素 B_1（硫胺素）	构成脱羧辅酶的主要成分，为糖类代谢所必需，维持神经、心肌的活动功能，调节胃肠蠕动，促进生长发育	米糠、麦麸、葵花子仁、花生、大豆、瘦猪肉含量丰富；其次为谷类；鱼、菜和水果含量少；肠内细菌和酵母可合成一部分

种 类	作 用	来 源
维生素 B_2（核黄素）	是辅黄酶的组成成分，参与体内氧化过程	乳类、蛋、肉、内脏、谷类、蔬菜
维生素 PP（烟酸、尼克酸）	是辅酶 I 及 II 的组成成分，为体内氧化过程所必需；维持皮肤、黏膜和神经的健康，防止癞皮病，促进消化系统的功能	肝、肾、瘦肉、鱼及坚果含量丰富，谷类
维生素 B_6	为转氨酶和氨基酸脱羧酶的组成成分，参与神经、氨基酸及脂肪代谢	各种食物中，亦由肠内细菌合成一部分
维生素 B_{12}	参与核酸的合成，促进四氢叶酸的形成等，促进细胞及细胞核的成熟，对生血和神经组织的代谢有重要作用	动物性食物
叶酸	叶酸的活性形式四氢叶酸是体内转移"一碳基团"的辅酶，参与核苷酸的合成，特别是胸腺嘧啶核苷酸的合成，有生血作用；胎儿期缺乏引起神经管畸形	绿叶蔬菜、水果、肝、肾、鸡蛋、豆类、酵母含量丰富
维生素 C	参与人体的羟化和还原过程，对胶原蛋白、细胞间黏合质、神经递质（如去甲肾上腺素等）的合成，类固醇的羟化，氨基酸代谢，抗体及红细胞的生成等均有重要作用	各种水果及新鲜蔬菜
维生素 D	调节钙磷代谢，促进肠道对钙的吸收，维持血液钙浓度，有利骨骼矿化	人皮肤日光合成，鱼肝油、肝、蛋黄
维生素 K	由肝脏利用、合成凝血酶原	肝、蛋、豆类、青菜；肠内细菌可合成部分
钙	凝血因子，能降低神经、肌肉的兴奋性，是构成骨骼、牙齿的主要成分	乳类、豆类主要来源，某些绿色蔬菜
磷	是骨骼、牙齿、细胞核蛋白、各种酶的主要成分，协助糖脂肪和蛋白质代谢，参与缓冲系统，维持酸碱平衡	乳类、肉类、豆类和五谷类
铁	血红蛋白、肌红蛋白、细胞色素和其他酶系统的主要成分，帮助氧的运输	肝、血、豆类、肉类、绿色蔬菜，动物来源吸收好

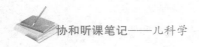

续 表

种 类	作 用	来 源
锌	为多种酶的成分	贝类海产品、红色肉类、内脏、干果类谷类芽胚、麦麸、豆、酵母等富含锌
镁	构成骨骼和牙齿成分，激活糖代谢酶，与肌肉神经兴奋行为有关，为细胞内阳离子，参与细胞代谢过程	谷类、豆类、干果、肉、乳类
碘	为甲状腺素主要成分	海产品含量丰富，蛋和奶含量稍高，植物含量低

（四）其他膳食成分

1. 膳食纤维　指一大类重要的非营养物质，即不能被小肠消化吸收，可进入结肠发酵的碳水化合物，至少包括 5 种构成物，即纤维素、半纤维素、果胶、粘胶和木质素。主要功能是吸收大肠水分，软化粪便，增加粪便体积，促进肠蠕动等。

主治语录：小婴儿的膳食纤维主要来源是乳汁中未完全被消化吸收的乳糖、低聚糖或食物中未消化吸收的淀粉。

2. 水　儿童水的需要量与能量摄入食物种类、肾功能成熟度、年龄等因素有关。婴儿新陈代谢旺盛，水的需要量相对较多，为 110~155ml/（kg·d），以后每 3 岁减少约 25ml/（kg·d）。

二、消化系统功能发育与儿童营养关系

（一）消化酶的成熟与宏量营养素的消化、吸收

1. 蛋白质　出生时新生儿消化蛋白质能力较好。胃蛋白酶可

凝结乳类，出生时活性低，3个月后活性增加，18个月时达成人水平。生后1周胰蛋白酶活性增加，1个月时已达成人水平。

✏ **主治语录**：对婴儿，特别是新生儿，食物的蛋白质摄入量应有一定限制。

2. 脂肪

（1）新生儿胃脂肪酶发育较好；而胰脂酶几乎无法测定，2~3岁后达成人水平。

（2）母乳的脂肪酶可补偿胰脂酶的不足。故婴儿吸收脂肪的能力随年龄增加而提高，28~34周的早产儿脂肪的吸收率为65%~75%；足月儿脂肪的吸收率为90%；生后6个月婴儿脂肪的吸收率达95%以上。

3. 糖类

（1）0~6个月婴儿食物中的糖类主要是乳糖，其次为蔗糖和少量淀粉。

（2）肠双糖酶发育好，消化乳糖好。胰淀粉酶发育较差，3个月后活性逐渐增高，2岁达成人水平。

✏ **主治语录**：婴儿生后几个月消化淀粉能力较差，不宜过早添加淀粉类食物。

（二）进食技能的发育

1. 食物接受的模式发展

（1）婴儿除受先天的甜、酸、苦等基本味觉反射约束外，通过后天学习形成味觉感知。

（2）味觉感知是食物取自价值的指示，对食物接受的模式发展具有重要作用。

（3）婴儿对能量密度较高的食物和感官好的食物易接受。

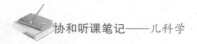

儿童对食物接受的模式源于对多种食物刺激的经验和后天食物经历对基础味觉反应的修饰，提示学习和经历对儿童饮食行为建立具有重要意义。

2. 挤压反射　新生儿至 3~4 个月婴儿对固体食物出现舌体抬高、舌向前吐出的挤压反射。婴儿最初的这种对固体食物的抵抗可被认为是一种保护性反射，其生理意义是防止吞入固体食物到气管发生窒息，在转乳期用勺添加新的泥状食物时注意尝试 8~10 次才能成功。

3. 咀嚼

（1）吸吮和吞咽是先天就会的生理功能，咀嚼功能发育需要适时的生理刺激，需要后天学习训练。转奶期及时添加泥状食物是促进咀嚼功能发育的适宜刺激，咀嚼发育完善对语言的发育也有直接影响。

（2）后天咀嚼行为的学习敏感期在 4~6 个月。有意训练 7 个月左右婴儿咬嚼指状食物、从杯中啜水，9 个月始学用勺自食，1 岁学用杯喝奶，均有利于儿童口腔发育成熟。

第二节　婴儿喂养

一、母乳喂养

（一）人乳的特点

1. 营养丰富

（1）乙型乳糖多，利于脑发育；有利于小肠钙吸收，促进肠蠕动。

（2）不饱和脂肪酸多，利于脑发育。

（3）钙磷比例合适（2:1），钙吸收好；人乳和牛奶铁含量相似，但人乳铁吸收率高于牛奶。

2. 生物作用

（1）缓冲力小：人乳 pH 为 3.6，不影响胃液酸度，有利酶发挥作用。

（2）含不可替代的免疫成分（营养性被动免疫）：初乳含丰富的分泌型免疫球蛋白 A（SIgA），保护消化道黏膜。

（3）含大量免疫活性细胞和乳铁蛋白，初乳中更多。

（4）还含有溶菌酶、补体、双歧因子等。

主治语录：低聚糖是人乳所特有的。生物活性作用是母乳不可替代的根本原因。

3. 其他　母乳喂养还有经济、方便、温度适宜、有利于婴儿心理健康的优点。

（二）人乳的成分变化

1. 各期人乳成分

（1）孕后期与分娩 1 周以内的乳汁为初乳。

（2）7~14 天为过渡乳。

（3）14 天以后的为成熟乳。

2. 营养物质　蛋白质、脂肪、碳水化合物、矿物质、钙磷等。

3. 体液免疫　主要是 SIgA，乳铁蛋白高，尤其是初乳中含量很高。

4. 免疫活性细胞　初乳小球，充满脂肪颗粒的巨噬细胞、免疫活性细胞。

5. 其他因子　双歧因子、溶菌酶及补体。

6. 各期人乳成分　见表 5-2-1。

7. 哺乳过程的乳汁成分变化

（1）第一部分分泌的乳汁脂肪低而蛋白质高。

（2）第二部分乳汁脂肪含量逐渐增加而蛋白质含量逐渐降低。

表 5-2-1　各期人乳成分（g/L）

成分	初乳	过渡乳	成熟乳
蛋白质	22.5	15.6	11.5
脂肪	28.5	43.7	32.6
碳水化合物	75.9	77.4	75.0
矿物质	3.08	2.41	2.06
钙	0.33	0.29	0.35
磷	0.18	0.18	0.15

（3）第三部分乳汁中脂肪含量最高。

8. 乳量　正常乳母平均每天泌乳量随时间而逐渐增加，成熟乳量可达 700~1000ml。一般产后 6 个月乳母泌乳量与乳汁的营养成分逐渐下降。

（三）建立良好的母乳喂养方法

1. 建立良好的母乳喂养有 3 个条件

（1）孕母能分泌充足的乳汁。

（2）哺乳时出现有效的射乳反射。

（3）婴儿有力的吸吮。

2. 世界卫生组织（WHO）和我国卫生部制定的《婴幼儿喂养策略》建议生后 6 个月内完全接受母乳喂养。

3. 母乳喂养的方法

（1）产前准备：孕期合理营养，体重增加适当（12~14kg）。

（2）乳头保健：母亲在妊娠后期每日用清水擦洗乳头等。

（3）尽早开奶、按需哺乳：产后 15 分钟~2 小时内开奶。

（4）促进乳房分泌：吸乳前热敷乳房，促进乳房血液循环。

（5）正确的喂哺技巧：采用最适当的哺乳姿势等。

主治语录：母乳是婴儿最合适的营养品。

（四）不宜哺乳的情况

凡是母亲感染人免疫缺陷病毒（HIV）、患有严重疾病应停止哺乳，如慢性肾炎糖尿病、恶性肿瘤、精神病、癫痫或心功能不全等。乳母患急性传染病时，可将乳汁挤出，经消毒后哺喂。乙型肝炎的母婴传播主要发生在临产或分娩时，是通过胎盘或血液传递的，因此乙型肝炎病毒携带者并非哺乳的禁忌证。母亲感染结核病，经治疗无临床症状时可继续哺乳。

二、部分母乳喂养

1. 补授法　母乳喂养的婴儿体重增长不满意时，提示母乳不足。补授时，母乳哺喂次数一般不变，每次先哺母乳，将两侧乳房吸空后再以配方奶或兽乳补足母乳不足部分，适合 6 个月内的婴儿。这样有利于刺激母乳分泌。补授的乳量由小儿食欲及母乳量多少而定，即"缺多少补多少"。

2. 代授法　用配方奶或兽乳替代一次母乳量，为代授法。母乳喂养婴儿准备断离母乳开始引入配方奶或兽乳时宜采用代授法，即在某一次母乳哺喂时，有意减少哺喂母乳量，增加配方奶量或兽乳，逐渐替代此次母乳量。依此类推直到完全替代所有的母乳。

三、人工喂养

1. 正确的喂哺技巧　与母乳喂养一样，人工喂养喂哺婴儿亦需要有正确的喂哺技巧，包括正确的喂哺姿势、婴儿完全醒觉状态，还应注意选用适宜的奶嘴和奶瓶、奶液的温度、喂哺时奶瓶的位置，喂养时婴儿的眼睛尽量能与父母（或喂养者）对视。

2. 摄入量估计　婴儿的体重、RNIs 以及配方制品规格是估计婴儿配方摄入量的必备资料，应该按照配方奶的说明进行正确配制。

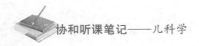

四、婴儿食物转换

见表 5-2-2。

表 5-2-2　转乳期食物的引入

月龄	食物性状	种　　类	主要营养源	辅助食品	进食技能
4~6 个月	泥状食物	菜泥、水果泥、含铁配方米粉、配方奶	6 次奶（断夜间奶）	逐渐加至 1 次	用勺喂
7~9 个月	末状食物	稀（软）饭、配方奶、肉末、菜末、蛋、鱼泥、豆腐、水果	4 次奶	1 餐饭 1 次水果	学用杯
10~12 个月	碎食物	软饭、配方奶碎肉、碎菜、蛋、鱼肉、豆制品、水果	3 次奶	2 餐饭 1 次水果	抓食、断奶瓶、自用勺

五、添加辅助食品的原则

1. 从少到多、由稀到稠、从软到硬、从细到粗。

2. 从一种到多种，习惯一种食品后再加另一种。

3. 注意进食技能。

4. 应在婴儿健康，消化功能正常时添加。

第三节　幼儿营养

一、营养特点

1. 体格生长速度减慢，但仍处于快速生长发育的时期，且活动量加大，仍需保证充足的能量和优质蛋白质的摄入。

2. 咀嚼和胃肠消化吸收能力尚未健全，喂养不当易发生消化紊乱。

3. 心理上逐渐向个性化发展，自我喂哺的意识强烈，能逐渐自己使用杯子、勺进食，但容易出现与进食相关的逆反心理。

二、膳食安排及进食技能培养

1. 幼儿膳食中各种营养素和能量的摄入需满足该年龄阶段儿童的生理需要。蛋白质每日 40g 左右，其中优质蛋白（动物性蛋白质和豆类蛋白质）应占总蛋白的 1/2。

2. 蛋白质、脂肪和糖类产能之比为 10%～15%：30%～35%：50%～60%。幼儿进餐应有规律，包括定时、定点、适量进餐，每日 4～5 餐为宜，即早、中、晚正餐，点心 1～2 次，进餐时间 20～25 分/次为宜。

3. 培养儿童自我进食技能的发展，不规定进食方法（手抓、勺、筷），不强迫进食，2 岁后应自我、自由进食。

第四节　学龄前儿童营养

一、营养特点

1. 生长发育平稳发展，但仍需充足营养素。口腔功能较成熟，消化功能逐渐接近成人，已可进食家庭成人食物。不少儿童进入幼儿园集体生活，随着活动能力的增强，食物量要随之增加，并引导孩子良好而又卫生的饮食习惯。

2. 功能性便秘、营养性缺铁性贫血、肥胖在该年龄时期发病率较高，应得到足够重视。

二、膳食建议

1. 谷类所含有的丰富碳水化合物为能量的主要来源；蛋白质每天 30～35g 左右，蛋白质供能占总能量的 14%～15%，并建议一半来源于动物性食物蛋白质；足量的乳制品、豆制品摄入

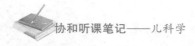

以维持充足的钙营养。

2. 注意每天适量的膳食纤维，全麦面包、麦片粥、蔬菜是膳食纤维的主要来源。少油煎、油炸食物、高糖饮料，科学吃零食。学习遵守餐桌礼仪，鼓励儿童参与餐前准备工作，注意口腔卫生。

第五节　学龄儿童和青少年营养

一、营养特点

1. 多数学龄儿童体格仍维持稳步增长，乳牙脱落，恒牙萌出，口腔咀嚼吞咽功能发育成熟，消化吸收能力基本达成人水平。学龄儿童学习任务重、体育活动量大，能量摄入量需满足生长速度、体育活动需要。

2. 青少年时期生长发育为第二高峰，总能量的 20%～30% 用于生长发育；骨骼快速生长，青春期增加 45% 骨量，矿物质如钙的需求量要大于儿童期或成年期；各种维生素的需要亦增加。

二、膳食安排与营养知识教育

1. 学龄儿童、青少年膳食安排与成人相同，需保证足够的能量和蛋白质的摄入，主食宜选用可保留 B 族维生素的加工粗糙的谷类，据季节及供应情况做到食物种类多样性，搭配合理；提供含钙丰富的食物，如乳类和豆制品。

2. 教育学龄儿童、青少年有关预防营养性疾病的科普知识，使青少年学会选择有益健康的食物。

第六节　儿童营养状况评价

一、体格检查

除常规体格检查外，注意有关营养素缺乏体征。

二、体格生长评价

见第二章"生长发育"。

三、膳食调查

1. 膳食调查方法

（1）询问法：主要用于个人膳食调查，是目前应用最多的方法。

（2）称重法：多应用集体儿童膳食调查。

（3）记账法：多用于集体儿童膳食调查，以食物出入库的量计算。

（4）即时性图像法：适宜个体儿童的膳食调查。

2. 膳食评价

（1）营养素摄入量与 DRIs 比较，达到 EAR 有两种含义

1）对个体而言，表示满足身体需要的可能性是 50%，缺乏的可能性也是 50%；对群体而言，这一摄入水平能够满足该群体中 50% 个体的需要，可能另外 50% 个体达不到该营养素的需要。

2）评价能量摄入以 EAR 为参考值，评价蛋白质和其他营养素摄入以 RNI 或 AI 为参考值；优质蛋白应占膳食中蛋白质总量的 1/2 以上。

（2）宏量营养素供能比例：2 岁儿童膳食中宏量营养素比例应适当，即蛋白质产能应占总能量的 10%～15%，7 岁以上脂类占总能量的 25%～30%，糖类占总能量的 50%～60%。

（3）膳食能量分布：每日三餐食物供能亦应适当，即早餐供能应占一日总能量的 25%～30%，中餐应占总能量的 35%～45%，点心占总能量的 10%，晚餐应占总能量的 25%～30%。

四、实验室检查

了解机体某种营养素贮存、缺乏水平。实验室检查在营养

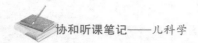

素缺乏中变化最敏感，可用于早期缺乏的诊断。

第七节　蛋白质-能量营养不良

一、概述

1. 由于各种原因引起蛋白质和/或热能摄入不足或消耗增多引起的营养缺乏症，又称蛋白质-热能营养不良。广义的营养不良包括营养低下和营养过度。

2. 主要见于 3 岁以下婴幼儿。

3. 分为消瘦型、水肿型和混合型（临床表现介于两者之间）。

主治语录：以热能严重不足为主，表现为体重明显减轻，皮下脂肪减少者称为消瘦型。以蛋白质不足为主，表现为水肿者为水肿型。

二、病因

1. 原发性　食物中蛋白质和能量摄入不能满足机体生理需要量和生长发育。

主治语录：喂养不当成为原发性营养不良的最主要原因。

2. 继发性　由于某些疾病因素，如消化吸收障碍、长期发热、慢性消耗性疾病等。

三、病理生理

1. 新陈代谢异常

（1）糖：常出现血糖偏低，重者可出现低血糖昏迷，甚至猝死。

（2）脂肪：脂肪的消耗超过肝的代谢能力，大量甘油三酯在肝细胞内聚集可导致肝脂肪浸润和变性。

（3）蛋白质：当血清总蛋白<40g/L、清蛋白<20g/L，发生低蛋白性水肿。

（4）水、盐代谢：细胞外液容量增加，易出现低渗性脱水、酸中毒、低血钾、低血钙等。

（5）体温调节能力下降：体温偏低，与热能摄入不足、皮下脂肪菲薄、散热快、血糖降低、氧耗量低、脉率和周围血液循环量减少等有关。

2. 组织器官功能低下

（1）消化系统：易发生腹泻。

（2）循环系统：引起心排血量减少，血压偏低，脉搏细弱。

（3）泌尿系统：肾小管重吸收功能减退，尿量增加和比重减低。

（4）神经系统：精神抑郁，时有烦躁不安、表情淡漠等。

（5）免疫功能：营养不良儿的非特异性及特异性免疫功能均低下，易并发各种感染。

四、临床表现

消瘦型多见于 1 岁以内婴儿。

（1）早期表现为活动减少，精神较差，体重生长速度不增。

（2）脂肪消失（腹部→躯干→臀部→四肢→面部）。

（3）皮肤干燥、苍白，渐失去弹性，额部出现皱纹。

（4）肌张力渐降低、肌肉松弛、肌肉萎缩呈"皮包骨"时，四肢可有挛缩。

（5）轻度精神状态正常，重度有精神萎靡、反应差、体温偏低、脉细无力、无食欲、腹泻、便秘交替及重要脏器功能损害。

（6）血浆清蛋白明显下降时出现凹陷性水肿，严重时感染形成慢性溃疡。

主治语录：营养不良患儿脂肪消失首先从腹部开始，消失的顺序为常考点。

五、并发症

1. **营养性贫血** 以小细胞低色素性贫血最常见。
2. **各种维生素缺乏** 维生素 A 缺乏最常见。
3. **感染** 免疫功能全面低下，易患各种感染。
4. **自发性低血糖** 诊治不及时，可危及生命。

六、实验室检查

1. 早期往往缺乏特异、敏感的诊断指标。
2. 血浆清蛋白浓度降低为其特征性改变，但其半衰期较长而不够灵敏。
3. 前清蛋白和视黄醇结合蛋白较敏感，胰岛素样生长因子 1（IGF-1）不受肝功能影响，被认为是早期诊断灵敏可靠指标。

主治语录：胰岛素样生长因子 1（IGF-1）是早期诊断的灵敏可靠指标。

4. **蛋白质-能量营养不良的常见实验室检查指标** 见表 5-7-1。

表 5-7-1 蛋白质-能量营养不良的常见实验室检查指标

血生化指标	意　义
血红蛋白，红细胞计数；平均红细胞体积，平均红细胞血红蛋白，平均红细胞血红蛋白浓度（MCV，MCH，MCHC）	脱水和贫血程度；贫血类型（铁缺乏、叶酸和维生素 B_{12} 缺乏、溶血、疟疾）
血糖	低血糖症

血生化指标	意　义
电解质和酸碱平衡	低钠血症、脱水类型、低钾血症、代谢性碱中毒等
总蛋白，转铁蛋白，（前）清蛋白	蛋白缺乏程度
肌酐检查	肾功能
C 反应蛋白（CRP），淋巴细胞计数，血清学，厚/薄血涂片	细菌、病毒感染或疟疾
粪便检查	寄生虫

七、诊断

见表 5-7-2。

表 5-7-2　蛋白质-能量营养不良的诊断

	主要意义	分　度
体重低下	反映急性或慢性营养不良	轻度：体重<同年龄、同性别参照人群值的均值-2SD 中度：体重<均值-2SD~3SD 重度：体重<均值-3SD
生长迟缓	反映慢性长期营养不良	轻度：身高（长）<同年龄、同性别参照人群值的均值-2SD 中度：身高（长）<均值-2SD~3SD 重度：身高（长）<均值-3SD
消瘦	反映近期、急性营养不良	轻度：体重<同性别、同身高（长）参照人群值的均值-2SD 中度：体重<均值-2SD~3SD 重度：体重<均值-3SD

八、治疗与预防

1. 一般治疗

（1）去除病因、治疗原发病；大力提倡母乳喂养，及时添

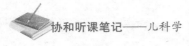

加辅食，控制感染性疾病，根治各种消耗性疾病等。

（2）调整饮食、补充营养

1）轻-中度营养不良从 60~80kcal/kg 开始，逐渐增至每日热量 150kcal/kg。

2）重度营养不良从 40~60kcal/kg 开始，逐渐少量增加，当增加能量至满足追赶生长需要时，可达 150~170kcal/kg。

3）体重接近正常后再逐渐恢复到生理需要量。

2. 药物治疗

（1）消化酶（胃蛋白酶、胰酶等）助消化。

（2）口服各种维生素、微量元素，必要时肌内注射或静脉滴注。

（3）血锌降低者，补充锌剂，可促食欲、改善代谢。

（4）必要时可肌内注射蛋白质同化类固醇制剂，如苯丙酸诺龙，可促进蛋白质的合成、增进食欲。

（5）胰岛素：促进食欲。

3. 其他治疗　针灸、推拿、对症治疗、加强护理等。

4. 预防　包括合理喂养及推广应用生长发育监测图。

第八节　儿童单纯性肥胖

一、概述

由于长期能量摄入超过人体的消耗，使体内脂肪过度积聚、体重超过参考值范围的一种营养障碍性疾病。

二、病因

包括能量摄入过多（主要原因）、活动量过少、遗传因素、进食过快、精神心理异常等。

三、病理生理

1. 体温调节与能量代谢　肥胖儿对外界体温的变化反应较

不敏感，用于产热的能量消耗较正常儿少，使肥胖儿有低体温倾向。

2. 脂类代谢 肥胖儿常伴有血浆甘油三酯、胆固醇、极低密度脂蛋白（VLDL）及游离脂肪酸增加，但高密度脂蛋白（HDL）减少。故以后易并发动脉硬化、冠心病、高血压、胆石症等疾病。

3. 蛋白质代谢 肥胖者嘌呤代谢异常，血尿酸水平增高，易发生痛风症。

4. 内分泌变化

（1）甲状腺功能的变化：总 T_4、游离 T_4、总 T_3、游离 T_3、反 T_3、蛋白结合碘、[131]碘吸收率等均正常，下丘脑-垂体-甲状腺轴也正常，但发现 T_3 受体减少，被认为是产热减少的原因。

（2）甲状旁腺激素及维生素 D 代谢：肥胖儿血清甲状旁腺激素（PTH）水平升高，25-(OH) D_3 及 24,25-(OH)$_2$D$_3$ 水平也增高，可能与肥胖的骨质病变有关。

（3）生长激素水平的变化：肥胖儿血浆生长激素减少；睡眠时生长激素分泌高峰消失；在低血糖或精氨酸刺激下，生长激素分泌反应迟钝。但肥胖儿 IGF-1 分泌正常，胰岛素分泌增加，对生长激素的减少起到了代偿作用，故患儿无明显生长发育障碍。

（4）性激素的变化：女性肥胖患者雌激素水平增高，可有月经不调和不孕；男性患者因体内脂肪将雄激素芳香化转变为雌激素，雌激素水平增高，可有轻度性功能低下、阳痿，但不影响睾丸发育和精子形成。

（5）糖皮质激素：肥胖患儿尿 17-羟类固醇、17-酮类固醇及皮质醇均可增加，但血浆皮质醇正常或轻度增加，昼夜规律存在。

（6）胰岛素与糖代谢的变化：肥胖者有高胰岛素血症的同

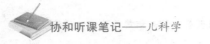

时又存在胰岛素抵抗，导致糖代谢异常，可出现糖耐量减低或糖尿病。

四、临床表现

1. 最常见于婴儿期、5~6岁和青春期，且男童多于女童。

2. 患儿食欲旺盛　喜吃甜食、高脂肪食物。

3. 常有心理障碍　如自卑等。

4. 有疲劳感　用力时气短或腿痛。

5. 皮下脂肪丰满　腹部膨隆下垂，胸腹、臀部及大腿皮肤出现皮纹，膝外翻和扁平足。

6. 肺通气量不足　呼吸浅快，造成低氧血症、气急、发绀、红细胞计数增多、心脏扩大或充血性心力衰竭甚至死亡，称肥胖-换氧不良综合征。

五、诊断

1. 当BMI在同性别、同年龄段参考值的 P_{85} ~ P_{95} 为超重，超过 P_{95} 为肥胖。

2. 当身高（长）的体重在同性别、同年龄段的 P_{85} ~ P_{97} 为超重，> P_{97} 为肥胖。

主治语录：BMI＝体重（kg）／身高的平方（ m^2 ）。

六、鉴别诊断

1. 伴肥胖的遗传性疾病　如 Prader-Willi 综合征、Laurence-Moon-Biedl 综合征、Alstrom 综合征。

2. 伴肥胖的内分泌疾病　如肥胖生殖无能症、其他内分泌疾病（如肾上腺皮质增生症、甲状腺功能减退症、生长激素缺乏症等）。

七、治疗

包括饮食疗法、运动疗法、心理治疗、药物治疗。

第九节 维生素营养障碍

一、维生素 A 缺乏症

维生素 A 缺乏症是指机体所有形式和任何程度的维生素 A 不足的表现，包括临床型维生素 A 缺乏、亚临床型维生素 A 缺乏及可疑亚临床型维生素 A 缺乏（或边缘型维生素 A 缺乏）。

临床型维生素 A 缺乏表现为经典的皮肤角化过度和干眼症；可疑和亚临床维生素 A 缺乏无特异表现，主要与反复呼吸道感染、腹泻和贫血等广泛影响有关，可增加婴幼儿发病率和死亡率。

（一）吸收与代谢

1. 维生素 A 的来源

（1）维生素 A 是指具有全反式视黄醇生物活性的一组类视黄醇物质，包括视黄醇、视黄醛、视黄酯及视黄酸（RA）。

（2）维生素 A 主要来源：一类是动物性食物的视黄酯，如乳类、蛋类和动物内脏中含量丰富，另一类是植物类食物，如能成为维生素 A 原的类胡萝卜素，其中 β 胡萝卜素具有的维生素 A 活性最高，在深色蔬菜和水果中含量丰富。

🖋 主治语录：视黄酸是维生素 A 在体内发生多种生理作用的重要活性形式。

2. 维生素 A 的转运

（1）维生素 A 在小肠细胞吸收与乳糜微粒结合通过淋巴系统入血转运到肝脏，再酯化为棕榈酸酯储存在星状细胞。

（2）当周围靶组织需要时，肝脏中的维生素 A 酯经酯酶水解为视黄醇，与肝脏合成的视黄醇结合蛋白（RBP）结合，再与血浆中的转甲状腺素蛋白（TTR）结合形成复合体运送到靶细胞，以减少视黄醇从肾小球滤过。

3. 维生素 A 的核受体　上述复合体与靶细胞上的 RBP 受体相结合，将视黄醇释放入靶细胞转变为视黄酸，视黄酸与其细胞核膜的特异性受体视黄酸核受体（RAR）和类视黄醇核受体（RXR）相结合上调或抑制几百种基因表达，视黄酸作为核激素发挥作用。

（二）生理功能和病理改变

包括构成视觉细胞内的感光物质，影响上皮稳定性、完整性，促进生长发育，维持和促进免疫功能，影响红系造血（可引起贫血）5 个方面。

（三）病因

包括原发性因素、消化吸收及储存利用等三方面因素。

（四）临床表现

1. 眼部表现　是经典的或最早被认识到的表现。夜盲或暗光中视物不清最早出现，持续数周后，开始出现干眼症的表现，外观眼结膜、角膜干燥，失去光泽，自觉痒感，泪减少，眼部检查可见结膜近角膜边缘处干燥起皱褶，角化上皮堆积形成泡沫状白斑，称结膜干燥斑或毕脱斑。

2. 皮肤表现　开始时皮肤干燥、易脱屑，有痒感，渐至上皮角化增生，汗液减少，角化物充塞毛囊形成毛囊丘疹。触摸皮肤时有粗砂样感觉，以四肢伸面、肩部为多，可发展至颈背部甚至面部。毛囊角化引起毛发干燥，失去光泽，易脱落，指（趾）甲变脆易折、多纹等。

3. 生长发育障碍 严重缺乏时表现为身高落后，牙齿釉质易剥落，失去光泽，易发生龋齿。

4. 感染易感性增高 在维生素 A 缺乏亚临床或可疑亚临床缺乏阶段，免疫功能低下就已存在，主要表现为反复呼吸道和消化道感染性，且易迁延不愈，增加疾病发病率和死亡率，尤其是 6 个月以上和 2 岁以下儿童。这是当前重视对亚临床或可疑亚临床缺乏干预的重要原因。

5. 贫血 维生素 A 缺乏时会出现贮存铁增加、外周血血清铁降低、类似缺铁性贫血的小细胞。

（五）诊断

1. 临床诊断 长期动物性食物摄入不足，有各种消化道疾病或慢性消耗性疾病史、急性传染病史等情况下应高度警惕维生素 A 缺乏症。如出现夜盲或眼干燥症等眼部特异性表现以及皮肤的症状和体征时，即可临床诊断。

2. 实验室诊断

（1）血浆视黄醇

1）视黄醇是血浆维生素 A 的主要形式，是维生素 A 缺乏分型的重要依据。

2）血浆维生素 A 低于 $0.7\mu mol/L$ 诊断为维生素 A 缺乏，如伴特异的干眼症为临床型维生素 A 缺乏，这时血浆维生素 A 一般低于 $0.35\mu mol/L$；如无特异的干眼症则为亚临床型；血浆维生素 A 在 $0.7 \sim 1.05\mu mol/L$ 之间诊断为可疑亚临床维生素 A 缺乏或边缘型维生素 A 缺乏，与增加儿童发病率和死亡率等密切相关。

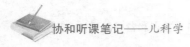

（2）相对剂量反应（RDR）

1）体内视黄醇不足导致血清视黄醇水平下降时，肝脏中的储备几近耗竭，因此血清视黄醇水平不能准确反映体内实际的维生素 A 营养状态。

2）RDR 间接测定体内贮存量，因此结果更敏感和可靠。

（3）血浆视黄醇结合蛋白（RBP）测定：与血清维生素 A 有比较好的相关性，低于 23.1mg/L 有维生素 A 缺乏可能，但在感染、蛋白质能量营养不良时亦可降低，可同时检查 C 反应蛋白（CRP）。

（4）尿液脱落细胞检查：加 1%甲紫于新鲜中段尿中，摇匀计数尿中上皮细胞。如无泌尿道感染，超过 3 个/立方毫米为异常，有助于维生素 A 缺乏诊断，找到角化上皮细胞具有诊断意义。

（5）暗适应检查：如发现暗光视觉异常，有助诊断。

（六）治疗

包括调整饮食、去除病因、维生素 A 制剂治疗及眼局部治疗。

（七）预防

包括健康教育及预防性干预。

【附】维生素 A 过多症和胡萝卜素血症

1. 急性维生素 A 过多症

（1）成人多为摄入大量富含维生素 A 的食物，如北极熊、鲨鱼和鳕鱼等的肝而发生中毒，儿童则多因意外服用大量维生素 AD 制剂引起。

（2）临床表现：在摄入后 6~8 小时，至多在 1~2 天内出现。主要有嗜睡或过度兴奋、头痛、呕吐等高颅压症状，12~

20小时后出现皮肤红肿，继而脱皮，以手掌、足底等厚处最为明显，数周后方恢复正常。婴幼儿以高颅压为主要临床特征，囟门未闭者可出现前囟隆起。血浆维生素A水平剧增，可达500μg/L以上（正常成人100~300μg/L）。

2. 慢性维生素A过多症

（1）多因不遵医嘱长期摄入过量维生素A制剂引起。婴幼儿每天摄入5万~10万IU，超过6个月即可引起慢性中毒。

（2）临床表现：成人慢性维生素A过多症首先出现的常是胃纳减退，体重下降，继而有皮肤干燥、脱屑、皲裂、毛发干枯、脱发、牙龈红肿、唇干裂和鼻出血等皮肤黏膜损伤现象，以及长骨肌肉连接处疼痛伴肿胀，体格检查可见贫血、肝脾大。X线检查长骨可见骨皮质增生，骨膜增厚。脑脊液检查可有压力增高。肝功能检查可出现转氨酶升高，严重者可出现肝硬化表现。有时可见血钙和尿钙升高。

（3）维生素A过多症一旦确诊，应立即停止服用维生素A制剂和含维生素A的食物。

3. 胡萝卜素血症

（1）因摄入富含胡萝卜素的食物（如胡萝卜、南瓜、橘子等）过多，以致大量胡萝卜素不能充分迅速地在小肠黏膜细胞中转化为维生素A而引起。

（2）血清胡萝卜素含量明显升高，可达4.7~9.3μmol/L（正常为1.9~2.7pmol/L），致使黄色素沉着在皮肤内和皮下组织内，表现为皮肤黄染，以鼻尖、鼻唇皱襞、前额、手掌和足底部位明显，但巩膜无黄染。

（3）停止大量摄入富含胡萝卜素的食物后，胡萝卜素血症可在2~6周内逐渐消退，一般没有生命危险。不需特殊治疗。

主治语录：大量摄入的胡萝卜素一般不会引起维生素A过多症，但可以使血中胡萝卜素水平增高，发生胡萝卜素血症。

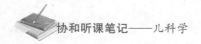

二、营养性维生素 D 缺乏

（一）营养性维生素 D 缺乏性佝偻病

营养性维生素 D 缺乏是引起佝偻病最主要的原因，是由于儿童体内维生素 D 不足导致钙和磷代谢紊乱、生长着的长骨干骺端生长板和骨基质矿化不全，表现为生长板变宽和长骨的远端周长增大，在腕、踝部扩大及软骨关节处呈串珠样隆起、软化的骨干受重力作用及肌肉牵拉出现畸形等。

✐ 主治语录：我国婴幼儿，特别是小婴儿，是本病的高危人群。

（二）维生素 D 的生理功能和代谢

1. 维生素 D 的来源

（1）母体-胎儿转运：胎儿可通过胎盘从母体获得维生素 D，胎儿体内 25-$(OH)D_3$ 的贮存可满足生后一段时间的生长需要。

（2）食物中维生素 D：天然食物含维生素 D 很少，母乳含维生素 D 少，谷物、蔬菜、水果不含维生素 D，肉和白鱼含量很少。

（3）皮肤的光照合成：是人类维生素 D 的主要来源。

✐ 主治语录：维生素 D 是一组脂溶性类固醇衍生物，包括维生素 D_2（麦角骨化醇）、维生素 D_3（胆骨化醇）。

2. 维生素 D 的转运

（1）食物中的维生素 D_2 在胆汁的作用下，在小肠刷状缘经淋巴管吸收。皮肤合成的维生素 D_3 直接吸收入血。

（2）维生素 D_2 和 D_3 在人体内都没有生物活性，它们被摄入血液循环后，与血浆中的维生素 D 结合蛋白（DBP）相结合后转运到肝脏。维生素 D 在体内必须经过两次羟化作用后才能发挥生物效应。

（3）首先经肝细胞发生第一次羟化，生成 25-羟维生素 D_3 [25-(OH) D_3]。循环中的 25-(OH) D_3 与 α-球蛋白结合被运载到肾脏，在近端肾小管上皮细胞线粒体中的 1-α 羟化酶的作用下再次羟化，生成有很强生物活性的 1,25 二羟维生素 D，即 $1,25$-$(OH)_2D_3$。$1,25$-$(OH)_2D_3$ 被认为是一种类固醇激素，通过其核受体发挥调节基因表达的作用。

📌 主治语录：25-(OH) D_3 是循环中维生素 D 的主要形式。

3. 维生素 D 的生理功能

（1）促进小肠黏膜对钙、磷的吸收。

（2）促进肾近曲小管对钙、特别是磷的重吸收，提高血磷浓度，利于骨的矿化。

（3）使破骨细胞成熟，促进骨重吸收，刺激成骨细胞促进骨样组织成熟和钙盐沉积。

4. 维生素 D 代谢的调节

（1）自身反馈作用：生成的 $1,25$-$(OH)_2D_3$ 量达到一定水平时，可抑制 25-(OH) D_3 在肝内的羟化、$1,25$-$(OH)_2D_3$ 在肾脏羟化过程。

（2）血钙、磷浓度与甲状旁腺、降钙素调节：肾脏生成 $1,25$-$(OH)_2D_3$ 间接受血钙浓度调节。

（3）血钙过低时，甲状旁腺激素（PTH）分泌增加，PTH 刺激肾脏 $1,25$-$(OH)_2D_3$ 合成增多。

（4）血钙过高时，降钙素分泌，抑制肾小管羟化生成 $1,25$-$(OH)_2D_3$。血磷降低可直接促进 $1,25$-$(OH)_2D_3$ 的增加，高血磷则抑制其合成。

（三）病因

1. 日照不足 北方多于南方、冬春季多见。

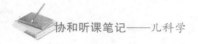

2. 食物中补充维生素 D 不足 天然食物中含维生素 D 少。

3. 生长速度快，需要增加。

4. 围生期维生素 D 不足。

5. 疾病影响 影响胃肠道或肝胆疾病影响维生素 D 吸收，肝、肾严重损害可致维生素 D 羟化障碍；苯巴比妥等抗惊厥药物可刺激肝细胞微粒体的氧化酶系统活性增加，增快维生素 D 的分解，糖皮质激素有对抗维生素 D 对钙的转运作用。

（四）发病机制

儿童体内维生素 D 不足使钙、磷代谢紊乱，产生以骨骼病变为主的佝偻病症状、血生化病变（图 5-9-1）。

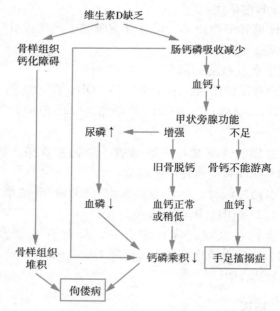

图 5-9-1 维生素 D 缺乏性佝偻病和手足抽搐症的发病机制

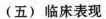

（五）临床表现

见表 5-9-1。

表 5-9-1 营养性维生素 D 缺乏性佝偻病活动期骨骼畸形与好发年龄

部位	名　称	好发年龄
头部	颅骨软化	3~6 个月
	方颅	8~9 个月
	前囟增大及闭合延迟	迟于 1.5 岁
	出牙迟	满 13 月龄尚未萌芽，2.5 岁仍未出齐
胸部	肋骨串珠	1 岁左右
	肋膈沟	
	鸡胸、漏斗胸	
四肢	手镯、足镯	>6 个月
	O 形腿或 X 形腿	
脊柱	后弯侧弯	>1 岁
骨盆	扁平	学坐后

1. 多见于 3 个月至 2 岁的婴幼儿，主要表现为生长速度最快部位的骨骼改变、肌肉松弛、神经兴奋性改变。

2. 初期（早期）

（1）多见于 6 个月以内，特别是 3 个月内小婴儿。

（2）临床表现：神经系统兴奋性高——易激惹、夜惊、枕秃、烦闹，头部汗多刺激头皮而摇头。

（3）无骨骼病变 X 线正常或钙化带稍模糊。

（4）血磷、一过性血钙、血清 25-(OH) D_3 下降。

（5）PTH 升高，碱性磷酸酶正常或稍高。

3. 活跃期（激期）

（1）常见于 3 个月以上婴幼儿。

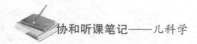

（2）症状和体征

1）头部：颅骨软化（3~6个月）、方颅（8~9个月）、前囟增大及闭合延迟（迟于 1.5 岁）、出牙迟（满 13 月龄尚未萌芽、2.5 岁仍未出齐）。

2）胸部：肋骨串珠、肋膈沟、鸡胸、漏斗胸（1 岁左右）。

3）四肢：手镯、足镯（＞6 个月）；O 形腿或 X 形腿（＞1 岁）。

4）脊柱：后弯侧弯（学坐后）

5）骨盆：扁平。

6）生长发育最快部位的骨骼改变，肌肉松弛重症患者神经系统发育迟缓。

（3）辅助检查

1）X 线：骨骺端钙化带消失，呈杯口状、毛刷状改变，骨骺软骨带增宽（＞2mm），骨质疏松，骨皮质变薄。

2）血钙稍降低。

3）血磷明显降低。

4）25-（OH）D_3<12ng/ml（<30nmol/L），可诊断。

5）碱性磷酸酶：明显升高。

4. 恢复期

（1）症状体征：减轻或接近消失。

（2）X 线改变，长骨干骺端临时钙化带重现、增宽、密度增加，骨骺软骨盘增宽<2mm。

（3）血钙、25-（OH）D_3、血磷：数天内恢复正常。

（4）碱性磷酸酶，需 1~2 个月降至正常水平。

主治语录：维生素 D 缺乏性佝偻病骨骼的临床表现与年龄密切相关。

5. 后遗症期

（1）多见于 2 岁以上幼儿。

（2）X 线示干骺端病变消失。

（3）一般无症状和体征。

（六）诊断

1. 依据维生素 D 缺乏的病因、临床表现、血生化及骨骼 X 线检查诊断。

2. 血清 25-（OH）D_3 为最可靠诊断标准。

3. 血生化与骨骼 X 线的检查为诊断的可靠指标。

（七）鉴别诊断

1. 与佝偻病的体征的鉴别

（1）黏多糖病：多发性骨发育不全，如头大、头型异常、脊柱畸形、胸廓扁平等体征。主要依据骨的 X 线变化及尿中黏多糖测定诊断。

（2）软骨营养不良：一种遗传性软骨发育障碍，出生可见四肢短、头大、前额突出、腰椎前凸、臀部后凸。据特殊体态（短肢型矮小）及骨骼 X 线诊断。

（3）脑积水：生后数月起病者，头围与前囟进行性增大。前囟饱满紧张，骨缝分离，颅骨叩诊有破壶声，严重时两眼呈落日状。头颅 B 超、CT 检查可作出诊断。

2. 佝偻病体征相同但病因不同的鉴别

（1）低血磷抗维生素 D 佝偻病（家族性低磷血症）。

（2）远端肾小管酸中毒：患儿骨骼畸形显著，身材矮小，有代谢性酸中毒、多尿、碱性尿，血氨增高，血钙、血磷、血钾低，并有低血钾症状。

（3）肾性佝偻病：肾功能障碍所致低钙、高磷，甲状旁腺激素继发增多，骨骼脱钙、呈佝偻病改变，幼儿后期成侏儒

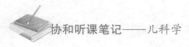

状态。

（4）维生素 D 依赖性佝偻病：常隐性遗传，分两型，Ⅰ型为肾脏 1-羟化酶缺陷、Ⅱ型为靶器官 $1,25\text{-}(OH)_2D_3$ 受体缺陷。Ⅰ型患儿可有高氨基酸尿症；Ⅱ型患儿的一个重要特征为脱发。

（5）肾性佝偻病：由于先天或后天原因所致的慢性肾功能障碍，导致钙磷代谢紊乱，血钙低，血磷高，甲状旁腺继发性功能亢进，骨质普遍脱钙，骨骼呈佝偻病改变。多于幼儿后期症状逐渐明显，形成侏儒状态。

（6）肝性佝偻病：肝功能不良可能使 $25\text{-}(OH)D_3$ 生成，急性肝炎、先天性肝外胆管缺乏或其他肝脏疾病时，循环中 $25\text{-}(OH)D_3$ 可明显降低，出现低血钙、抽搐和佝偻病体征。

3. 各型佝偻病（活动期）的实验室检查　见表 5-9-2。

表 5-9-2　各型佝偻病（活动期）的实验室检查

病　名	钙	磷	碱性磷酸酶	25-(OH)D₃	1,25-(OH)₂D₃	甲状腺激素	氨基酸尿	其　他
维生素 D 缺乏性佝偻病	正常（↓）	↓	↑	↓	↓	↑	（-）	尿磷↑
家族性低磷血症	正常	↓	↑	正常（↑）	正常（↓）	正常	（-）	尿磷↑
远端肾小管性酸中毒	正常（↓）	↓	↑	正常（↑）	正常（↓）	正常（↑）	（-）	碱性尿、高血氯、低血钾
维生素 D 依赖性佝偻病								
Ⅰ型	↓	↓	↑	↑	↓	↑	（+）	
Ⅱ型	↓	↓	↑	正常	↓	↑	（+）	
肾性佝偻病	↓	↑	正常	正常	↓	↑	（-）	等渗尿、氮质血症、酸中毒

（八）治疗

治疗目的是控制活动期，防止骨骼畸形。

1. 一般治疗　加强护理，合理饮食，坚持经常晒太阳（6个月以内避免直晒）。

2. 药物治疗法

（1）口服治疗法：维生素 D 每日 50～100μg（2000～4000IU），连服 1 个月后，改为 400~800IU/d。

（2）突击法：维生素 D 15 万～30 万 IU（3.75～7.5mg）/次，肌内注射；1 个月后再以 400~800IU/d 维持。

3. 其他治疗

（1）钙剂补充。

（2）微量营养素补充。

（3）矫形治疗。

（九）预防

1. 胎儿期的预防

（1）孕母多晒太阳。

（2）用富含钙磷、维生素 D 及蛋白质的食物。

（3）防治妊娠并发症，对患有低钙血症或骨软化症的孕妇应积极治疗。

（4）于妊娠后 3 个月补充维生素 D 800～1000IU/d，同时服用钙剂。

2. 0~18 岁健康儿童的预防

（1）多户外活动及晒太阳。

（2）出生数天即开始补充维生素 D 400IU，补充至 2 岁。

（3）及时添加辅食。

主治语录：确保儿童获得维生素 D 400IU/d 是预防、治疗的关键。

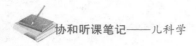

3. 早产儿的预防

（1）体重<1800～2000g 的早产儿，母乳强化剂或早产儿专用配方奶使用很重要。

（2）体重>1500g 并可耐受全肠道喂养，经口补维生素 D 400IU/d，最大量 1000IU/d；3 个月后改为维生素 D 400～800IU/d。

三、维生素 D 缺乏性手足搐搦症

（一）病因

1. 维生素 D 缺乏时，血钙下降而甲状旁腺不能代偿性分泌增加；血钙继续降低，当总血钙<1.75～1.88mmol/L 或离子钙<1.0mmol/L 时引起手足搐搦。

2. 维生素 D 缺乏性手足搐搦症的患儿，同时存在甲状旁腺功能亢进所产生的佝偻病的表现和甲状旁腺功能低下的低血钙所致的临床表现。

（二）临床表现

1. 隐匿型　无典型发作症状，可刺激神经肌肉引出以下体征。

（1）面神经征：以叩诊锤骤击患儿额弓与口角间的面颊部（第7脑神经孔处），引起眼睑和口角抽动为面神经征阳性，新生儿期可呈假阳性。

（2）腓反射：以叩诊锤骤击膝下外侧腓骨小头上腓神经处，引起足向外侧收缩者即为腓反射阳性。

（3）陶瑟征：以血压计袖带包裹上臂，使血压维持在收缩压与舒张压之间，5 分钟内该手出现痉挛症状，属陶瑟征阳性。

2. 典型症状

（1）惊厥：最常见。婴儿多见，多为无热惊厥。突发两眼上蹿、面肌颤动、四肢抽动、神志不清，持续数秒至数分钟。

（2）喉痉挛：婴儿多见，呼吸困难、窒息。

（3）手足搐搦：见于>6个月的婴幼儿。发作时意识清楚。

主治语录：维生素 D 缺乏性手足搐搦症的临床表现以无热惊厥最常见。

（三）诊断与鉴别诊断

1. 根据典型临床表现、佝偻病史、血钙水平等诊断。

（1）突发反复性无热惊厥，发作后神志清醒且无神经系统体征，同时有佝偻病存在。

（2）总血钙<1.75mmol/L，离子钙<1.0mmol/L。

2. 鉴别诊断

（1）低血糖症：常发于清晨空腹时，有进食不足或腹泻史，血糖常低于 2.2mmol/L，重症者惊厥后转昏迷，口服或静脉注射葡萄糖立即恢复。

（2）低镁血症：常见于新生儿或婴幼儿，有触、听觉过敏，引起肌肉颤动，甚至惊厥、手足搐搦，血镁常<0.58mmol/L（1.4mg/dl）。

（3）婴儿痉挛症：起病1岁内，突发头及躯干、上肢屈曲、手握拳、下肢弯曲至腹部、呈点头哈腰状，伴搐搦及意识、智力异常，发作数秒至数十秒自停，脑电图有异常节律波出现。

（4）原发性甲状旁腺功能减退：间歇性（几天或数周发作1次）惊厥或手足搐搦，血磷升高>3.2mmol/L（10mg/d），血钙下降<1.75mmol/L（7mg/dl），碱性磷酸酶正常或稍低，颅骨X线可见基底核钙化灶。

（5）中枢神经系统感染：脑膜炎、脑炎、脑脓肿等，多伴有发热、感染中毒症状，精神萎靡，食欲差，有颅内压增高体

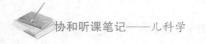

征及脑脊液改变。

（6）急性喉炎：多伴上呼吸道感染，可突发声音嘶哑伴犬吠样咳嗽及吸气困难，钙剂治疗无效。

（四）治疗

1. 急救处理

（1）氧气吸入：惊厥期应立即吸氧，喉痉挛者需立即将舌头拉出口外，并进行口对口呼吸或加压给氧，必要时做气管插管以保证呼吸道通畅。

（2）迅速控制惊厥或喉痉挛：可用 10% 水合氯醛，每次 40~50mg/kg，保留灌肠；或地西泮每次 0.1~0.3mg/kg 肌内或缓慢静脉注射。

2. 钙剂治疗　尽快给予 10% 葡萄糖酸钙 5~10ml 加入 10% 葡萄糖液 5~20ml 中，缓慢静脉注射或滴注，迅速提高血钙浓度，惊厥停止后口服钙剂，不可皮下或肌内注射钙剂，以免造成局部坏死。

3. 维生素 D 治疗　急诊情况控制后，按维生素 D 缺乏性佝偻病给予维生素 D 治疗。

> 主治语录：维生素 D 缺乏性手足搐搦症发生喉痉挛时患儿可窒息死亡，急救处理吸氧、保持呼吸道通畅很重要。

四、维生素 D 中毒

（一）概述

过量维生素 D 导致高血钙，引发钙盐沉积在各个组织的表现。

（二）病因

1. 短期内多次给予大剂量维生素 D 治疗佝偻病。

2. 预防量过大，每日摄入维生素 D 过多，或大剂量维生素 D 数月内反复肌内注射。

3. 误将其他骨骼代代谢性疾病或内分泌疾病诊为佝偻病而长期大剂量摄入维生素 D。

（三）临床表现

1. 早期　症状与维生素 D 缺乏初期相似，如厌食、恶心、倦怠、烦躁不安、低热、呕吐、顽固性便秘，体重下降。

2. 重症　出现惊厥、血压升高、心律不齐、烦渴、尿频、夜尿，甚至脱水、酸中毒；由于肾钙化，可发生慢性肾衰竭。

（四）诊断

1. 维生素 D 过量病史。

2. 询问病史加以鉴别。早期血钙升高 > 3mmol/L（12mg/dl），尿钙强阳性，尿常规检查示尿蛋白阳性，严重时可见红细胞、白细胞、管型。

3. X 线可见长骨干骺端临时钙化带致密、增宽（>1mm），骨干皮质增厚，骨质疏松或骨硬化；颅骨增厚，呈现环形密度增深带。

4. 重症时可见大脑、心、肾、血管、皮肤有钙化灶。

5. 出现氮质血症、脱水和电解质紊乱。

6. 肾脏 B 超示肾萎缩。

（五）治疗

1. 停服维生素 D。

2. 限制钙剂摄入，减少富含钙的食物摄入。

3. 促进钙排泄，口服氢氧化铝或依地酸二钠减少肠钙的吸收。

4. 口服泼尼松，抑制肠内钙结合蛋白的生成而降低肠钙的

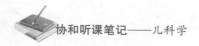

吸收。也可注射降钙素。

5. 注意保持水及电解质的平衡。

第十节　微量元素缺乏

一、锌缺乏

锌是人体必需的微量元素之一，锌在体内的含量仅次于铁。锌与胎儿发育、儿童智力、生长发育新陈代谢组织修复均密切相关。锌缺乏是由于锌摄入不足或代谢障碍，导致体内锌缺乏，引起食欲减退、生长发育迟缓、皮炎和异食癖为临床表现的营养素缺乏性疾病。

1. 病因　包括锌摄入不足、吸收障碍、需要量增加及丢失过多。

2. 临床表现

（1）消化功能减退：缺锌影响味蕾细胞更新和唾液磷酸酶的活性，使舌黏膜增生、角化不全，以致味觉敏感度下降，发生食欲缺乏、厌食和异嗜癖。

（2）生长发育落后：缺锌可妨碍生长激素轴功能以及性腺轴的成熟，表现为线性生长下降、生长迟缓、体格矮小、性发育延迟。

（3）免疫功能降低：缺锌可导致 T 淋巴细胞功能损伤而容易发生感染。

（4）智能发育延迟：缺锌可使脑 DNA 和蛋白质合成障碍，脑内谷氨酸浓度降低，从而引起智能发育迟缓。

（5）其他：如脱发、皮肤粗糙、皮炎、地图舌、反复口腔溃疡、伤口愈合延迟、视黄醛结合蛋白减少而出现夜盲、贫血等。

3. 实验室检查

（1）血清锌是比较可靠也被广泛采用的实验室指标，但缺乏敏感性。

（2）轻中度锌缺乏时，血清锌仍可保持在正常水平。此外，血清锌容易受到感染、进食等病理和生理因素的影响。目前建议<10岁儿童血清锌的下限为65μg/dl。

4. 诊断

（1）主要依据病史获得高危因素、临床表现，可参考血清锌水平。

（2）存在锌缺乏高风险因素的儿童行试验性锌补充治疗结果有助诊断。如补充锌剂后儿童生长改善，1个月内相关症状消退。

5. 治疗

（1）针对病因：治疗原发病。

（2）饮食治疗：鼓励多进食富含锌的动物性食物如肝、鱼、瘦肉、禽蛋、牡蛎等。初乳含锌丰富。

（3）锌剂

1）常用葡萄糖酸锌，每日剂量为元素锌0.5~1.0mg/kg，相当于葡萄糖酸锌3.5~7mg/kg，疗程一般为2~3个月。

2）长期静脉输入高能量者，每日锌用量：①早产儿0.3mg/kg，足月儿~5岁0.1mg/kg，>5岁2.5~4mg/d。锌剂的毒性较小，但剂量过大也可引起胃部不适、恶心、呕吐、腹泻等消化道刺激症状，甚至脱水和电解质紊乱。②锌中毒可干扰铜代谢，引起低铜血症、贫血、中性粒细胞减少、肝细胞中细胞色素氧化酶活力降低等中毒表现。

6. 预防　提倡母乳喂养，坚持平衡膳食是预防缺锌的主要措施，不能养成挑食、偏食、吃零食的习惯。对可能发生缺锌的情况如早产儿、人工喂养者、营养不良儿、长期腹泻、大面积烧伤等，均应适当补锌。

二、碘缺乏症

碘缺乏症（IDD）是由于自然环境碘缺乏造成机体碘营养不

良所表现的有关联疾病的总称。缺碘的危害在快速生长发育的时期影响最大，主要影响大脑发育，因此，胎儿、新生儿、婴幼儿受缺碘的影响最大。

1. 病因　食物和饮水中缺碘是其根本原因，缺碘使甲状腺激素合成障碍，影响体格生长和脑发育。

2. 临床表现

（1）临床表现轻重取决于缺碘的程度、持续时间和患病的年龄。

（2）胎儿期缺碘可致死胎、早产及先天畸形；新生儿期则表现为甲状腺功能低下；儿童和青春期则引起地方性甲状腺肿、地方性甲状腺功能减退症，主要表现为儿童智力损害和体格发育障碍。儿童长期轻度缺碘则可出现亚临床型功能减退症，常伴有体格生长落后。

3. 实验室检查

（1）有些指标可用于个体和群体的碘营养状态的评估，如甲状腺肿率、尿碘、血浆 TSH 等。

（2）甲状腺肿的判定可用触诊法和 B 超法进行诊断，当两者诊断结果不一致时，以 B 超法的诊断结果为准。

（3）尿碘浓度是评估人群碘营养状态的很好的指标，$<20\mu g/L$ 重度碘缺乏，$20\sim49\mu g/L$ 中度碘缺乏，$50\sim99\mu g/L$ 轻度碘缺乏，$100\sim199\mu g/L$ 正常，$200\sim299\mu g/L$ 大于正常值，$\geqslant300\mu g/L$ 碘过量。

（4）全血 TH 可作为评价碘营养状态的间接指标，并被用于筛查新生儿甲状腺功能低下症。

4. 诊断

（1）必备条件

1）流行病和个人史：出生、居住在碘缺乏病病区。

2）临床表现：有不同程度的精神发育迟滞，主要表现为不同程度的智力障碍（智力低下），地方性克汀病的智商≤54，地方性亚临床克汀病的智商为55~69。

（2）辅助条件

1）神经系统障碍：①运动神经障碍：包括不同程度的痉挛性瘫痪、步态和姿势的异常。②听力障碍：亚临床克汀病患儿可有极轻度的听力障碍。③言语障碍（哑或说话障碍）：亚临床克汀病患儿呈极轻度言语障碍或正常。

2）甲状腺功障碍：①体格发育障碍：表现为非匀称性的矮小，亚临床克汀病患儿可无或有轻度体格发育障碍。②克汀病形象（精神发育迟滞外貌）：如傻相、傻笑、眼距宽、鼻梁塌、耳软、腹膨隆、脐疝等，亚临床克汀病患儿几乎无上述表现，但可出现程度不同的骨龄发育落后以及骨骺愈合不良。③甲状腺功能低下表现：a. 如黏液性水肿、皮肤干燥、毛发干粗；血清 T_3 正常、代偿性增高或下降，T_4、FT_4 低于正常，TSH 高于正常。亚临床克汀病患儿一般无临床甲低表现，但可出现激素性甲低即血清 T_3 正常；T_4、FT_4 在正常下限值或降低，TSH 可增高或在正常上限值。b. 凡具备上述必备条件，再具有辅助条件中的任何一项或一项以上者，再排除由碘缺乏以外原因所造成的疾病如分娩损伤、脑炎、脑膜炎及药物中毒等，可诊断为地方性克汀病或地方性亚临床克汀病。

5. 治疗

（1）碘剂：主要用于缺碘所引起的弥漫型重度甲状腺肿大且病程短者。复方碘溶液每日 1~2 滴（约含碘 3.5mg），或碘化钾（钠）每日 10~15mg，连服 2 周为 1 个疗程，2 个疗程之间停药 3 个月，反复治疗 1 年。长期大量服用碘剂应注意甲状腺功能亢进的发生。

（2）甲状腺素制剂。

6. 预防

（1）食盐加碘是全世界防治碘缺乏病的简单易行、行之有效的措施，目前我国已经全面推行食盐加碘。

（2）育龄期妇女、孕妇补碘可防止胚胎期碘缺乏病（克汀病、亚临床克汀病、新生儿甲状腺功能低下、新生儿甲状腺肿以及胎儿早产、流产、死产和先天畸形）的发生。

历年真题

1. 疑为维生素 D 缺乏性手足搐搦症患儿做陶瑟征检查。袖带的压力应维持在

   A. 舒张压以下

   B. 收缩压与舒张压之间

   C. 收缩压以下

   D. 舒张压以上

   E. 收缩压以上

2. 女孩，11 个月。多汗，烦躁，睡眠不安，可见肋膈沟，下肢轻度 O 形腿。血清钙稍低血磷降低，碱性磷酸酶增高。其佝偻病应处于

   A. 前驱期

   B. 初期

C. 激期

D. 恢复期

E. 后遗症期

3. 小儿，体重 8kg，身长 68cm，会抬头，会独坐，会爬，不会站，萌牙 2 枚。为判断骨骼发育年龄，最有临床意义的 X 线拍片部位是

   A. 膝部

   B. 左手指

   C. 左手掌

   D. 踝部

   E. 左手腕

参考答案：1. B　2. C　3. A

第六章　新生儿与新生儿疾病

核心问题

1. 新生儿的概念，新生儿黄疸分类。
2. 正常足月儿及与早产儿的特点。
3. 新生儿窒息 Apgar 评分与体征。
4. 新生儿缺血缺氧性脑病分度与表现。
5. 新生儿低血糖治疗及高血糖防治。
6. 新生儿颅内出血的诊断。
7. 了解早产、产前、产时及出生后缺氧史、感染史、喂养情况及排便情况。

内容精要

新生儿是胎儿的延续，与产科密切相关。由于经历了从宫内向宫外环境转换阶段，围生儿的死亡率和发病率均较高。

第一节　概　　述

一、概述

1. 新生儿指从胎儿娩出脐带结扎到生后 28 天的婴儿（胎儿体重约 1000g）。

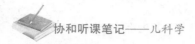

2. 围生期指自妊娠 28 周至生后 7 天。

二、新生儿分类

见表 6-1-1。

表 6-1-1　新生儿的分类

分类依据		分　　类
胎龄	早产儿（胎龄<37 周）	极早早产儿（超未成熟儿）：<28 周
		非常早产儿：28~32 周
		中度早产儿：32~34 周
		晚期早产儿：34~37 周
	足月儿	37 周≤胎龄<42 周
	过期产儿	胎龄≥42 周
出生体重（BW）	低出生体重儿（BW<2500g）	超低出生体重儿：BW<1000g
		极低出生体重儿：BW<1500g
	正常出生体重儿	2500g≤BW<4000g
	巨大儿	BW≥4000g
胎龄和出生体重的关系	小于胎龄儿	BW<同胎龄儿平均体重的第 10 百分位
	适于胎龄儿	BW 在同胎龄平均体重的第 10~90 百分位之间
	大于胎龄儿	BW>同胎龄儿平均体重的第 90 百分位
周龄	早期新生儿	生后 1 周以内的新生儿
	晚期新生儿	生后 2~4 周末的新生儿
高危儿：已发生或可能发生危重疾病而需要监护的新生儿		

🖊 **主治语录**：高危儿可能见于母亲有既往病史（糖尿病）、不良孕产史（胎死宫内、早产、新生儿死亡）、妊娠期问题（多胎妊娠、胎膜早破、羊水过多或过少）、分娩时问题（早产、过期产、宫内窘迫、产伤）、新生儿情况（体重过重或轻、呼吸困难、先天多发畸形）。

第二节 正常足月儿与早产儿的特点比较

一、正常足月新生儿的特点

1. 胎龄　37 周≤出生胎龄<42 周。
2. 体重　2500g≤出生体重≤4000g。
3. 身长　>47cm（平均 50cm）。
4. 无畸形和疾病的活产婴儿。

二、外观的比较

见表 6-2-1。

表 6-2-1　足月儿与早产儿的鉴别

区　别	足月儿	早产儿
皮肤	红润、皮下脂肪丰满和毳毛少	绛红、水肿和毳毛多
头	头大（占全身比例 1/4）	头更大（占全身比例 1/3）
头发	分条清楚	细而乱
耳郭	软骨发育好、耳舟成形、直挺	软、缺乏软骨、耳舟不清楚
乳腺	结节>4mm，平均 7mm	无结节或结节<4mm
跖纹	整个足底都有且深	纹理少
指、趾甲	达到或超过指、趾端	未达到指、趾端
外生殖器	男：睾丸降至阴囊 女：大阴唇遮盖小阴唇	睾丸未入阴囊、阴囊皱纹少 大阴唇不能遮盖小阴唇

三、呼吸系统的比较

1. 新生儿

（1）肺内充满液体：出生时肺泡上皮细胞由分泌切换为吸收模式，肺内液体减少。

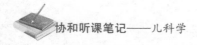

（2）呼吸道管腔狭窄：易致气道感染、呼吸困难等。

（3）呼吸频率较快：安静时约为 40 次/分（持续>60 次/分称呼吸急促）。

（4）腹式呼吸为主。

（5）出生时经产道挤压 1/3~1/2 肺液由口鼻排出，其余在建立呼吸后由肺间质毛细血管、淋巴管吸收。

🖊 **主治语录：新生儿外观的比较需熟记。**

2. 早产儿

（1）呼吸中枢发育不成熟：对低氧、高碳酸血症反应不敏感，易致支气管肺发育不良（BPD），即慢性肺疾病（CLD）。

（2）不能有效刺激呼吸中枢：红细胞内缺乏碳酸酐酶，碳酸分解为二氧化碳的数量减少。

（3）气体交换率低：肺泡数量少，毛细血管与肺泡间距大。

（4）呼吸肌发育不全：咳嗽反射弱。

（5）肺泡表面活性物质缺乏：易患呼吸窘迫综合征。

（6）早产儿呼吸中枢不成熟：易致呼吸暂停（呼吸停止≥20 秒，心率<100 次/分，发绀，严重时伴面色苍白、肌张力下降）。

🖊 **主治语录：呼吸暂停判断指标需熟记。**

四、循环系统的比较

1. 新生儿

（1）心率波动范围大，常为 90~160 次/分。

（2）血压为 70/50mmHg。

（3）回流至左心房血量明显增多，体循环压力上升。

（4）动脉血氧分压升高，动脉导管功能性关闭。

（5）脐带结扎：胎盘-脐血循环中止。

（6）出生后呼吸建立、肺膨胀，肺循环阻力降低，血流增加。

（7）动脉导管和卵圆孔关闭。

2. 早产儿

（1）心率较快。

（2）血压较低。

（3）部分早产儿早期可有动脉导管开放。

五、消化系统的比较

1. 新生儿

（1）胃底发育差，呈水平位，幽门括约肌较发达，易溢奶。

（2）生后 24 小时内排胎便，2~3 天排完（24 小时未排应怀疑消化道畸形）。

（3）消化道面积相对较大，有利于营养物质吸收，肠腔内毒素和消化不全产物也易进入血液循环，引起中毒或过敏。

（4）肝内尿苷二磷酸葡萄糖醛酸基转移酶的量及活力不足，易患生理性黄疸。

2. 早产儿

（1）吸吮力差，吞咽反射弱，胃容量小，常有哺乳困难或吸入性肺炎。

（2）生理性黄疸更严重、持续时间更长，易患胆红素脑病（核黄疸）。

（3）营养需要高但是消化能力跟不上，易患坏死性小肠炎。

（4）肝脏合成蛋白能力差，糖原储备少，易患低蛋白血症、水肿或低血糖。

（5）胆酸分泌少，脂肪的消化吸收较差。

（6）胎粪少，肠蠕动差，胎粪排出常延迟。

六、血液系统的比较

1. 新生儿

（1）血容量为 $85 \sim 100ml/kg$，脐带结扎延迟至 1 分钟，胎儿可从胎盘多获得 35% 的血容量。

（2）出生时血红蛋白为 $170g/L$（$140 \sim 200g/L$），占 $70\% \sim 80\%$，上升 24h 达峰值，第一周末恢复出生水平，后逐渐下降 5 周后降至 55%，随后逐渐被成人型血红蛋白取代。

（3）网织红细胞数初生 3 天内为 $0.04 \sim 0.06$，$4 \sim 7$ 天迅速降至 $0.005 \sim 0.015$，$4 \sim 6$ 周回升至 $0.02 \sim 0.08$。

（4）白细胞计数第 1 天为（$15 \sim 20$）$\times 10^9/L$，3 天后下降，5 天后接近婴儿值。

（5）肝脏维生素 K 储存量少，凝血因子 Ⅱ、Ⅶ、Ⅸ、Ⅹ 活性较低。

（6）分类中以中性粒细胞为主，$4 \sim 6$ 天与淋巴细胞持平，后淋巴细胞占优势。

主治语录：生后 1 周内静脉血红蛋白 $<140g/L$（毛细血管血红蛋白高 20%）定为新生儿贫血。

2. 早产儿

（1）血容量为 $85 \sim 110ml/kg$，周围血中核红细胞较多。

（2）白细胞和血小板稍低于足月儿。

（3）红细胞生成素水平低，先天性铁储备少，故"生理性贫血"出现早，胎龄增长与贫血持续时间、程度成正比。

七、泌尿系统的比较

1. 新生儿

（1）生后 24 小时内开始排尿，少数 48 小时内排尿，1 周内每日排尿可达 20 次。

（2）肾稀释功能与成人相似，但肾小球滤过率低、浓缩功能差，易发生水肿。

2. 早产儿

（1）易患表现为面色苍白、反应差、体重不增的晚期代谢性酸中毒。

（2）肾浓缩功能更差，肾小管对醛固酮反应低，钠的重吸收差，易患低钠血症。

（3）葡萄糖阈低，易发生糖尿。

八、神经系统的比较

1. 新生儿

（1）出生头围大（33~34cm），后每月增长 1.1cm，至生后 40 周左右渐缓，脑沟、回未完全形成。

（2）脊髓下端在第 3~4 腰椎下缘，故腰椎穿刺在第 4、5 腰椎间隙进针。

（3）大脑皮层兴奋性低，睡眠长，一昼夜仅有 2~3 小时觉醒。

（4）有觅食、吸吮、握持、拥抱等生理反射（数月消失）。

（5）大脑对下级中枢抑制弱，锥体束、纹状体发育不全，常有不自主和不协调动作。

（6）有凯尔尼格征（Kernig 征）、巴宾斯基征（Babinski 征）与低钙击面征（Chvostek 征）等病理性反射。

（7）腹壁、提睾反射不稳，可有阵发性踝阵挛。

2. 早产儿　神经系统发育与胎龄相关，胎龄越小原始反射越难引出或反射不完全。

九、体温的比较

1. 新生儿

（1）中性温度：指机体维持体温所需代谢率和耗氧量最低时的环境温度。出生体重、日龄与中性温度成反比。

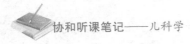

（2）易散热：皮下脂肪薄，体表面积大，棕色脂肪多。

（3）脱水热：环境温度过高、进水少及散热不足。

（4）寒冷时无寒战反应，靠棕色脂肪化学产热。

（5）体表温度为 36.0～36.5℃，核心（直肠）温度为 36.5～37.5℃，适宜湿度为 50%～60%。

（6）生后环境温度低于宫内、散热增加，不及时保温，可有低体温、低氧血症、低血糖和代谢性酸中毒或寒冷损伤症状。

主治语录：体温过高可打开包被、补充水分，一般不用退热药。

2. 早产儿

（1）胎龄越小、出生体重越小，中性温度要求越高。

（2）皮下脂肪薄，体表面积大，棕色脂肪少，更易低体温和硬肿。

（3）不同出生体重新生儿的中性温度，见表 6-2-2。

表 6-2-2　不同出生体重新生儿的中性温度

出生体重（kg）	35℃	34℃	33℃	32℃
1.0	初生 10 天内	10 天以后	3 周以后	5 周以后
1.5	—	初生 10 天内	10 天以后	4 周以后
2.0	—	初生 2 天内	2 天以后	3 周以后
>2.5	—	—	初生 2 天内	2 天以后

十、免疫系统的比较

1. 新生儿

（1）呼吸道纤毛运动差，胃酸、胆酸少，杀菌力差。

（2）分泌型 IgA 缺乏，易有呼吸道和消化道感染。

（3）血-脑屏障发育未完善，易患细菌性脑膜炎。

（4）免疫球蛋白 IgG（可通过胎盘），胎龄与 IgG 含量成正比；

IgA 和 IgM 不能过胎盘，易患细菌感染，尤为革兰阴性杆菌感染。

（5）抗体免疫应答低下或迟缓（T 细胞免疫功能低下为主因），尤其是对多糖类疫苗和荚膜类细菌。

（6）细菌易从脐带进入血液。

2. 早产儿 抗体免疫应答、趋化性及吞噬能力极低。

主治语录：IgG 可通过胎盘，出生后逐渐消失；IgA 可从母乳中获得；IgM 增高提示宫内感染。

十一、能量和体液代谢

1. 新生儿

（1）基础热耗为 209kJ/kg，每日总热量需 418~502kJ/kg。

（2）体内水分 70%~80%，其含水量与体重、日龄呈反比，需水量因出生体重、胎龄、日龄及临床情况而异。

（3）生后第 1 天需水量为 60~100ml/kg，后每日增加 30ml/kg，至每日 150~180ml/kg。生后水分丢失多，体重 1 周末降至最低（小于出生体重的 10%），10 天左右恢复到出生时体重，称生理性体重下降。

（4）需钠量为 1~2mmol/（kg·d），10 天内常不需补钾，后需量为 1~2mmol/（kg·d）。

2. 早产儿

（1）体重 1 周末降至最低点（小于出生体重 15%~20%），且恢复速度慢。

（2）小于 32 周的早产儿需钠量为 3~4mmol/（kg·d）。

十二、常见的几种特殊生理状态

1. 新生儿红斑 生后 1~2 天在头部、躯干及四肢出现大小不等的多形性斑丘疹。

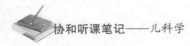

2. 生理性黄疸　胎儿型血红蛋白破坏，肝脏处理能力有限，间接胆红素升高。

3. 乳腺肿大　出生后体内的雌、孕激素很快消失，而催乳素却维持较长时间。

4. 假月经　由于来自母体的雌激素中断。

5. 马牙　为上皮细胞堆积产生的白色小颗粒。

6. 粟粒疹　为皮脂腺堆积形成的小米粒大小黄白色皮疹。

十三、足月儿和早产儿的护理

1. 保温　新生儿处于中性温度中。早产儿，尤其出生体重<2000g 者应置于温箱中。

2. 喂养　足月儿生后半小时内开奶，按需喂养；早产儿也应尽早母乳喂养。

3. 呼吸管理

（1）低氧时吸氧，维持 PaO_2 于 50～80mmHg、经皮血氧饱和度 91%～95%。

（2）保持呼吸道通畅（早产儿避免常规吸氧以防导致早产儿视网膜病）。

4. 预防感染　婴儿工作人员应严格遵守消毒隔离制度。

5. 维生素　足月儿生后应肌内注射 1 次维生素 K_1 1mg，早产儿为 0.5mg 连用 3 天。

6. 皮肤黏膜护理

（1）勤洗澡，保持皮肤清洁。

（2）保持脐带残端清洁和干燥。

（3）口腔黏膜不宜擦洗。

（4）衣服宜宽大、质软，不用纽扣；应选用柔软、吸水性强的尿布。

7. 预防接种

（1）卡介苗：出生后 3 天接种。

（2）乙肝疫苗：生后 24 小时内、1 个月、6 个月时各注射乙肝疫苗 1 次。

8. 新生儿筛查 出生后应进行甲状腺功能低下、苯丙酮酸尿症、先天性肾上腺皮质增生症等先天性代谢缺陷病的筛查。

第三节 胎儿宫内生长异常

一、宫内生长迟缓和小于胎龄儿

1. 概念

（1）宫内生长迟缓是指由于胎儿、母亲或胎盘等各种因素导致胎儿在宫内生长模式偏离或低于其生长预期，即偏离了其遗传潜能。

（2）小于胎龄儿是指新生儿出生体重小于同胎龄儿平均出生体重的第 10 百分位。

2. 病因 包括母亲因素、胎儿因素、胎盘因素及内分泌因素。

3. 临床分型 根据重量指数［出生体重（g）×100/顶臀长（cm）^{3}］和身长头围之比划分（表 6-3-1）。

表 6-3-1 临床分型

分 型		非匀称型	匀称型
发病时间		孕晚期	孕早期
病因		孕母营养因素，血管性疾病	染色体病、遗传性疾病等
出生头围、身材、体重下降是否成比例		否	是
重量指数	胎龄≤37 周	<2	>2
	胎龄>37 周	<2.2	>2.2
身长/头围		<1.36	>1.36

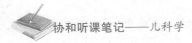
4. 并发症 包括围生期窒息、先天性畸形、低血糖、红细胞增多症-高黏滞度综合征及胎粪吸入综合征。

5. 治疗

（1）有围生期窒息者出生后立即进行复苏。

（2）注意保暖。

（3）尽早开奶，预防低血糖。

（4）部分换血疗法。

二、大于胎龄儿

1. 概念 大于胎龄儿（LGA）是指出生体重大于同胎龄平均出生体重第 90 百分位的新生儿。出生体重>4kg 者称巨大儿。

2. 病因

（1）生理性因素：父母体格高大，或母孕期食量较大，摄入大量蛋白质等。

（2）病理性因素

1）孕母患糖尿病。

2）胰岛细胞增生症。

3）Rh 血型不合溶血症。

4）先天性心脏病（大血管错位）。

5）Beckwith 综合征等。

3. 临床表现

（1）由于体格较大，易发生难产而引起窒息、颅内出血或各种产伤。

（2）原发疾病的临床表现

1）Rh 血型不合者有重度高胆红素血症、贫血、水肿、肝脾大。

2）大血管错位者常有气促、发绀及低氧血症。

3）糖尿病母亲的婴儿常伴有早产、低血糖、肺透明膜病等。

4）胰岛细胞增生症患儿有持续性高胰岛素血症及顽固性低血糖。

5）Beckwith 综合征患儿面容特殊，如突眼、大舌、面部扩张的血管痣、耳有裂纹，以及内脏大、脐疝、低血糖症等。

（3）远期并发症：肥胖、2 型糖尿病发生率远高于适于胎龄儿。

4. 治疗 预防难产和窒息，治疗各种原发疾病及其并发症。

第四节 新生儿窒息

一、概述

1. 生后不能建立正常自主呼吸导致的低氧血症、高碳酸血症及全身多脏器损伤，是引起新生儿死亡和儿童伤残的重要原因之一。

2. 窒息的本质是缺氧，可发生于妊娠期，但大多数发生于产程开始。

3. 新生儿窒息多为胎儿窒息（宫内窘迫）的延续。

二、病因

1. 孕母因素

（1）孕母有慢性或严重疾病：如心、肺功能不全，严重贫血，糖尿病，高血压等。

（2）妊娠并发症：妊娠期高血压疾病等。

（3）不良嗜好：吸毒、吸烟、酗酒。

（4）其他：≥35 岁或<16 岁以及多胎妊娠。

2. 胎盘因素 前置胎盘、胎盘早剥和胎盘老化。

3. 胎儿因素 早产儿或巨大儿、先天性畸形、宫内感染、呼吸道阻塞等。

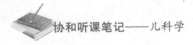

4. 分娩因素 头盆不称、宫缩乏力等。

三、病理生理

1. 呼吸改变

（1）原发性呼吸暂停：由于缺氧导致呼吸停止、心率减慢，解除病因+清理呼吸道+物理刺激可以恢复自主呼吸。

（2）继发性呼吸暂停：缺氧持续，几次喘息样呼吸后发生的呼吸暂停（危及生命，需正压通气才能恢复）。

主治语录：临床难以区分原发性和继发性呼吸暂停时，常按继发性呼吸暂停处理。

2. 窒息时各器官缺血

（1）血流量重新分布，保证心、脑、肾上腺等血液供应。

（2）促肾上腺皮质激素、糖皮质激素等分泌，使心、脑血流灌注维持。

3. 血液生化和代谢改变

（1）糖代谢紊乱：早期应激致高血糖增高，继之糖原耗竭，出现低血糖。

（2）高胆红素血症：酸中毒抑制胆红素与清蛋白的结合、抑制肝酶活性。

（3）PaO_2、pH 降低及混合性酸中毒：缺氧后无氧代谢、气道阻塞所致。

（4）低钠血症和低血钙：心钠素、抗利尿激素分泌异常，有稀释性低钠血症；钙通道开放钙内流致低钙血症。

4. 窒息时呼吸、循环功能由胎儿向新生儿转变受阻 正常胎儿向新生儿呼吸、循环系统转变的特征如下。

（1）胎儿肺液从肺中清除→表面活性物质分泌→肺泡功能残气量建立→肺循环阻力下降，体循环阻力增加→动脉导管和卵圆孔功能性关闭。

（2）窒息时新生儿未能建立正常的呼吸，致使肺泡不能扩张，肺液不能清除；缺氧、酸中毒引起肺表面活性物质产生减少、活性降低，以及肺血管阻力增加，持续胎儿循环致持续性肺动脉高压。

四、临床表现

1. 胎儿宫内窘迫

（1）胎动：早期增加，胎心率≥160 次/分；晚期减少或消失，胎心率<100 次/分。

（2）羊水被胎粪污染。

2. Apgar 评分

（1）包括皮肤颜色、心率、对刺激的反应、肌张力和呼吸，每项 0~2 分，共 10 分。

（2）评分时间：生后 1 分钟、5 分钟和 10 分钟，需复苏的新生儿到 15 分钟、20 分钟仍需评分。

（3）分度

1）0~3 分重度窒息，4~7 分轻度窒息，8~10 分正常。

2）1 分钟评分反映窒息程度，是复苏依据；5 分钟评分反映了复苏效果有助判断预后。

（4）新生儿 Apgar 评分标准（表6-4-1）。

表 6-4-1　新生儿 Apgar 评分标准

体　　征	0 分	1 分	2 分
皮肤颜色	青紫或苍白	身体红，肢端青紫	全身红
心率（次/分）	无	<100	>100
反应（弹足底）	无反应	皱眉	哭、喷嚏
肌张力	松弛	四肢略屈曲	四肢活动
呼吸	无	慢，不规则	正常、哭声响亮

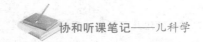

　　主治语录：常规评分出生后 1、5、10 分钟，如仍小于 7 分则继续评分，直到正常为止。

　　3. 多脏器受损症状

　　（1）中枢神经系统：缺血缺氧性脑病和颅内出血。

　　（2）呼吸系统：羊水或胎粪吸入综合征、肺出血以及呼吸窘迫综合征等。

　　（3）心血管系统：持续性肺动脉高压、缺血缺氧性心肌病。

　　（4）泌尿系统：肾功能不全、肾衰竭及肾静脉血栓形成等。

　　（5）代谢方面：高血糖、低血糖、低血钙、低血钠、低氧血症、高碳酸血症及黄疸加重或时间延长等。

　　（6）消化系统：应激性溃疡、坏死性小肠结肠炎。

　　（7）血液系统：弥散性血管内凝血、血小板计数减少。

　　主治语录：不同组织细胞对缺氧的易感性各异，脑细胞最敏感，其次是心肌、肝、肾上腺细胞，纤维细胞、骨骼肌细胞耐力较高。

五、诊断

　　1. 美国儿科学会和妇产科学会诊断标准

　　（1）脐动脉血显示严重代谢性或混合性酸中毒，pH<7.0。

　　（2）Apgar 评分 0~3 分，并且持续时间>5min。

　　（3）新生儿早期有神经系统表现，如惊厥、昏迷或肌张力低下等。

　　（4）出生早期有多器官功能不全的证据。

　　2. 中国诊断和分度标准建议

　　（1）产前有可能导致窒息的高危因素。

　　（2）1 或 5 分钟 Apgar 评分<7 分，仍未建立有效自主呼吸。

　　（3）脐动脉血 pH<7.15。

（4）排除其他引起低 Apgar 评分的病因。

以上（2）～（4）为必要条件，（1）为参考指标。

六、辅助检查

1. 通过羊膜镜了解羊水胎粪污染程度。

2. 头皮血行血气分析，评估宫内缺氧程度。

3. 生后检测动脉血气、血糖、电解质、血尿素氮和肌酐等。

七、治疗

1. 复苏方案

（1）A（airway）：清理呼吸道。

（2）B（breathing）：建立呼吸。

（3）C（circulation）：维持循环。

（4）D（drugs）：药物治疗。

（5）E：评估。

评估→决策→措施，往复循环至复苏。

主治语录：前三项最重要，其中 A 是根本、B 是关键，评估贯穿整个复苏过程。呼吸、心率和血氧饱和度是窒息复苏评估三大指标。

2. 复苏步骤

（1）快速评估：出生后立即用数秒钟快速评估：①是足月吗？②羊水清吗？③有哭声或呼吸吗？④肌张力好吗？

以上任何一项为"否"，则进行以下初步复苏。

（2）初步复苏：保暖、摆好体位、清理呼吸道、擦干全身、刺激（30 秒内完成）。

（3）正压通气

1）如新生儿仍呼吸暂停或喘息样呼吸，心率<100 次/分，

应立即正压通气。无论足月儿或早产儿，正压通气均要在氧饱和度仪的监测指导下进行。足月儿可用空气复苏，早产儿开始给 21%~40% 的氧，用空氧混合仪，根据氧饱和度，调整吸入氧浓度，使氧饱和度达到目标值。

2）正压通气需要 20~25cmH$_2$O，少数病情严重者需 30~40cmH$_2$O，2~3 次后维持在 20cmH$_2$O；通气频率为 40~60 次/分（胸外按压时为 30 次/分）。

3）有效的正压通气应显示心率迅速增快，以心率、胸廓起伏、呼吸音及氧饱和度作为评估指标。经 30 秒充分正压通气后，如有自主呼吸，且心率>100 次分，可逐步减少并停止正压通气。如自主呼吸不充分或心率<100 次/分，需继续用气囊面罩或气管插管正压通气。

📎 **主治语录**：如羊水粪染，肩娩出前就吸净口鼻黏液，呼吸前立即插管吸气道内黏液。

（4）胸外心脏按压

1）如有效正压通气 30 秒后心率持续<60 次/分，应同时进行胸外心脏按压，胸外按压和气管插管气囊正压通气 45~60 秒后再进行评估。

2）用双拇指或示指和中指按压胸骨体下 1/3 处，频率为 90 次/分（每按压 3 次，正压通气 1 次），按压深度为胸廓前后径的 1/3，持续正压通气>2 分钟时，可产生胃充盈，应常规插入 8F 胃管，用注射器抽气和通过在空气中敞开端口缓解。

（5）药物治疗

1）肾上腺素：气管插管气囊正压通气，同时胸外按压 45~60 秒后，心率仍<60 次/分，立即（脐静脉导管）1∶10 000 肾上腺素 0.1~0.3ml/kg；或气管导管注入，1∶10 000 肾上腺素 0.5~1.0ml/kg，5 分钟后可重复 1 次。

2）扩容剂：给药 30 秒后，心率<100 次/分，10 分钟以上静脉注射，每次 10ml/kg。

3）碳酸氢钠：复苏过程不推荐使用。

3. 复苏后监护与转运 需监测体温、呼吸、心率、血压、尿量、氧饱和度。

八、预后

窒息时间对预后起关键作用，慢性宫内窒息、重度窒息复苏不及时或方法不当预后可不良。

第五节 新生儿缺氧缺血性脑病

一、概述

新生儿缺氧缺血性脑病（HIE）指围生期窒息引起的部分或完全缺氧、脑血流减少或暂停而致胎儿或新生儿脑损伤。本病是导致新生儿急性死亡和慢性神经系统损伤的主要原因之一。

二、病因

1. 缺氧是 HIE 发病的核心，围生期窒息是主要原因。

2. 生后肺部、心脏病变及大量失血等影响机体氧合状态的新生儿疾病也可引起 HIE。

三、发病机制

1. 脑血流改变 缺氧缺血为部分或慢性时，血流量重新分布，脑血流量增加，保证代谢旺盛部位血流。

2. 脑血管自主调节功能障 当血压高时，脑血流过度灌注可致颅内血管破裂出血；当血压下降、脑血流减少时，则引起缺血性脑损伤。

3. 脑组织代谢改变

（1）细胞膜上钠-钾泵、钙泵功能不足，钠离子、水进入细胞内，致细胞毒性脑水肿。

（2）钙通道开启异常，大量钙离子进入细胞，致脑细胞不可逆损害，还可激活受其调节的酶，致胞质膜磷脂成分分解，进一步破坏脑细胞膜完整性、通透性。

（3）脑组织缺血时，ATP降解，腺苷转变为次黄嘌呤。脑血流再灌注期，重新供氧，次黄嘌呤在次黄嘌呤氧化酶作用下产生氧自由基。

（4）能量持续衰竭时，兴奋性氨基酸，尤其是谷氨酸在细胞外聚积产生毒性作用，进一步诱发上述生化反应，引起细胞内 Na^+、Ca^{2+} 内流，自由基增多，及脑血流调节障碍等相继发生，终致脑细胞水肿、凋亡和坏死。

四、病理学改变

1. 脑水肿　为早期主要病理改变。

2. 选择性神经元死亡　包括凋亡和坏死及梗死。

3. 出血　包括脑室、原发性蛛网膜下腔、脑实质出血。

4. 早产儿主要表现为脑室周围白质软化、脑室周围脑室内出血、脑室扩大和脑室周围终末静脉出血。

五、临床表现

1. 分度（表6-5-1）

表6-5-1　分度

分　度	轻　度	中　度	重　度
意识	激惹	嗜睡	昏迷
肌张力	正常	减低	松软
拥抱反射	活跃	减弱	消失
吸吮反射	正常	减弱	消失

续　表

分　度	轻　度	中　度	重　度
惊厥	可有肌痉挛	常有	有，可呈持续状态
中枢性呼吸衰竭	无	有	明显
瞳孔改变	扩大	缩小	不等大、对光反射迟钝
脑电图（EEG）	正常	低电压，可有痫样放电	暴发抑制，等电位
病程及预后	症状72小时内消失，预后好	14天内症状消失，可有后遗症	数天至数周死亡，症状可持续数周，病死率高，存活者多有后遗症

2. 表现

（1）急性损伤、病变在两侧大脑半球者，症状常在生后24h内，50%~70%可发生惊厥，特别是足月儿。

（2）惊厥最常见的表现形式为轻微发作型或多灶性阵挛型，严重者为强直型，同时有前囟隆起等脑水肿症状和体征。

（3）病变在脑干、丘脑者，可有中枢性呼吸衰竭、瞳孔缩小或扩大、顽固性惊厥等脑干症状，常在24~72小时病情恶化或死亡。

六、检查

1. 血气分析　取脐动脉血行血气分析，pH减低可反映胎儿宫内缺氧和酸中毒程度。

2. 脑影像学检查　B超、CT、磁共振成像。

3. 脑电生理检查　脑电图、振幅整合脑电图。

七、治疗

1. 支持治疗　维持良好的通气和换气功能是支持疗法的中心，维持脑、全身好的血流灌注是关键措施，使血糖在正常

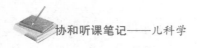

范围。

2. 控制惊厥　是重度 HIE 常见症状。

3. 治疗脑水肿　避免输液过量是预防和治疗的基础。

4. 亚低温治疗。

5. 其他治疗。

6. 新生儿期后治疗　尽早行智力和体能的康复训练。

主治语录：控制惊厥–首选苯巴比妥，不能控制时加水合氯醛灌肠等。

八、预后和预防

1. 与 Apgar 评分、病情严重程度、抢救是否正确、及时有关。

2. 防治围生期窒息是预防的主要方法。

第六节　新生儿颅内出血

一、概述

1. 新生儿颅内出血是新生儿，尤其早产儿常见疾病，也是严重脑损伤的常见形式。

2. 本病病死率高，重者常留有神经系统后遗症。

二、病因和发病机制

1. 早产　胎龄 32 周以下的早产儿脑处于发育时期。在脑室周围的室管膜下及小脑软脑膜下的颗粒层均留存胚胎生发基质（GM），是神经元增殖的部位。其特点如下。

（1）脑血流量缺乏自主调节功能，呈压力被动性脑血流。

（2）该组织是一未成熟的毛细血管网，易破裂。

（3）GM血管壁的内皮细胞富含线粒体，对缺氧及酸中毒敏感。

（4）小静脉系统呈U形回路汇聚于Galen静脉。

（5）纤维溶解蛋白活性增加。

2. 缺血缺氧　缺氧窒息时低氧或高碳酸血症，可致血管内压增加，毛细血管破裂、血栓形成、脑静脉破裂出血。

3. 损伤性　主为产伤所致，使毛细血管破裂而出血。早产儿血管自主调节范围窄，血压突然较大时可致出血。

4. 其他　新生儿肝功能不成熟、凝血因子不足或患其他出血性疾病。

三、临床表现

主要与出血部位、出血量有关。轻者可无症状，大量出血者可短期死亡。

1. 常见症状、体征

（1）神志改变：激惹、嗜睡或昏迷。

（2）呼吸改变：增快或减慢，不规则或暂停。

（3）颅内压力增高：前囟隆起、血压增高、抽搐、角弓反张、脑性尖叫。

（4）眼征：凝视、斜视、眼球震颤等。

（5）瞳孔：不等大或对光反射消失。

（6）肌张力：增高、减弱或消失。

（7）其他：不明原因的苍白、贫血和黄疸。

2. 脑室周围-脑室内出血（PVH-IVH）

（1）出现在胎龄<32周、体重低于1500g的早产儿，胎龄越小、发病率越高。

（2）其头围迅速增大、前囟饱满、颅缝分离。

（3）有智力、运动发育障碍等后遗症。

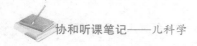

3．原发性蛛网膜下腔出血

（1）常见新生儿尤其是早产儿，与缺氧、酸中毒、产伤等因素有关。

（2）多出血少，无临床症状，预后好；典型表现为生后第2天抽搐，间歇正常。极少大量出血者可有反复中枢性呼吸暂停、惊厥、昏迷，短期死亡。

（3）有交通性或阻塞性脑积水等后遗症。

4．脑实质出血

（1）常见于足月儿，多因小静脉栓塞后毛细血管内压力增高、破裂而出血。

（2）出血部位、量不同，临床差异大。少量点片状出血，可无明显症状；脑干出血可有瞳孔变化、呼吸不规则与心动过缓等。

（3）出血部位液化形成囊肿，并与脑室相通时引起脑穿通性囊肿。

5．硬膜下出血

（1）多见于足月巨大儿或臀位异常难产、高位产钳助产儿。

（2）出血少者可无症状，出血较多者在出生24小时后有惊厥、偏瘫和斜视等神经系统症状。

（3）严重的小脑幕、大脑镰撕裂和大脑表浅静脉破裂导致严重后颅凹出血，可引起脑干压迫症状，可在生后数小时内死亡。

（4）有在新生儿期症状不明显，数月后发生慢性硬脑膜下积液的病例。

6．小脑出血

（1）多见于胎龄<32周、出生体重<1500g早产儿或有产伤史足月儿。

（2）临床症状与病因和出血量有关。严重者除一般神经系统症状外，主要为脑干压迫症状，可在短时间内死亡，预后差，尤其是早产儿。

主治语录：脑室周围-脑室内出血是早产儿颅内出血中常见的一种类型，也是引起早产儿死亡和伤残的主要原因之一。

四、诊断

1. 病史、症状和体征可供参考，确诊需头颅影像学检查。

2. 头颅 B 超对颅脑中心病变分辨率高，可床边进行，因此首选为 PVH-IVH 的特异性诊断。

3. 推荐≤30 周早产儿出生时应行头颅 B 超检查直至 7~14 天，如有可能，经后龄 36~40 周复查。

4. CT、MRI 检查。其中 MRI 是确诊各种颅内出血、评估预后最敏感检测。

需与其他中枢神经系统疾病鉴别时，可行脑脊液检查。

五、治疗

1. 支持疗法　保暖，保持安静，维持血压，维持正常、稳定的 PaO_2、$PaCO_2$、pH、渗透压、灌注压和血压。

2. 止血　维生素 K_1、血凝酶。

3. 控制惊厥。

4. 降低颅内压　呋塞米、甘露醇。

5. 脑积水　乙酰唑胺减少脑脊液产生。必要时行脑室外引流。

第七节　胎粪吸入综合征

一、概述

1. 胎儿在宫内或产时吸入混有胎粪的羊水而致，以呼吸道

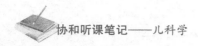

机械性阻塞及肺组织化学性炎症为病理特征。

2. 可有呼吸窘迫，易并发肺动脉高压和肺气漏。

3. 多见于足月儿或过期产儿。羊水粪染中，约 5% 发生胎粪吸入综合征（MAS）。

二、病因和病理生理

1. 胎粪吸入　缺氧致胎儿喘息吸入羊水，自主呼吸建立后羊水入肺。MAS 发生率与胎龄有关，大于 42 周，发生率 > 30%，<37 周，发生率<2%，胎龄不足 34 周极少有。

2. 不均匀气道阻塞　肺不张、肺气肿、正常肺泡同时存在，其各自所占的比例决定患儿临床表现轻重。

3. 肺组织化学性炎症　胎粪吸入 12~24 小时，胆盐刺激产生化学性炎症及间质性肺气肿，胎粪利于细菌的生长，易发生继发感染。

4. 肺动脉高压　多发于足月儿，患儿中约 1/3 可有不同程度的肺动脉高压，缺氧和混合性酸中毒可致新生儿持续性肺动脉高压（PPHN）。

主治语录：MAS 的主要病理变化是由胎粪机械性地阻塞呼吸道所致。

三、临床表现

1. 吸入混有胎粪的羊水　是诊断的必备条件。

（1）分娩时有羊水混胎粪。

（2）患儿皮肤、脐带和指、趾甲床有胎粪污染痕迹。

（3）吸引物中含有胎粪。

（4）气管插管时声门处或气管内吸引物有胎粪（可确诊）。

2. 呼吸系统表现

（1）生后出现呼吸窘迫，随胎粪吸入远端气道，12～24 小时呼吸急促（>60 次/分）、青紫、鼻翼扇动及三凹征，少数有呼气性呻吟。

（2）胸廓饱满似桶状胸，听诊早期有鼾音、粗湿啰音，继之有中、细湿啰音。若呼吸困难突然加重，呼吸音减弱，疑有肺气漏，重者可有张力性气胸。

3. PPHN

（1）持续而严重的青紫是 MAS 合并 PPHN 的最主要表现。

（2）青紫重，肺部体征轻（不平行）。

（3）胸骨左缘第 2 肋间可闻收缩期杂音，重者可有休克和心力衰竭。

（4）严重 MAS 可并发红细胞增多症、低血糖、低钙血症、多器官功能障碍及肺出血等。

✎ 主治语录：症状轻重与吸入羊水性质与量关系密切。少量或混合均匀无症状或症状轻微，大量或黏稠可致死胎或死亡。

四、辅助检查

1. 实验室检查　动脉血气分析（pH 下降，PaO_2 降低，$PaCO_2$ 增高）以及血常规、血糖、血钙、生化检查。

2. X 线检查　两肺透过度增强，有节段性肺不张等。

3. 超声检查。

五、诊断

吸入胎粪污染的羊水史、生后呼吸窘迫症状、X 线改变。

六、治疗

1. 氧疗　吸入空气 $PaO_2 < 50mmHg$ 或 $TcSO_2 < 90\%$ 需氧疗。

2. 机械通气治疗　持续气道正压、常频机械通气、高频通气、体外膜肺氧合。

3. 其他　限制液体入量、抗生素应用、维持正常循环、镇静剂及肌肉松弛剂、保温及镇静、肺表面活性物质治疗。

七、预防

1. 自主呼吸建立前，吸出未进入肺的胎粪。

2. 在胎头娩出之后、肩娩出之前，尽量吸净口鼻中的黏液与胎粪。

3. 如新生儿无活力（不规则呼吸，肌张力差，心率＜100次/分）则气管插管吸出胎粪。

第八节　新生儿呼吸窘迫综合征

一、概述

1. 因肺表面活性物质（PS）缺乏所致，以生后呼吸窘迫并进行性加重为特征。

2. 病理形态上有肺透明膜形成，又称肺透明膜病。

3. 主要发生在早产儿，胎龄越小发病越多。

4. 临床上以进行性呼吸困难为主要表现，病理可见嗜伊红透明膜的形成等。

主治语录：糖尿病母亲的婴儿、择期剖宫产儿、早产儿易患本病。

二、PS 成分与作用

1. 成分

（1）是Ⅱ型肺泡上皮细胞合成分泌的磷脂蛋白复合物，磷脂（卵磷脂、磷脂酰甘油、鞘磷脂和其他磷脂）约80%，蛋白

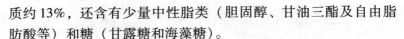

质约13%，还含有少量中性脂类（胆固醇、甘油三酯及自由脂肪酸等）和糖（甘露糖和海藻糖）。

（2）含有表面活性物质蛋白（SP），包括SP-A、SP-B、SP-C与SP-D等，可与磷脂结合，增加表面活性。

2. 作用

（1）降低肺泡表面张力，防止呼气末肺泡萎陷，保持功能残气量，维持肺顺应性，稳定肺泡内压和减少液体自毛细血管向肺泡渗出。

（2）PS中SP-A及SP-D可能参与呼吸道的免疫调节作用。

主治语录：羊水或气管吸引物中卵磷脂/鞘磷脂（L/S）可作为评价胎儿或新生儿肺成熟度的重要指标。

三、病因

1. PS缺乏是本病发生的根本原因。

2. 早产 胎龄越小，PS合成、分泌量越低，发病率越高（胎龄<30周，发病率>70%，胎龄>36周，发病率仅为1%~5%）。

3. 糖尿病母亲婴儿 发病率比正常增加5~6倍，血中高浓度胰岛素能拮抗肾上腺皮质激素对PS合成的促进作用。

4. 择期剖宫产儿 发生率有增高趋势。

5. 其他 围生期窒息、低体温、前置胎盘、胎盘早剥和母亲低血压所致的胎儿血容血量减少，也可引起本病。

四、发病机制

见图6-8-1。

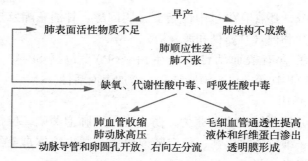

图 6-8-1　新生儿呼吸窘迫综合征的发病机制

五、临床表现

呼气呻吟为本病的特点。

1. 生后立即或 6 小时内出现呼吸窘迫，并呈进行性加重。

2. 主要表现为呼吸急促（>60 次/分）、青紫、鼻扇及吸气性三凹征。

3. 严重时表现为呼吸浅表、呼吸节律不整、呼吸暂停及四肢松弛。

4. 体检可见胸廓扁平，肺泡有渗出时可闻及细湿啰音。

5. 30%~50% 于恢复期有动脉导管开放，可发生心力衰竭、肺水肿。

6. 生后 24~48 小时病情最重，病死率高，存活 3 天以上者，肺成熟度增加，病情逐渐恢复。

✎ 主治语录：未使用 PS 的早产儿，若生后 12 小时出现呼吸窘迫，一般不考虑本病。

六、辅助检查

1. 实验室检查　血气分析（最常用的检测方法）。pH↓，

$PaO_2\downarrow$，$PaCO_2\uparrow$，为混合型酸中毒。

2. X 线检查　是目前确诊的最佳手段。

（1）毛玻璃样改变：两肺普遍性透过度降低。

（2）支气管充气征：可见清晰充气的树枝状支气管（黑色）影。

（3）白肺：肺肝界、肺心界均消失。

3. 超声检查　有助于动脉导管开放的确定诊断。

七、鉴别诊断

1. 湿肺（新生儿暂时性呼吸增快）

（1）生后数小时内有呼吸增快（>60~80 次/分），严重者也有青紫及呻吟。

（2）呼吸音减低，可闻及湿啰音。

（3）X 线检查有肺气肿、肺门纹理增粗和斑点状云雾影。

主治语录：湿肺多见足月儿或剖宫产儿，是肺内的羊水吸收不完全的自限性疾病，一般 2~3d 自行缓解。

2. B 组链球菌肺炎　临床表现、X 线与呼吸窘迫综合征（RDS）难鉴别，但病程不同，且抗生素治疗有效。

3. 膈疝

（1）生后不久出现阵发性呼吸急促及青紫。

（2）腹部凹陷，可闻肠鸣音。

（3）X 线检查患侧胸部有充气的肠曲或胃泡影及肺不张，纵隔向对侧移位。

（4）部分在产前可被超声诊断。

八、治疗

目的是保证通换气功能正常，待自身 PS 产生增加，RDS 得

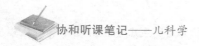

以恢复。<u>机械通气和应用 PS 是治疗的重要手段</u>。

1. 一般治疗　包括保温（36.5℃）、保证液体和营养供应、抗生素、监测（体温、呼吸、心率、血压和动脉血气）。

2. 氧疗和辅助通气

（1）吸氧：维持 PaO_2 50～80mmHg 和经皮血氧饱和度 90%～95%为宜。

（2）持续气道正压呼吸（CPAP）：所有存在 RDS 高危因素的早产儿，生后早期应用 CPAP，可减少 PS 应用及气管插管。对已确诊的 RDS，使用 CPAP 联合 PS，是 RDS 治疗的最佳选择。

（3）常规机械通气（CMV）及高频通气（HFV）。

3. PS 替代疗法　已确诊的 RDS 或产房内防止 RDS 的预防性应用。药物摇匀后，经气管插管缓慢注入肺内。

4. 关闭动脉导管

（1）保守处理：保证足够的肺氧合、限制液体量、输注悬浮红细胞、机械通气［维持适当呼气末正压（PEEP）］、存在液体潴留时用利尿剂。

（2）药物关闭：吲哚美辛、布洛芬。

（3）手术治疗：是目前关闭动脉导管未闭（PDA）的最确实方法。

第九节　新生儿黄疸

一、概述

1. 新生儿时期由于胆红素在体内积聚引起皮肤或其他器官黄染现象，分为生理性和病理性。

2. 新生儿黄疸可以是正常发育中出现的症状。

3. 未结合胆红素增高是新生儿黄疸最常见的表现形式，重者可引起胆红素脑病（核黄疸）造成神经系统的永久性损害，甚至死亡。

4. 新生儿血清胆红素 > 85μmol/L（5mg/dl）［成人 > 34μmol/L（2mg/dl）］可有肉眼可见的黄疸。

二、新生儿胆红素代谢的特点

1. **胆红素产生多** 每日生成的胆红素明显高于成人（新生儿 8.8mg/kg，成人 3.8mg/kg），原因如下：

（1）宫内低氧刺激红细胞生成增多，出生后氧分压升高，过多的红细胞破坏。

（2）新生儿红细胞寿命短（早产儿<70天，足月儿约80天，成人120天），血红蛋白的分解速度是成人的2倍。

（3）肝脏和其他组织中的血红素及骨髓红细胞前体较多，其比例在足月儿为20%~25%，早产儿为30%，成人仅占15%。

2. **血浆清蛋白联结胆红素的能力不足**

（1）新生儿常有不同程度的酸中毒，可减少胆红素与清蛋白联结。

（2）早产儿胎龄越小，其联结胆红素的量也越少。

3. **肝细胞处理胆红素能力差** 未结合胆红素进入肝细胞后，与 Y、Z 蛋白结合。

（1）肝细胞内 Y、Z 蛋白含量极微（生后 5~10 天达正常），尿苷二磷酸葡萄糖醛酸基转移酶（UDPGT）量也低（生后 1 周接近正常）且活性差（仅为正常的 0~30%）。

（2）结合胆红素排泄到肠道的能力差（早产儿更明显），可有暂时性肝内胆汁淤积。

4. **肠肝循环特点**

（1）肠腔内 β-葡萄糖醛酸酐酶活性高，结合胆红素分解为未结合胆红素，再通过肠道重吸收，导致肠-肝循环增加。

（2）胎粪排出延迟，可使胆红素的吸收增加。

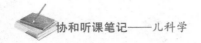

　　🖋 **主治语录**：饥饿、缺氧、脱水等情况，更易出现黄疸或使原有黄疸加重。

三、新生儿黄疸的分类

　　1. **生理性黄疸**　生理性黄疸是排除性诊断，其特点如下。

　　（1）一般情况良好。

　　（2）足月儿生后 2~3 天出现黄疸，4~5 天达高峰，5~7 天消退，最迟不超过 2 周；早产儿黄疸多于生后 3~5 天出现，5~7 天达高峰，7~9 天消退，最长可延迟到 3~4 周。

　　（3）每日血清胆红素升高 $<85\mu mol/L$（5mg/dl）或每小时 $<8.5\mu mol/L$（0.5mg/dl）。

　　（4）血清总胆红素值尚未超过小时胆红素曲线（Bhutani 曲线）的第 95 百分位数，或未达到相应日龄、胎龄及相应危险因素下的光疗干预标准。

　　🖋 **主治语录**：早产儿肝发育更不好，清蛋白也少，不但胆红素高而且血脑屏障也不完善，更容易发生核黄疸，不能等到 $256\mu mol/L$（15mg/dl）时再进行干预。

　　2. **病理性黄疸（非生理性高胆红素血症）**　出现下列任一项情况考虑有病理性黄疸，特点如下。

　　（1）早：生后 24 小时内出现黄疸。

　　（2）快：血清总胆红素值已达到相应日龄及相应危险因素下的光疗干预标准，或超过小时胆红素曲线的第 95 百分位数；或胆红素每日上升 $>85\mu mol/L$（5mg/dl）或每小时 $>0.5mg/dl$。

　　（3）长：黄疸持续时间长，足月儿 >2 周，早产儿 >4 周。

　　（4）复：黄疸退而复现。

　　（5）重：血清结合胆红素 $>34\mu mol/L$（2mg/dl）。

四、病理性黄疸病因分类

1. 胆红素生成过多　包括红细胞增多症、血管外溶血、感染、同族免疫性溶、肠-肝循环增加、母乳喂养与黄疸、红细胞酶缺陷、红细胞形态异常、血红蛋白病等。

2. 肝脏胆红素代谢障碍　包括缺氧和感染、某些药物、先天性甲状腺功能低下、克里格勒-纳贾尔（Crigler-Najjar）综合征、日尔贝（Gilbert）综合征、Lucey-Driscoll 综合征等。

3. 胆汁排泄障碍　包括新生儿肝炎、先天性胆总管囊肿、胆总管闭锁、先天性代谢缺陷病、杜宾-约翰逊（Dubin-Johnson）综合征、肠道外营养所致的胆汁淤积、胆道闭锁。

第十节　新生儿溶血病

一、概述

新生儿溶血病指母、子血型不合引起的同族免疫性溶血，以 ABO 血型不合最常见，Rh 血型不合较少见。

二、发病机制

1. 母亲不具有的显性胎儿红细胞抗原进入母体，刺激母体产生抗体，IgG 进入胎儿血液后与红细胞结合（致敏红细胞），在单核-吞噬细胞系统被破坏形成溶血。

2. 如果血型不符的胎儿红细胞在分娩时进入母体，当时不发生溶血，可能使下一胎（血型与上一胎相同）发生溶血。

3. ABO 溶血

（1）主要发生在母亲 O 型而胎儿 A 型或 B 型，如母亲 AB 型或婴儿 O 型，则不发生 ABO 溶血病。

（2）40%~50% 的 ABO 溶血病发生在第一胎。原因：母体

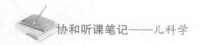

妊娠前可能已接触了自然界 A 型或 B 型物质刺激，产生了抗体。

（3）母子 ABO 血型不符只有 1/5 发生溶血，原因如下。

1）胎儿红细胞抗原性强弱不同，抗体量只有成人的 1/4。

2）除红细胞外，A 或 B 抗原存在于许多其他组织，只有少量通过胎盘的抗体与胎儿红细胞结合，其余的被组织或血浆中可溶性的 A 或 B 物质吸收。

4. Rh 溶血　Rh 血型系统有 6 种抗原，即 D、E、C、c、d、e，抗原性强弱为 D>E>C>c>e，Rh 溶血病中 RhD 溶血最常见，Rhe 溶血罕见。

（1）Rh 阳性红细胞具有 D 抗原；Rh 阴性红细胞不具有 D 抗原。

（2）中国绝大多数 Rh 阳性，汉族人阴性占 0.3%。

（3）母亲为 RhD 阴性，父亲 RhD 血型基因为杂合子，则胎儿为 RhD 阳性可能为 50%，如为纯合子则为 100%，其他 Rh 血型也一样。

（4）母亲 Rh 阳性（有 D 抗原），但缺乏 Rh 系统其他抗原如 E 抗原，胎儿具有该抗原时，也可发生 Rh 不合溶血病。

（5）抗原性最强 RhD 血型不合者，仅有 1/20 发病，由于母亲对胎儿红细胞 Rh 抗原敏感性不同。

（6）存在 ABO 血型不符合时，Rh 血型不合的溶血常不易发生。

　　主治语录：输过 Rh 阳性血的 Rh 阴性母亲或 Rh 阴性孕妇的母亲为 Rh 阳性，怀孕时孕妇致敏产生了抗 D 抗原的 IgG，则 Rh 溶血可发生在第 1 胎。

三、病理生理

1. ABO 溶血除导致黄疸外无其他明显异常。

2. Rh 溶血可导致重度贫血、心力衰竭，引起胎儿水肿。

3. 髓外造血增强，可导致肝脾大。

4. 胎儿血中的胆红素由母亲肝脏代谢，娩出时黄疸不明显。生后，新生儿处理胆红素能力较差，即出现黄疸。

5. 血清未结合胆红素过高可发生胆红素脑病。

四、临床表现

1. 黄疸

（1）Rh 溶血病患儿生后 24 小时内有黄疸并迅速加重，ABO 溶血病第 2~3 天出现。

（2）血清胆红素以未结合型为主，若溶血严重，致胆汁淤积，结合胆红素升高。

2. 贫血

（1）程度不一。重症 Rh 溶血，生后即可有严重贫血或伴有心力衰竭。

（2）部分患儿因抗体持续存在，可于生后 3~6 周发生晚期贫血。

3. 肝脾大 Rh 溶血病患儿多有不同程度的肝脾增大，ABO 溶血病患儿不明显。

五、并发症

1. 胆红素脑病

（1）是新生儿溶血最严重的并发症，多于生后 4~7 天出现症状。

1）主见于血清总胆红素>342μmol/L（20mg/dl）或上升速度>8.5μmol/L（0.5mg/dl）、胎龄>35 周新生儿。

2）低体重出生儿在低血清总胆红素水平 171~239μmol/L（10~14mg/dl）可发生胆红素脑病。

3）未结合胆红素水平过高，可致中枢神经系统功能障碍。

4）胆红素升高也可引起暂时性脑病。

（2）分期

第一期：嗜睡、反应低下、吮吸无力、拥抱反射减弱、肌张力减低，偶有尖叫和呕吐。

第二期：有抽搐、角弓反张和发热（多与抽搐同时发生）。

第三期：吃奶及抽搐次数均降低，角弓反张逐渐消失，肌张力恢复。

第四期：可有手足徐动、眼球运动及听觉障碍、牙釉质发育不良等。

主治语录：临床上胆红素脑病和核黄疸名词互相通用，目前分为：

（1）生后数周内胆红素所致的中枢神经系统损害称为急性胆红素脑病。

（2）胆红素所致的慢性和永久性中枢神经系统损害或后遗症称为核黄疸，或慢性胆红素脑病。

2. 胆红素所致的神经功能障碍

（1）仅有隐匿性神经发育功能障碍，没有典型胆红素脑病（核黄疸）表现，称胆红素所致的神经功能障碍或微小核黄疸。

（2）可表现轻度神经系统和认知异常、单纯听力受损或听神经病变谱系障碍。

六、实验室检查

1. 母子血型检查。

2. 溶血相关检查

（1）血常规：红细胞和血红蛋白减少，早期新生儿血红蛋白<145g/L。

（2）呼出气一氧化碳含量测定：反映胆红素生成的速度，

预测重度高胆红素血症的可能。

3. 致敏红细胞和血型抗体测定 改良直接抗人球蛋白试验、抗体释放实验、游离抗体实验。

七、诊断

1. 产前诊断

（1）不良产史：既往不明原因的死胎、流产、新生儿重度黄疸史。

（2）血型和血型抗体：Rh 阴性孕妇在妊娠 16 周时应检测血中 Rh 血型抗体作为基础值，以后每 2~4 周检测 1 次。当抗体效价上升，提示可能发生 Rh 溶血病。

2. 生后诊断

（1）溶血的诊断：新生儿娩出后黄疸出现早、进行性加重，有母子血型不合，改良 Coombs 试验和抗体释放试验中有一项阳性者即可确诊。

（2）胆红素脑病的辅助诊断：头颅 MRI 扫描、脑干听觉诱发电位。

八、鉴别诊断

1. 先天性肾病 全身水肿、低蛋白血症和蛋白尿，无病理性黄疸和肝脾大。

2. 新生儿贫血 无重度黄疸、血型不合及溶血 3 项试验阳性。

3. 生理性黄疸 血型不合及溶血试验可鉴别。

九、治疗

（一）产前治疗

1. 提前分娩 既往有输血、死胎、流产和分娩史的 Rh 阴性孕

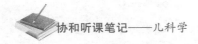

妇，本次妊娠 Rh 抗体效价逐渐升至 1：32 或 1：64 以上、羊水胆红素增高、卵磷脂/鞘磷脂>2，表示胎肺成熟，可考虑提前分娩。

2. 血浆置换、宫内输血　很少用。

3. 苯巴比妥　预产期前 1~2 周口服，可减轻新生儿黄疸。

（二）新生儿期治疗

1. 光照疗法

（1）在光照下未结合胆红素转变为水溶性的异构体，经胆汁和尿液排出。

（2）主要作用于皮肤浅层组织，皮肤黄疸消退不代表血清未结合胆红素正常。

（3）光疗时要保护双眼、会阴、肛门等，其余裸露，可连续照射，也可间隔 12 小时进行。

2. 换血疗法

（1）作用

1）换出部分血中游离抗体和致敏红细胞，减轻溶血。

2）换出血中大量胆红素，防止发生胆红素脑病。

3）纠正贫血，改善携氧，防止心力衰竭。

（2）方法

1）Rh 溶血：Rh 血型同母亲，ABO 血型同婴儿（或 O 型）。

2）ABO 溶血：O 型红细胞（无抗原），AB 型血浆（无抗体）。

3）有明显贫血和心力衰竭者，可用血浆减半的浓缩血。

4）换血量：患儿全血量的 2 倍。

5）途径：一般选用脐静脉或其他大静脉换血。

3. 药物治疗

（1）供给清蛋白：减少血中游离的未结合胆红素，防止胆红素脑病。

（2）纠正代谢性酸中毒：提高血 pH，利于未结合胆红素与清蛋白的联结。

（3）苯巴比妥：诱导肝酶，增强肝脏结合和分泌胆红素的能力。

（4）静脉用免疫球蛋白：抑制吞噬细胞破坏已被抗体致敏的红细胞。

十、预防

Rh 阴性妇女在流产或分娩 Rh 阳性第一胎后，应尽早注射相应的抗 Rh 免疫球蛋白，以中和进入母血的 Rh 抗原。

第十一节　新生儿感染性疾病

感染性疾病最常见的病原体是细菌和病毒，其次为真菌、原虫、螺旋体等。新生儿感染可发生在出生前、出生时或出生后。

1. 出生前感染（宫内感染）　常见 TORCH 感染。TORCH 是弓形虫、其他、风疹病毒、巨细胞病毒和单纯疱疹病毒的简称。

2. 出生时感染　胎儿通过产道接触、吸入被病原体污染的分泌物、胎膜早破等。

3. 出生后感染　较前两种感染更常见，病原体通过皮肤、呼吸、消化道感染新生儿，多由带菌的人员接触传播。

一、新生儿败血症

1. 概述

（1）病原体侵入婴儿血液并生长、繁殖、产生毒素而造成的全身性炎症反应。

（2）常见病原体为细菌，也可为真菌或病毒等，我国新生儿败血症以葡萄球菌最多见，其次为大肠埃希菌等革兰阴性杆菌。

（3）胎龄、出生体重与发病率、病死率成反比。

2. 病因和发病机制

（1）病原菌：因不同地区和年代而异。

（2）新生儿免疫系统特点

1）非特异性免疫功能：①屏障功能差，皮肤角质层薄、黏膜柔嫩易损伤；细菌易经未完全闭合脐残端侵入血液；呼吸道纤毛运动能力差，肠黏膜通透性高，同时分泌型 IgA 缺乏，因此易发生呼吸道和消化道感染，而且有利于细菌侵入血液循环导致全身感染；血-脑屏障功能不全，易患细菌性脑膜炎。②淋巴结发育不全，缺乏吞噬细菌过滤作用，不能将感染局限于局部淋巴结。③补体成分（C3、C5、调理素等）含量低，机体对某些细菌抗原的调理作用差。④中性粒细胞产生及储备均少，趋化性及黏附性低下，溶菌酶含量低，吞噬和杀菌能力不足，早产儿尤甚。⑤单核细胞产生粒细胞-集落刺激因子、白细胞介素-8 等细胞因子能力低下。

2）特异性免疫功能：①新生儿体内 IgG 主要来自母体，与胎龄成反比，早产儿更易感染。②IgM 和 IgA 分子量大，不能通过胎盘，新生儿体内很低，对革兰阴性杆菌易感。③未曾接触特异性抗原，初始 T 细胞，产生细胞因子能力低下，不能有效辅助性 B 细胞、巨噬细胞、自然杀伤细胞和其他细胞参与免疫反应。

3. 临床表现

（1）分型：根据发病时间分早发型和晚发型。

1）早发型：①生后 7 天内起病。②出生前或出生时感染，母亲垂直传播引起多，以大肠埃希菌等革兰阴性杆菌为主。

③常伴肺炎，易暴发性起病，多器官受累，死亡率达5%～20%，是导致新生儿死亡主要原因之一。

    主治语录：对于有感染危险的母亲在分娩过程中，预防性应用抗生素可以使新生儿死亡率下降。

  2）晚发性：①生后7天内起病。②感染通常发生在出生后，由水平传播如环境因素等引起，病原菌以葡萄球菌、机会致病菌为主。③多有脐炎、肺炎等局灶感染，死亡率较早发型低。

  （2）表现

  1）早期症状、体征常不典型，无特异性，尤其是早产儿。

  2）一般表现为反应差、嗜睡、少吃、少哭、少动，甚至不吃、不哭、不动，发热或体温不升，体重不增或增长缓慢等症。

  3）有黄疸、肝脾大、休克、出血倾向及腹胀、中毒性肠麻痹、呼吸窘迫，可合并肺炎、脑膜炎、坏死性小肠结肠炎时应高度怀疑败血症。

  4. 辅助检查

  （1）细菌学检查：血培养、脑脊液、病原菌抗原及DNA检测、细菌培养。

  （2）非特异性检查

  1）周围血象：白细胞总数降低或增多。

  2）细胞分类：杆状核细胞/中性粒细胞数≥0.16。

  3）血小板计数：$<100×10^9/L$。

  4）C-反应蛋白、血清降钙素原、白细胞介素-6。

  5. 诊断

  （1）确诊败血症具有临床表现并符合下列任意一条

  1）血培养或无菌体腔液培养出致病菌。

  2）如果血培养培养出机会致病菌，则必须于另次（份）血

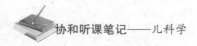

或无菌体腔内或导管尖端培养出同种细菌。

（2）临床诊断败血症具有临床表现且具备以下任意一条

1）非特异性检查结果异常的项目≥2条。

2）血标本病原菌抗原或 DNA 检测阳性。

6. 治疗

（1）抗生素治原则：早用药、静脉联合用药、疗程足，注意药物不良反应。

（2）处理严重并发症：抗休克、清除感染灶、纠正酸中毒和低氧血症、减轻脑水肿。

（3）支持疗法：保温，供给足够热量和液体，维持血糖和血电解质。

（4）免疫疗法：静脉注射免疫球蛋白每次 400mg/kg×5d，可提高 IgG 水平。重症患儿交换输血（换血量 100～500ml/kg）。

（5）清除局部感染灶。

二、新生儿感染性肺炎

1. 病因

（1）宫内感染性肺炎性肺炎（先天性肺炎）：母亲妊娠期间感染，病原体（主要为病毒）经血行通过胎盘感染胎儿。

（2）分娩过程中感染性肺炎：胎儿分娩时吸入被病原体污染的羊水或母亲宫颈分泌物等。常见病原体为大肠埃希菌、肺炎链球菌等。

（3）出生后感染性肺炎：包括呼吸道途径、血行感染、医源性途径。以金黄色葡萄球菌和大肠埃希菌多见。

2. 临床表现

（1）宫内感染性肺炎

1）多在生后 24 小时内发病，出生时常有窒息史，复苏后可出现气促、呼吸困难，体温不稳定，反应差。

2）肺部听诊呼吸音可为粗糙、减低或闻及湿啰音。严重者可出现呼吸衰竭、心力衰竭、弥散性血管内凝血（DIC）、休克或持续肺动脉高压。

3）病毒感染者出生时可无明显症状，而在2~3天，甚至1周左右逐渐出现呼吸困难，并进行性加重，甚至进展为支气管肺发育不良。

4）病毒性肺炎X线胸片第1天常无改变，24小时后显示为间质性肺炎改变，细菌性肺炎则为支气管肺炎表现。

（2）分娩过程中感染性肺炎：发病时间因不同病原体而异，一般在出生数日至数周后发病。

（3）出生后感染性肺炎

1）发热或体温不升，反应差等全身症状。

2）呼吸系统表现为气促、呼吸困难（鼻翼扇动、发绀、吐沫、三凹征等）。听诊有双肺细湿啰音。

3）细菌性肺炎常表现为两肺弥漫性模糊影，密度不均；病毒性肺炎以间质病变、两肺膨胀过度、肺气肿为主。

3.治疗

（1）呼吸道管理：雾化吸入、体位引流，保持呼吸道通畅。

（2）维持正常血气：鼻导管、面罩吸氧等，高碳酸血症难以改善时进行机械通气。

（3）抗病原体治疗：细菌性肺炎选抗生素；衣原体肺炎选红霉素；巨细胞病毒肺炎用更替洛韦。

（4）支持疗法：纠正水电解质平衡紊乱，保证充足能量供给。

三、新生儿破伤风

1.概述　指破伤风杆菌侵入脐部生长繁殖，产生痉挛毒素，引起以牙关紧闭和全身肌肉强直性痉挛为特征的急性感染性

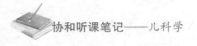

疾病。

2. 临床表现

（1）潜伏期多 4 ~ 7 天。此期越短，病情越重，死亡率越高。

（2）早期症状哭闹、张口困难、吃奶困难，"压舌板试验"阳性。

（3）后期牙关紧闭、面肌紧张、口角上牵、呈"苦笑"面容，伴阵发性双拳紧握，上肢过度屈曲，下肢伸直，呈角弓反张状。

（4）痉挛发作时患儿神志清楚为本病的特点，任何轻微刺激可诱发痉挛发作。

（5）合理治疗 1 周后痉挛逐渐减轻，完全恢复需 2~3 个月。

3. 治疗

（1）护理：将患儿置于安静、避光环境，尽量减少刺激以减少痉挛。痉挛期应暂禁食。

（2）抗毒素：只能中和游离破伤风毒素，对已与神经节苷脂结合的毒素无效，故越早用越好。

（3）止痉药：控制痉挛是治疗成功关键。用地西泮、苯巴比妥、10%水合氯醛等。

（4）抗生素：应用青霉素或甲硝唑。

四、新生儿巨细胞病毒感染

1. 概述

（1）巨细胞病毒（CMV）感染由人类巨细胞病毒（人类先天性病毒感染中最常见的病原体）引起。

1）母孕期初次感染（原发感染）或母孕期免疫力下降潜伏感染重新激活（复燃）和不同抗原 CMV 感染时（又称再发感染），病毒通过胎盘感染胎儿称先天性感染。

2）新生儿出生时经产道吸入含 CMV 的分泌物为出生时感染。

3）出生后不久接触母亲含有 CMV 的唾液、尿液、摄入带病毒的母乳（主要途径）、输血引起的感染，称出生后感染。

2. 临床表现

（1）先天性感染（宫内感染）

1）母为原发感染时，30%～50% 的胎儿被感染，可引起流产、死胎、宫内发育迟缓等。

2）母为再发感染时，仅 0.5%～3% 的胎儿被感染。

3）常见的临床症状有黄疸、肝功能损害、呼吸窘迫、心肌炎、皮肤瘀斑等。

4）常见的后遗症有感觉性神经性耳聋，智力、运动发育障碍，甚至脑性瘫痪、癫痫等。

（2）出生时或出生后感染

1）潜伏期为 4～12 周，多数表现为亚临床感染。

2）新生儿期主要表现为肝炎和间质性肺炎，足月儿常呈自限性经过，预后一般良好。

3）早产儿还可表现为单核细胞增多症、血液系统损害、心肌炎等，死亡率高达 20%。

4）输血传播可引起致命性后果。

3. 实验室检查

（1）病毒分离：尿标本中病毒量最高，特异性最强，多次尿培养分离提高诊断阳性率。

（2）CMV 标志物检测：DNA 杂交试验，PCR 技术等。

（3）检测血清中 CMV-IgG、IgM、IgA 抗体

1）脐血或新生儿生后 2 周内血清中检出 IgM、IgA 抗体是先天性感染的标志。

2）IgG 可通过胎盘，从母体获得的 IgG 在生后逐渐下降，

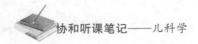

6~8 周降至最低点，若血清 IgG 效价升高持续 6 个月以上，提示宫内感染。

4. 治疗

（1）更昔洛韦：治疗症状性先天性 CMV 感染的首选药物，应用指征如下：

1）有中枢神经系统累及的先天性 CMV 感染。

2）有明显活动期症状的 CMV 感染，如肺炎、肝炎或脑炎等。

3）无症状性 CMV 感染，或轻症，尤其是生后感染，可暂不用该药。

（2）治疗并发症：有听力障碍者应早期干预，必要时可应用人工耳蜗。

五、先天性弓形虫感染

1. 弓形虫病是由刚地弓形虫引起的人兽共患病。该病原体广泛存在于自然界。几乎所有哺乳动物、人及某些鸟类都是中间宿主，<u>猫科动物是其唯一的终宿主</u>。弓形虫病是引起小儿中枢神经系统先天性畸形及精神发育障碍的重要病因之一。

2. 临床表现　中枢神经系统和眼受损最为突出，主要表现如下。

（1）全身症状：黄疸、肝脾大、皮肤紫癜、皮疹、发热或体温不稳、肺炎、心肌炎、肾炎、淋巴结肿大等。

（2）中枢神经系统：可出现脑膜脑炎的症状和体征，如前囟隆起、抽搐、角弓反张、昏迷等。

（3）眼部病变：<u>脉络膜视网膜炎最常见</u>，一侧或双侧眼球受累，还可见小眼球、无眼球等，是引起儿童视力受损的最常见病因之一。

（4）早产、宫内生长迟缓：出生时有症状者中 30% ~ 70%

可发现脑钙化，如不治疗，病灶可增大增多；经治疗，其中75%的钙化可在1岁时减小或消失。

3. 诊断

（1）应结合孕母感染史、临床表现进行诊断。确诊必须依靠病原学或血清学检查。

（2）病原检查：取血、体液或淋巴结，直接涂片或接种、组织细胞培养找病原体。但该方法操作复杂，阳性率低。

（3）抗体检测：ELSA检测血清弓形虫IgG、IgM，该方法敏感性高，特异性强；聚合酶链反应（PCR）检测血或胎儿羊水弓形虫DNA，后者阳性提示胎儿宫内感染。

4. 治疗 包括磺胺嘧啶、乙胺嘧啶、螺旋霉素及皮质激素的使用。

六、新生儿衣原体感染

1. 概述 新生儿衣原体感染是由沙眼衣原体（CT）引起。衣原体是必须在活细胞内生活、增殖的一类独立微生物群，包括4个种族，其中与新生儿感染有关的主要是CT。本病主要通过性传播，是发达国家最常见的性传播疾病之一。新生儿CT感染主要是在分娩通过产道获得，剖宫产出生的婴儿受感染的可能性很小，多由胎膜早破病原体上行而致。

2. 临床表现

（1）新生儿衣原体感染以结膜炎、肺炎最常见，其他包括中耳炎、鼻咽炎及女婴阴道炎。衣原体结膜炎是新生儿期结膜炎中最常见的病原菌，暴露于病原体者有1/3发病，潜伏期通常为5~14天，很少超过19天。

（2）胸部X线表现较临床症状为重，主要表现为两肺充气过度，伴双侧广泛间质和肺泡浸润，支气管周围炎，以及散在分布的、局灶性肺不张。X线改变一般持续数周至数月消散。

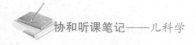

白细胞计数通常正常，嗜酸性粒细胞占比可增高。

3. 诊断

（1）根据典型的结膜炎和肺炎症状，结合 X 线胸片，并行下列实验室检测，可明确诊断，包括眼下穹隆、下睑结膜刮片行吉姆萨或碘染色找胞质内包涵体。

（2）从刮片标本接种组织细胞培养中分离 CT；取肺炎患儿气管深部分泌物，或鼻咽部抽吸物培养可提高阳性率。

（3）直接荧光抗体（DFA）法、酶免疫测定（EIA）检测 CT 抗原，敏感性、特异性均高，可用于 CT 结膜炎快速诊断。

（4）免疫荧光法检测特异性 IgM 抗体效价≥1∶16；特异性 IgG 抗体可通过胎盘，故第 2 次复查抗体效价升高 4 倍以上才有诊断价值。

4. 治疗　CT 结膜炎和肺炎治疗均首选红霉素，每日 20~50mg/kg，分 3~4 次口服，疗程 14 天。

七、先天性梅毒

1. 概述

（1）先天性梅毒是指梅毒螺旋体由母体经胎盘进入胎儿血液循环所致胎儿感染。

（2）多发生在妊娠 4 个月后，胎儿感染与母亲梅毒的病程及妊娠期是否治疗有关。

（3）孕母早期感染且未经治疗时，其胎儿几乎均会受累，其中 50% 的胎儿发生流产、早产、死胎或在新生儿期死亡。存活者 2 岁以内为早期梅毒（感染和炎症的结果）；2 岁后为晚期梅毒，主要为早期感染遗留的畸形或慢性损害。

2. 临床表现

（1）大多数患儿出生时无症状，而于 2~3 周后逐渐出现症状。

（2）早期先天性梅毒，多见于早产儿、低出生体重儿或小于胎龄儿；生后的发育、营养状况落后于同胎龄儿。

（3）常见症状

1）皮肤黏膜损害：鼻炎（早期特征）；"鞍鼻"；声嘶（累及喉部）；皮疹；掌、跖部还可见梅毒性天疱疮。

2）骨损害：多数无临床体征，少数可因剧痛而致"假瘫"。

3）全身淋巴结肿大：滑车上淋巴结肿大有诊断价值。

4）肝脾大。

5）血液系统：表现为贫血、血小板减少及 Coombs 试验阴性的溶血性贫血。

6）中枢神经系统症状：在新生儿期罕见，多在生后 3~6 个月时出现脑膜炎症状，脑脊液中淋巴细胞数增高，蛋白呈中度增高，糖正常。

3. 晚期先天性梅毒，症状出现在 2 岁后，包括楔状齿、马鞍鼻、间质性角膜炎、神经性耳聋、智力发育迟缓等。

4. 诊断　主要根据母亲病史、临床表现及实验室检查（RPR 试验、荧光螺旋体抗体吸附试验等）。

5. 治疗　首选青霉素，每次 5 万 U/kg，每 12 小时 1 次，静脉滴注，7 天后改为每 8 小时 1 次，共 10~14 天。青霉素过敏者可用红霉素，每日 15mg/kg，连用 12~15 天，口服或注射。疗程结束后应在 2 个月、4 个月、6 个月、9 个月、12 个月时追踪监测性病研究实验室实验（VDRL），直至其效价持续下降或阴性。

第十二节　新生儿坏死性小肠结肠炎

一、概述

1. 新生儿坏死性小肠结肠炎是新生儿期常见的严重胃肠道

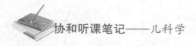

疾病，多见于早产儿，临床表现以腹胀、呕吐、便血为主，腹部 X 线检查以肠壁囊样积气为特征。

2. 总体发病率为（0.5~5）/1000 活产婴儿，90%~95%发生于胎龄<36 周的早产儿。

二、病因与发病机制

1. **早产**　肠道屏蔽功能不成熟，胃酸分泌少，胃肠道动力差，消化酶活力低，消化道黏膜通透性高，易导致肠黏膜损伤。

2. **肠黏膜缺氧缺血**　围生期窒息、严重呼吸暂停、严重心肺疾病、休克、双胎输血综合征、红细胞增多症、孕期滥用可卡因。

3. **感染**　最主要病因。重感染时，病原微生物或其毒素损伤黏膜，或产生细胞因子，参与发病及肠道细菌繁殖造成的肠管过度胀气。

4. **肠道微生态环境的失调**　肠道正常菌群不能建立，病原菌在肠道内定植或优势菌种形成并大量繁殖，侵袭肠道。

5. **其他**　摄入配方奶渗透压高（>400mmol/L）和某些渗透压较高药物（维生素 E、氨茶碱）。

三、病理

病变轻重悬殊，轻者数厘米，重者累及整肠道。回肠末端、近端结肠最常受累。肠腔充气，黏膜斑片或大片坏死，肠壁有积气、出血及坏死。严重时整个肠壁全层坏死并伴肠穿孔。

四、临床表现

1. 多见于早产儿、极低出生体重儿。发病时间和胎龄相关，胎龄越小，发病时间越晚。

2. 典型表现为腹胀、呕吐和血便。

3. 最初表现为胃潴留增加、腹胀、呕吐、呼吸窘迫、呼吸暂停、嗜睡、体温波动等，后有粪便性状改变、血便。重者呼吸衰竭、休克、DIC，甚至死亡。

4. 查体可见肠型、腹壁发红，部分患儿右下腹肌紧张、压痛、肠鸣音减弱或消失。

主治语录： *本病以腹胀为主要症状，腹部平片以部分肠壁囊样积气为特征。*

五、辅助检查

1. 血细菌培养阳性更有助于诊断。血象白细胞计数增高或降低，核左移，血小板减少、降钙素原及 C-反应蛋白升高（早期可正常）；血糖异常、代谢性酸中毒、凝血功能异常。

2. 腹部 X 线平片　对诊断有重要意义。肠壁积气、门静脉充气征为特征性表现，可与一般麻痹性肠梗阻相鉴别。

3. 腹部超声　与腹部 X 线平片比，超声诊断门静脉积气、肠壁积气敏感性更高。

六、诊断

典型病例如腹胀、呕吐和血便与腹部 X 线变等，不难诊断，但起病隐匿、表现非特异性，应注意与其他疾病相鉴别。目前临床多采用修正 Bell-NEC 分级标准。

七、治疗

1. 禁食　绝对禁食及胃肠减压，Ⅰ 期 72 小时，Ⅱ 期 7～10 天，Ⅲ 期≥14 天。

2. 抗感染　一般可选氨苄西林、哌拉西林或第三代头孢菌素，一般需 7～14 天，重者≥14 天。

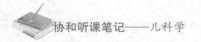

3. 支持疗法　维持水电解质平衡。

4. 外科治疗　20%~40%患儿需外科手术治疗。

八、预后

Ⅰ期、Ⅱ期患儿远期预后好。经手术患儿，约25%留有胃肠道远期后遗症，部分患儿可发生吸收不良、胆汁淤积、慢性腹泻、电解质紊乱等远期并发症。

九、预防

母乳喂养是预防本病的重要措施之一。

第十三节　新生儿出血症

一、概述

由于维生素K缺乏而导致体内某些维生素K依赖凝血因子（Ⅱ、Ⅶ、Ⅸ、Ⅹ）活性降低的出血性疾病。

二、病因

肝脏储存维生素K量低、合成减少、摄入少、吸收少。

三、临床表现

1. 早发型　出生后24小时内发病，轻者仅有皮肤少量出血或脐残端渗血，重者表现为皮肤、消化道、头颅等多部位、器官出血。

2. 经典型　出生后2~7天发病，早产儿可迟至生后2周发病。表现为皮肤瘀斑、脐残端渗血、胃肠道出血等，常为自限性。

3. 晚发型　生后1~3个月发病，多见于纯母乳喂养、慢性腹泻者。除皮肤、胃肠道等常见部位出血外，可有颅内出血且死亡率高。

四、辅助检查

1. 凝血功能检测　凝血酶原时间（PT）明显延长是诊断的重要指标。

2. 活性Ⅱ因子与Ⅱ因子总量比值　<1 提示维生素 K 缺乏。

3. 维生素 K 缺乏诱导蛋白（PIVKA-Ⅱ）测定。

4. 维生素 K 测定。

五、诊断和鉴别诊断

1. 需与新生儿咽下综合征、新生儿消化道出血及其他新生儿出血性疾病鉴别。

2. 出血者给予维生素 K_1 1～2mg 静脉滴注，出血可迅速停止。

3. 出血严重者可输新鲜冰冻血浆 10～20ml/kg 来提高血浆中有活性的凝血因子水平。

第十四节　新生儿低血糖症与高血糖症

一、新生儿低血糖

1. 概述

（1）新生儿正常的血糖值因个体差异而不同，存在无症状性低血糖。

（2）我国新生儿低血糖诊断标准为血糖 < 2.2mmol/L（40mg/dl）。

✎主治语录：应了解母亲是否有糖尿病及其血糖水平。

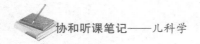

2. 病因和发病机制　见表 6-14-1。

表 6-14-1　新生儿低血糖的病因和发病机制

分　类	持续时间	病因和发病机制
暂时性低血糖	≤新生儿期	原因有糖原和脂肪储备不足、葡萄糖消耗增加、高胰岛素血症
持续性低血糖	持续至婴儿或儿童期	先天性高胰岛素血症：主要与基因缺陷有关 内分泌缺陷：先天性垂体功能低下、先天性肾上腺皮质增生症、高血糖素、生长激素缺乏等 遗传代谢性疾病：碳水化合物疾病、脂肪酸代谢性疾病、氨基酸代谢缺陷

3. 临床表现

（1）无症状性：无症状性是症状性低血糖的 10～20 倍，诊断主要靠血糖监测。

（2）症状性：患儿可有嗜睡、食欲缺乏、喂养困难、发绀、呼吸暂停、面色苍白、低体温，甚至昏迷；也可有烦躁、激惹、震颤、反射亢进、高调哭声，甚至抽搐。

4. 实验室检查

（1）血糖测定：床旁试纸条和血糖分析仪，与实际浓度偏差不超过 10%～15%。

（2）持续性低血糖应酌情检测血胰岛素，高血糖素，生长激素，皮质醇，血、尿氨基酸。

（3）高胰岛素血症时可行胰腺 B 超或 CT 检查。

5. 治疗

（1）无症状性：先进食，监测血糖，不能纠正者可按 6～8mg/（kg·min）速率静脉输注葡萄糖，可据血糖监测结果调整输液速度，稳定 24 小时后停用。

（2）有症状性：先给予一次剂量 10% 葡萄糖 200mg/kg（2ml/kg），1.0ml/min 静脉注射后改为 6～8mg/（kg·min）维

持，据血糖值调节输糖速率，24 小时后减慢，48~72 小时停用。

（3）持续性低血糖：首选二氮嗪每日 5~20mg/kg，分 3 次口服；高血糖素 0.02mg/kg，静脉注射或 1~20μg/（kg·d）静脉维持，仅作为短期用药。

6. 预防

（1）避免高危因素（如寒冷损伤），高危儿定期监测血糖。

（2）生后能进食者宜早期喂养。

（3）胃肠道不能喂养，可 10% 葡萄糖静脉滴注，足月适于胎龄儿按 3~5mg/（kg·min）、早产适于胎龄儿以 4~6mg/（kg·min）、小于胎龄儿以 6~8mg/（kg·min）速率输注，可达近似内源性肝糖原产生率。

二、新生儿高血糖

1. 概述　新生儿全血血清葡萄糖>7.0mmol/L（125mg/dl）或血清葡萄糖水平>8.40mmol/L（150mg/dl）为诊断标准。

2. 病因与发病机制

（1）血糖调节功能不成熟：新生儿胎龄、体重与对糖的耐受性相关。极低出生体重儿输糖速率 4~6mg/（kg·min）易发生高血糖。新生儿胰岛 B 细胞功能不完善，致肝脏产生葡萄糖和胰岛素浓度及输出间失衡，是新生儿高血糖的内在因素，尤为极低出生体重儿。

（2）应激性：在窒息、重感染、创伤下，血中儿茶酚胺、皮质醇、高血糖素显著升高，糖异生作用增强而致高血糖。

（3）医源性：输注高浓度葡萄糖，且速率过快时，易致高血糖。

（4）新生儿糖尿病

1）暂时性（又称假性糖尿病）：约 1/3 有糖尿病家族史，多见于小于胎龄儿。

2）真性糖尿病：新生儿少见，与遗传因素有关。

3. 临床表现

（1）轻者无症状。血糖增高或持续时间长的患儿可有高渗血症、高渗透性利尿，出现脱水、烦渴、多尿，甚至有颅内出血等。

（2）新生儿糖尿病可有尿糖阳性、尿酮体阴性或阳性。

4. 防治

（1）早产儿，尤其是极低出生体重儿输糖速率应≤5~6mg/（kg·min），并监测血糖水平。

（2）高血糖不易控制且空腹血糖水平>14mmol/L时给胰岛素。

（3）轻度、短暂（24~48小时）高血糖可减慢葡萄糖输注速率纠正。

第十五节　新生儿低钙血症

一、概述

新生儿低钙血症指血清总钙<1.75mmol/L（7mg/dl），血清游离钙<1mmol/L（4mg/dl），是新生儿惊厥的常见原因之一。

二、病因

1. 早期低血钙　发生于72小时内，常见于早产儿、小于胎龄儿、糖尿病及妊娠期高血压疾病母亲所生婴儿。

2. 晚期低血钙

（1）发生于72小时后，常发生于牛乳喂养的足月儿，主要是因为牛乳磷含量高，钙磷比不适宜，导致钙吸收差。

（2）若低血钙持续时间长或反复出现，应注意孕妇有无甲状旁腺功能亢进症、暂时性先天性特发性甲状旁腺功能不全及先天性永久性甲状旁腺功能不全等疾病。

3. 其他 使用碱性药物，使血清游离钙变为结合钙；输注库存血，长期使用利尿剂。

三、临床表现

1. 症状多出现于出生后 5~10 天。

2. 主要表现为呼吸暂停、激惹、烦躁不安、肌肉抽搐，重者发生惊厥，手足搐搦和喉痉挛在新生儿少见。

3. 发作间期一般情况良好，但肌张力稍高，腱反射增强，踝阵挛可呈阳性。

4. 早产儿通常无明显症状体征。但极低和超低出生体重儿可表现为生长发育延迟，严重者出现佝偻病样症状，甚至发生骨折。

四、辅助检查

1. 血清总钙 < 1.75mmol/L（7mg/dl），血清游离钙 <1mmol/L（4mg/dl）。

2. 血清磷常>2.6mmol/L（8mg/dl），碱性磷酸酶多正常。

五、治疗

1. 补充钙剂

（1）凡因严重低钙导致惊厥发作或心力衰竭时，需立即静脉补钙。10% 葡萄糖酸钙溶液（含元素钙 9mg/ml）每次 1~2ml/kg，缓慢推注（10~15 分钟），必要时间隔 6~8 小时再给药 1 次，每日最大剂量为 6ml/kg。惊厥停止后可口服补充元素钙 50~60mg/（kg·d），病程长者可持续 2~4 周，以维持血钙在 2~2.3mmol/L 为宜。

（2）不伴有惊厥发作，但血清游离钙<1mmol/L（出生体重>1500g）或血清游离钙<0.8mmol/L（出生体重<1500g）时，

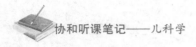

应静脉持续补充元素钙 40~50mg/（kg·d）。

（3）对于某些新生儿，如患有严重 RDS、窒息、感染性休克以及 PPHN 等，也应持续静脉补钙，使血清游离钙维持在 1.2~1.5mmol/L 或 1~1.4mmol/L，以预防低钙血症的发生。

（4）注意事项：静脉注射时应密切监测心率和心律变化，并防止钙剂外溢致组织坏死和皮下钙化。

2. 补充镁剂　若使用钙剂后，惊厥仍不能控制，应检查血镁。

3. 补充维生素 D　甲状旁腺功能不全者长期口服钙剂的同时还应给予维生素 D_2。

4. 调整饮食　改用母乳或钙磷比例适当的配方奶。

第十六节　新生儿脐部疾病

一、脐炎

1. 概述

（1）脐炎是指细菌从脐残端侵入并繁殖所引起的急性炎症，以金黄色葡萄球菌最常见。

（2）轻者脐轮与脐周皮肤红肿，或伴有少量脓性分泌物。

（3）重者脐部和脐周明显红肿发硬，脓性分泌物量多，可向周围皮肤或组织扩散，引起腹壁蜂窝织炎、皮下坏疽、腹膜炎、败血症等。

2. 治疗

（1）轻者局部用 3%过氧化氢溶液或碘伏清洗，每日 2~3 次。

（2）脐周有扩散或伴有全身症状者需选用抗生素静脉注射；如有脓肿形成，则需切开引流。

二、脐疝

1. 由于脐环关闭不全或薄弱，腹腔脏器由脐环处向外突出到皮下，形成脐疝。

2. 疝囊为腹膜及其外层的皮下组织和皮肤，囊内为大网膜和小肠，与囊壁一般无粘连。

3. 哭闹时脐疝外凸明显，安静时用手指压迫疝囊可回纳，通常不发生嵌顿。

4. 出生后1年内腹肌逐渐发达，多数疝环逐渐狭窄、缩小，自然闭合，预后良好。

5. 疝囊较大且2岁以上仍未愈合者可手术修补。

三、脐肉芽肿

1. 脐肉芽肿指断脐后创面受异物刺激、反复摩擦或感染等，在局部形成小的肉芽组织增生。

2. 脐肉芽组织表面湿润，有少许黏液或黏液脓性渗出物，可用碘伏每日数次清洁肉芽组织表面，预后良好。

3. 顽固肉芽组织增生者，呈灰红色，表面有血性分泌物，用10%硝酸银烧灼或消毒剪剪除。

第十七节　新生儿产伤性疾病

一、概述

1. 新生儿产伤性疾病指分娩中因机械因素对胎儿或新生儿造成的损伤，头颅、软组织、骨骼、周围神经、内脏等部位常见。

2. 高危因素有产程延长、胎位不正、急产、巨大儿、母亲骨盆异常及接产方式不当等。

二、头颅血肿

产伤导致骨膜下血管破裂、血液积聚于骨膜下所致。常由

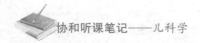

胎位不正、头盆不称、胎头吸引或产钳助产引起。

（一）临床表现

1. 以头顶部多见，常为一侧性，少数为双侧。

2. 血肿不超越骨缝，边界清楚，触之有波动感，其表面皮肤颜色正常。

3. 常致黄疸加重或黄疸持续时间延长。

4. 疾病鉴别

（1）先锋头（产瘤或头皮水肿）：多发于头先露部，肿块边界不清、不受骨缝限制，头皮红肿、压之凹陷、无波动感，生后 2~3 天消失。有时与血肿并存，头皮水肿消退才显出血肿。

（2）帽状腱膜下出血：头出血在头颅帽状腱膜与骨膜之间的疏松组织内，无骨缝限制，故出血量大，易扩散。

5. 头颅呈广泛性肿胀，有波动感，但可超过骨缝。出血量大者，眼睑、耳后和颈皮下可见紫红色瘀斑，常伴高胆红素血症、贫血，甚至失血性休克。

（二）治疗

1. 无并发症不需治疗。

2. 血肿伴高胆红素血症达光疗指征者，应给予蓝光治疗。血肿继发性感染者，需抗感染治疗，必要时需外科切开引流。

三、锁骨骨折

锁骨骨折是产伤性骨折中最常见的一种，与分娩方式、胎儿娩出方位和出生体重有关。难产、胎儿转位幅度大、巨大儿发生率高。

（一）临床表现

1. 多发生在右侧锁骨中段外 1/3 处，大多无明显症状，故极易漏诊。

2. 患儿患侧上臂活动减少或被动活动时哭闹，触诊双侧锁骨不对称，局部软组织肿胀，有压痛，患侧拥抱反射减弱或消失，X线摄片可确诊。

（二）治疗

青枝骨折一般不需治疗，完全性骨折可外科处理。

四、臂丛神经麻痹

臂丛神经麻痹是新生儿周围神经损伤中最常见的一种。因难产、臀位等因素使臂丛神经过度牵拉受损，足月及大于胎龄儿多见。

1. 临床表现　按受损部位可分上臂型、中臂型和下臂型。

（1）上臂型：常见，第 5、6 颈神经根受损。患侧上肢下垂、内收，不能外展、外转。肘关节表现为前臂内收、伸直，不能旋后或弯曲。腕、指关节屈曲，受累侧拥抱反射不能引出。

（2）中臂型：第 7 颈神经根损伤，前臂、腕、手的伸展动作丧失或减弱，肱三头肌、拇指伸肌不完全麻痹，受累侧拥抱反射通常不能引出。

（3）下臂型：第 8 颈神经及胸 1 神经根受累。腕部屈肌及手肌无力，握持反射弱。

第 1 胸椎根的交感神经纤维受损，可引起受损侧霍纳（Horner）综合征，表现为瞳孔缩小，睑裂变窄等。

2. 诊断　磁共振可确定病变部位，肌电图检查及神经传导试验也有助于诊断。

3. 预后

（1）取决于受损程度。若损伤为神经功能性麻痹，数周内可完全恢复。

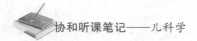

（2）生后第 1 周开始做按摩及被动运动，大部分病例可于治疗后 2~3 个月内获得改善和治愈，如为神经撕裂则多留有永久性麻痹。

五、面神经麻痹

1. **临床表现**　面瘫部位与胎位有密切关系，常为一侧，眼不能闭合、不能皱眉，哭闹时面部不对称，患侧鼻唇沟浅、口角向健侧歪斜。

2. **治疗**　注意保护角膜。

3. **预后**　预后良好。

历年真题

1. 确诊新生儿败血症最有意义的检查是
   A. 血培养
   B. 免疫功能检测
   C. 血常规
   D. 分泌物涂片革兰染色
   E. 血 C-反应蛋白

2. 男婴，3 天。足月儿，出生体重 3560g。黄疸 2 天，加重伴嗜睡 1 天。无发热及惊厥。查体：T 37.5℃，吸吮无力，反应差，全身皮肤及巩膜明显黄染，心肺未见明显异常，腹软，肝肋下 2cm。实验室检查：血红蛋白 90g/L，血清总胆红素 425μmol/L。最可能的诊断是

   A. 先天性胆道闭锁
   B. 生理性黄疸
   C. 新生儿溶血病
   D. 母乳性黄疸
   E. 新生儿肝炎

3. 关于新生儿病理性黄疸的诊断，错误的是
   A. 生后 24 小时内出现黄疸
   B. 足月儿>2 周黄疸未消失
   C. 黄疸退而复现
   D. 血清总胆红素常>257μmol/L（15mg/dl）
   E. 血清结合胆红素常<257μmol/L（15mg/dl）

参考答案：1. A　2. C　3. E

第七章　免疫性疾病

核心问题

1. 原发性免疫缺陷病、过敏性紫癜的临床表现。

2. 获得性免疫缺陷综合征的诊断及治疗。

3. 全身型幼年特发性关节炎的分类、临床表现及诊断。

4. 风湿热及川崎病的诊断与诊断鉴别。

内容精要

1. 风湿热的表现及治疗。

2. 川崎病的表现及治疗。

3. 获得性免疫缺陷综合征的临床表现。

第一节　概　　述

一、小儿免疫系统发育特点

1. 单核-巨噬细胞　新生儿单核细胞发育已完善，因缺乏辅助因子，其趋化、黏附、吞噬、氧化杀菌、产生 G-CSF、IL-8、IL-6、IFN-γ、IL-12 和抗原提呈能力均较成人差。

2. 中性粒细胞　生后 12 小时外周血中性粒细胞计数较高，

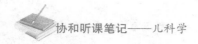

72 小时后下降，继后逐渐上升达成人水平。

3. T 淋巴细胞及细胞因子

（1）成熟 T 细胞占外周血淋巴细胞 80%，外周血淋巴细胞计数可反映 T 细胞数量。

（2）Th 亚群、细胞因子、NK 和 ADCC。

4. B 淋巴细胞及 Ig

（1）B 细胞表型和功能：胎儿、新生儿有产生 IgM 的 B 细胞，无产生 IgG、IgA 的 B 细胞。

（2）IgM：胎儿期已能产生，出生后更快，男孩于 3 岁时、女孩于 6 岁时达成人血清水平。

（3）IgA：发育最迟，至青春后期或成人期才达成人水平。

主治语录：IgG 是唯一能通过胎盘的 Ig，其转运过程为主动性，在出生后 5~6 个月以后消失。

5. 补体和其他免疫分子

（1）补体：新生儿补体经典途径成分活性是其母亲 50%~60%，生后 3~6 个月达成人水平。

（2）其他免疫分子：新生儿血浆纤连蛋白浓度仅为成人 1/3~1/2，未成熟儿更低。

第二节　原发性免疫缺陷病

一、概述

1. 原发性免疫缺陷病是因免疫细胞、免疫分子发生缺陷引起的机体抗感染免疫功能低下或免疫功能失调的一组临床综合征。

2. 本病可为遗传性。由不同基因缺陷导致免疫系统功能损害的疾病，称原发性免疫缺陷病；也可为生后环境因素影响免疫系统所致，称继发性免疫缺陷病，因其程度较轻又称为免疫功能低下。

3. 人类免疫缺陷病毒感染所致者，称为获得性免疫缺陷综合征。

二、我国常见原发性免疫缺陷病

1. X-连锁无丙种球蛋白血症、X-连锁高免疫球蛋白 M 血症、慢性肉芽肿病。

2. 湿疹、血小板减少伴免疫缺陷　亦为 X 连锁。婴儿期起病，表现为湿疹、反复感染和血小板减少三联症。

3. 严重联合免疫缺陷病

（1）T 细胞缺陷，B 细胞正常：以 X-连锁遗传最常见。

（2）T 和 B 细胞均缺如：均为常染色体隐性遗传。

（3）常见变异型免疫缺陷病：表现为不同程度 Ig 缺乏的综合征，临床表现为年长儿或青年人反复呼吸道感染，包括鼻窦炎、肺炎和支气管扩张。

三、共同临床表现

1. 共同的表现较为一致，即反复感染、易患肿瘤和自身免疫性疾病。

2. 近年来新发现的许多原发性免疫缺陷病主要表现为免疫失调所致的自身免疫反应、变态反应和失控的炎症反应，仅伴轻度或无感染。

3. 反复和慢性感染　最常见表现是感染，为反复、严重、持久、难治的感染。

（1）发生年龄：40% 在 1 岁以内发病，1~5 岁占 40%，6~16 岁占 15%，5% 发病于成人。

（2）感染部位：呼吸道最常见，如复发性（慢性）中耳

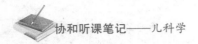
炎、鼻窦炎、结膜炎、支气管炎或肺炎；其次为胃肠道，如慢性肠炎。

（3）感染过程：常反复发作或迁延，治疗效果欠佳。

4. 自身免疫性疾病　未因严重感染而致死亡者，随年龄增长易发生自身免疫性疾病。

5. 肿瘤　尤易发生淋巴系统肿瘤。其发生率较正常人群高数十倍至 100 倍。

6. 其他临床表现　生长发育迟缓甚至停滞、出血倾向、胸腺发育不全的特殊面容、先天性心脏病和难以控制的低钙惊厥等。

四、诊断

1. 病史和体检　脐带延迟脱落是 Ⅰ 型白细胞黏附分子缺陷的重要线索。严重麻疹或水痘提示细胞免疫缺陷。

2. 家族史　1/4 患儿家族能发现因感染致早年死亡成员。

3. 体格检查　严重或反复感染可致体重下降、发育滞后、营养不良、轻中度贫血和肝脾大。

4. 实验室检查　确诊靠实验室免疫学检测和基因分析结果。

（1）可分 3 个层次进行

1）初筛试验。

2）进一步检查。

3）特殊或研究性试验。

（2）包括 Ig 测定（IgG、IgM、IgA 和 IgE）、抗 A 和抗 B 同族凝集素、抗链球菌溶血素 O、分泌型 IgA 水平、外周血淋巴细胞绝对计数、X 线胸片、迟发皮肤过敏试验、四唑氮蓝染料试验、补体 CH50 活性及 C3 和 C4 水平、基因突变分析和产前诊断。

主治语录： 初筛试验在疾病的初期筛查过程中尤其重要。

五、治疗

1. 一般治疗　适当隔离措施，注重营养。

2. 替代治疗　静脉注射免疫球蛋白、高效价血清免疫球蛋白、血浆、其他代替治疗（新鲜白细胞、细胞因子及酶代替治疗）。

3. 免疫重建　胸腺组织移植、造血干细胞移植（骨髓移植、脐造血干细胞移植）。

4. 基因治疗　治疗原发性免疫缺陷病的重要治疗手段之一。

第三节　继发性免疫缺陷病

一、概述

1. 继发性免疫缺陷病指生后因不利环境因素导致免疫系统暂时性功能障碍，一旦不利因素被纠正，免疫功能即可恢复正常。

2. 发病率远高于原发性，且为可逆性。

3. 病因　见表 7-3-1。

表 7-3-1　继发性免疫缺陷病的病因

营养紊乱	蛋白质-热能营养不良、铁缺乏症、锌缺乏症、维生素 A 缺乏症、肥胖症
免疫抑制剂	放射线、糖皮质激素、环孢素、细胞毒性药物、抗惊厥药物
遗传性疾病	染色体异常、染色体不稳定综合征、酶缺陷、血红蛋白病、张力性肌萎缩症、先天性无脾症、骨骼发育不良
肿瘤和血液病	组织细胞增生症、类肉瘤病、淋巴系统肿瘤、白血病、霍奇金病、淋巴组织增生性疾病、再生障碍性贫血
新生儿	属生理性免疫功能低下
感染	细菌感染、真菌感染、病毒感染、寄生虫感染
其他	糖尿病、蛋白质丢失性肠病、肾病综合征、尿毒症、外科手术和外伤

主治语录：营养紊乱是儿童时期最常见的病因，包括蛋白质-热能营养不良，亚临床微量元素锌和铁缺乏，亚临床维生素A、维生素B族和维生素D缺乏，脂肪和糖类摄入过多等。

4. 临床表现和处理

（1）最常表现为反复呼吸道感染，包括反复上呼吸道感染、支气管炎和肺炎，也有胃肠道感染者，症状轻，但反复。

（2）反复感染尤其是胃肠道感染，可引起更严重的营养吸收障碍而加重营养不良。

（3）感染可直接致免疫功能进一步恶化，形成"营养不良—免疫功能下降—感染—加重营养不良"恶性循环，构成了儿童时期重要的疾病谱。

（4）治疗原则是治疗原发性疾病，去除诱发因素。

二、获得性免疫缺陷综合征（艾滋病）

1. 概述　由人类免疫缺陷病毒（HIV）引起的一种传播迅速、病死率极高的感染性疾病。

2. 流行病学

（1）传染源患者和无症状病毒携带者是本病的传染源，特别是后者。

（2）儿童HIV感染的传播方式为母婴传播（主要途径）、血源传播、其他途径。

3. 病理

（1）可见淋巴结和胸腺等免疫器官病变。

（2）淋巴结呈反应性病变和肿瘤性病变两种。

（3）早期表现是淋巴组织反应性增生，随后可出现类血管免疫母细胞淋巴结病，继之淋巴结内淋巴细胞稀少，生发中心空虚。

（4）胸腺上皮严重萎缩，缺少胸腺小体。

（5）常侵犯中枢神经系统的病变包括胶质细胞增生，灶性坏死，血管周围炎性浸润，多核巨细胞形成和脱髓现象。

4. 临床表现

（1）**无表现（N）**：无任何感染症状和体征，或有轻微表现中一个。

（2）**轻微临床表现（A）**：下列表现>2个，无中、重度表现期情况。

1）淋巴结病（>0.5cm，>2个部位，对称分布）。

2）肝大、脾大、皮炎、腮腺炎、反复或持续性上呼吸道感染、鼻窦炎或中耳炎。

（3）**中度表现（B）**：除 A 的表现外，尚有以下表现。

1）贫血（血红蛋白<80g/L），中性粒细胞减少（<1×10^9/L），或血小板减少（<100×10^9/L），持续30天。

2）细菌性脑膜炎、肺炎或败血症（纯培养）。

3）6个月婴儿持续2个月以上的口腔念珠菌病。

4）心肌病。

5）发生于出生后1个月内的巨细胞病毒感染、反复和慢性腹泻、肝炎。

6）单纯疱疹病毒性口腔炎，1年内发作2次以上；单纯疱疹病毒性毛细支气管炎、肺炎或食管炎发生于出生1个月内。

7）带状疱疹至少发作2次或不同皮损部位。

8）平滑肌肉瘤伴有 EB 病毒感染。淋巴样间质性肺炎或肺淋巴样增生综合征。

9）肾病。

10）诺卡菌属感染，持续发热1个月以上。

11）弓形虫感染发生于出生后1个月内。

12）播散性水痘。

（4）**严重表现（C）**

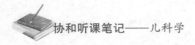

1）严重反复和多发性细菌感染，如脓毒血症、肺炎等。

2）念珠菌感染累及食管、气管、支气管和肺；深部真菌感染，呈播散性（肺、肺门和颈淋巴结以外的区域）。

3）隐球菌感染伴持续腹泻1个月以上。

4）巨细胞病毒感染发生于出生1个月内，累及肝、脾和淋巴结以外的区域。

5）脑病

6）单纯疱疹病毒性黏膜持续1个月以上，或单纯疱疹病毒性支气管炎、肺炎或食管炎发生于出生1个月以后。

7）组织胞质菌累及肺、肺门和颈淋巴结以外的区域。

8）卡波西肉瘤，淋巴瘤。

9）结核病，肺外播散型。

10）卡氏肺孢子菌肺炎。

11）进行性多发性白质性脑病。

12）沙门菌属（非伤寒）脓毒血症，反复发作。

13）脑弓形虫感染发生于出生1个月以后。

14）消耗综合征。

5. 实验室检查

（1）病原学诊断：病毒抗体检测（主要手段）、病毒分离、抗原检测、病毒核酸检测。

（2）免疫缺陷的实验诊断：血流变细胞亚群分析及各种机会性感染病原的检诊。

6. 诊断

（1）小儿无症状HIV感染

1）流行病史：①HIV感染母亲所生婴儿。②输入未经HIV抗体检测血液或血液制品史。

2）临床表现：无任何症状、体征。

3）实验室检查：≥18个月儿童，HIV抗体阳性，经确认试验证实者；患儿血浆中 HIV RNA 阳性。

4）确诊标准：①≥18 个月，有相关流行病史，实验室检查任何一项阳性可确诊。②<18 个月，有相关流行病学史，2 次不同时间血浆样本 HIV RNA 阳性可确诊。

（2）小儿 AIDS

1）流行病学史：同无症状 HIV 感染。

2）临床表现：不明原因的持续性全身淋巴结肿大、肝脾大、腮腺炎、不明原因持续发热>1 个月、慢性反复发作性腹泻、生长发育迟缓、体重下降明显、迁延难愈的间质性肺炎和口腔真菌感染、常发生各种机会感染等。

3）与成人 AIDS 比特点：①HIV 感染后，潜伏短，起病急，进展快。②偏离正常生长曲线的生长停滞是小儿 HIV 感染一种特殊表现。③易发生反复的细菌感染。④慢性腮腺炎和淋巴细胞性间质性肺炎常见。⑤婴幼儿易发生脑病综合征，发病早、进展快、预后差。

4）实验室检查：血浆中 HIV RNA 阳性、外周血 $CD4^+T$ 淋巴细胞总数减少、$CD4^+T$ 细胞占淋巴细胞数百分比减少。

5）确诊标准：①≥1 项临床表现。②≥18 个月患儿 HIV 抗体阳性或 HIV RNA 阳性者。③<18 个月患儿 2 次不同时间样本 HIV RNA 阳性，均可确诊。

7. 治疗

（1）用抗病毒药物的指征

1）HIV 感染的临床症状，包括临床表现 A、B 或 C。

2）$CD4^+T$ 淋巴细胞绝对数或百分率下降，达到中度或严重免疫抑制。

3）年龄在 1 岁以内的患儿，无论其临床、免疫学或病毒负荷状况。

4）年龄大于 1 岁患儿，无临床症状。

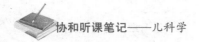

（2）抗病毒治疗：单用一种药物治疗效果差，目前提倡2种以上药物联合治疗。

1）核苷类反转录酶抑制剂。

2）非核苷类反转录酶抑制剂。

3）蛋白酶抑制剂。

（3）免疫学治疗、支持及对症治疗、抗感染和抗肿瘤治疗。

8. 预防　儿童 AIDS 病的预防应注意以下几点。

（1）普及艾滋病知识，减少育龄期女性感染 HIV。

（2）HIV 感染者避免妊娠，HIV 感染或 AIDS 孕妇应规劝其终止妊娠或尽量剖宫产。

（3）严格禁止高危人群献血。

（4）HIV 抗体阳性母亲及新生儿应服用齐多夫定（AZT），以降低母婴传播。

（5）严格控制血液及各种血制品的质量。

（6）疫苗预防。

主治语录：艾滋病临床表现及诊断标准应熟记。

第四节　风湿性疾病概述

1. 自身免疫反应是由于不同原因（包括物理、化学和生物学因子）诱导的宿主异常免疫反应，将自身组织和细胞作为靶向。若此种自身免疫反应异常强烈，引起组织严重持久的结构和功能破坏，出现临床症状，称为自身免疫性疾病。

2. 风湿性疾病是一组病因不明的自身免疫性疾病，因主要累及不同脏器的结缔组织，故曾称为结缔组织疾病。虽然其病因不明，但一般认为大多数风湿性疾病的发病机制均有其共同规律，即感染原刺激具有遗传学背景的个体，发生异常免疫反应所致。

3. 除经典的风湿性疾病（如风湿热、系统性红斑狼疮、皮肌炎、硬皮病、幼年特发性关节炎等）外，许多以往病因不明的血管炎性综合征，如过敏性紫癜、川崎病等，现已明确纳入风湿性疾病的范畴。

主治语录：川崎病、过敏性紫癜和幼年特发性关节炎是常见的儿童时期风湿性疾病。

第五节　风　湿　热

一、概述

1. 咽喉部感染 A 组乙型溶血性链球菌后的急性或慢性的风湿性疾病。

2. 可反复发作。主要累及心脏和皮肤、皮下组织，偶累及中枢神经系统、血管、肺、肾等。

3. 以关节炎和心脏炎为主，可伴发热、皮疹、皮下结节、舞蹈病等。

4. 发作呈自限性。急性发作时关节炎明显，后有轻重不等的心脏损害，形成慢性风湿性心脏病或风湿心瓣膜病。

5. 可见任何年龄，5~15 岁常见，<3 岁极为少见。四季均可发病，冬春多见。无性别差异。

主治语录：及时青霉素治疗链球菌性咽峡炎可以预防本病。

二、病因及发病机制

1. 病因

（1）链球菌在咽峡部存在天数愈长，发病的机会愈大。

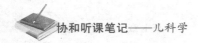

（2）特殊的致风湿热 A 组溶血性链球菌株，如 M 血清型和黏液样菌株。

（3）患儿遗传学背景：一些人群具有明显的易感性。

2. 发病机制　包括分子模拟、自身免疫反应、遗传背景及毒素。

三、病理

1. 急性渗出期　受累部位如心脏、关节、皮肤等结缔组织变性和水肿，淋巴细胞和浆细胞浸润；心包膜纤维素性渗出，关节腔内浆液性渗出。持续 1 个月。

2. 增生期　主要发生于心肌和心内膜，特点为形成风湿小体，可分布于肌肉及结缔组织，关节处皮下组织和腱鞘好发，形成皮下小结，这是诊断风湿热病理依据。持续 3～4 个月。

3. 硬化期　风湿小体中央变性和坏死物质被吸收，炎症细胞减少，纤维组织增生和瘢痕形成。心瓣膜边缘可有嗜伊红性疣状物，瓣膜增厚，形成瘢痕。二尖瓣常受累，其次为主动脉瓣，很少累及三尖瓣。持续 2～3 个月。

四、临床表现

1. 特点

（1）急性风湿热发生前 1～6 周常有链球菌感染后咽峡炎病史。

（2）多急性起病，可为隐匿性进程。

（3）主要表现可以单独或合并出现。

（4）发热和关节炎是最常见的主诉，皮肤和皮下组织的表现不常见，通常只发生在已有关节炎、舞蹈病或心脏炎的患者中。

2. 一般表现

（1）急性起病者发热在 38~40℃，热型不规则，1~2 周后转为低热。

（2）隐匿起病者仅为低热或无发热。且有精神不振、疲倦、胃纳不佳、面色苍白、多汗、关节痛和腹痛等，个别有胸膜炎和肺炎。

（3）如未经治疗，一次急性风湿热发作<6 个月，未预防性治疗的可反复发作。

3. 心脏炎

（1）40%~50% 累及心脏：是风湿热唯一的持续性器官损害。

（2）首次发作：于起病 1~2 周内出现心脏炎的症状。

（3）初次发作：以心肌炎和心内膜炎最多见。

（4）心肌炎

1）轻者无症状，重者有不同程度的心力衰竭；安静时心动过速、心脏扩大、心尖搏动弥散、心音低钝，可闻奔马律、心尖部可闻及轻度收缩期吹风样杂音，75%初发者主动脉瓣区可闻舒张中期杂音。

2）X 线呈心脏扩大、心电图示 P-R 间期延长，伴 T 波低平和 ST 段异常，或心律失常。

（5）心内膜炎

1）侵犯二尖瓣、主动脉瓣，造成关闭不全。

2）急性期瓣膜损害多为充血水肿，恢复期可渐消失。

3）多次复发可造成心瓣膜永久性瘢痕形成，导致风湿性心瓣膜病。

4）超声心动图能敏感地发现临床听诊无异常的隐匿性心瓣膜炎。

（6）心包炎

1）有心前区疼痛，有时于心底部听到心包摩擦音，伴颈静

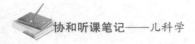

脉怒张、肝大等心脏压塞表现。

2）X线检查心影向两侧扩大呈烧瓶形；心电图示低电压，早期 ST 段抬高，后 ST 段回到等电线，有 T 波改变；超声心动图可确诊少量心包积液。

3）有心包炎表现者，提示心脏炎严重，易发生心力衰竭。

4）初发有 5%~10% 患儿发生充血性心力衰竭，再发时发生率更高。

5）风湿性心脏瓣膜病患儿伴有心力衰竭者，提示有活动性心脏炎存在。

4. 关节炎

（1）占急性风湿热 50%~60%。

（2）游走性多关节炎，以膝、踝、肘、腕等大关节为主。

（3）表现为关节红、肿、热、痛，活动受限，持续数日后自行消退，不留畸形，此起彼伏可持续 3~4 周。

5. 舞蹈病

（1）3%~10% 风湿热患儿可有，病程 1~3 个月，个别在 1~2 年内反复发作。

（2）全身或部分肌肉的不自主快速运动，如伸舌歪嘴、挤眉弄眼、耸肩缩颈、语言障碍、书写困难、细微动作不协调等。患儿常伴肌无力和情绪不稳定。

（3）常在其他症状出现后数周至数月出现，舞蹈病可能为首发症状。

（4）少数有不同程度神经精神后遗症，如性格改变、偏头痛、细微运动不协调等。

6. 皮肤症状　环形红斑、皮下小结。

主治语录：同时累及心肌、心内膜和心包膜者，称为全心炎。

五、辅助检查

1. 链球菌感染的证据　20%~25%咽拭子培养有 A 组乙型溶血性链球菌。

2. 风湿热活动指标　白细胞、中性粒细胞高，$\alpha 2$ 球蛋白和黏蛋白增高、红细胞沉降率快、C-反应蛋白阳性。

六、诊断与诊断鉴别

1. Jones 诊断标准

（1）伴风湿性心脏病的复发性风湿热：只需 2 项次要表现及前驱链球菌感染证据即可确立诊断。

（2）隐匿发病的风湿性心脏炎和舞蹈病：无须其他表现，缺少前驱链球菌感染证据也可诊断。

（3）多关节炎（痛）或单关节炎可能发展为风湿热给予重视，以避免误诊及漏诊。

修订的 Jones 诊断标准见表 7-5-1。

表 7-5-1　修订的 Jones 诊断标准

主要表现	次要表现	链球菌感染证据
1. 心脏炎 （1）杂音 （2）心脏增大 （3）心包炎 （4）充血性心力衰竭 2. 多发性关节炎 3. 舞蹈病 4. 环形红斑 5. 皮下小结	临床表现 （1）既往风湿热病史 （2）关节痛 （3）发热 实验室检查 （1）血沉增快，CRP 阳性，白细胞增多，贫血 （2）心电图：P-R 间期延长，Q-T 间期延长	1. 近期患过猩红热 2. 咽拭子培养溶血性链球菌阳性 3. ASO 或风湿热抗链球菌抗体增高

2. 鉴别诊断

（1）风湿性关节炎

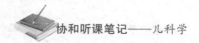

1）幼年特发性关节炎：侵犯小关节，无游走性特点。反复后有关节畸形，X 线见关节面破坏、关节间隙变窄和邻近骨骼骨质疏松。

2）急性化脓性关节炎节炎：多为金黄色葡萄球菌感染的全身脓毒血症的局部表现，症状重，累及大关节，血培养阳性。

3）急性白血病：发热、关节痛外，多伴有贫血、出血倾向，肝、脾及淋巴结肿大，骨髓检查可鉴别。

4）生长痛：多于下肢，夜间尤甚，喜按摩，局部无红肿。

（2）风湿性心脏炎

1）感染性心心内膜炎：贫血、脾大、皮肤瘀斑或其他栓塞症状有助诊断，血培养阳性，超声见心瓣（内）膜赘生物。

2）病毒性心肌炎：与单纯风湿性心肌炎难以区别。杂音不明显，发生心内膜炎少，多有心律失常，实验室检查可有病毒感染证据。

七、治疗

1. 卧床休息　期限取决于心脏受累程度和心功能状态。

2. 清除链球菌感染　应用青霉素 2 周或红霉素。

3. 抗风湿热治疗　有心脏炎时使用糖皮质激素，无心脏炎的用非甾类抗炎药（阿司匹林）。

4. 其他治疗　有充血性心力衰竭时视为心脏炎复发，及时给予大剂量静脉注射糖皮激素；洋地黄应慎用；舞蹈症可用苯巴比妥、地西泮等镇静剂。关节肿痛时应予制动。

第六节　幼年特发性关节炎

一、概述

1. 是儿童时期常见的风湿性疾病，以慢性关节滑膜炎为主要特征，伴全身多脏器功能损害。

2. 将"儿童时期（16 岁以下）不明原因关节肿胀、疼痛持续 6 周以上者"，命名为幼年特发性关节炎（JIA）。

主治语录：以慢性关节炎为主要特征，是小儿时期残疾或失明的重要原因。

二、病因和发病机制

1. 感染因素　多种细菌（链球菌、志贺菌、沙门菌属等）、病毒（细小病毒 B19、风疹和 EB 病毒等）、支原体和衣原体感染与本病发生有关，但未证实感染是本病发生的直接原因。

2. 遗传因素　人类白细胞抗原（HLA），具有 HLA-DR4（尤其是 DR1 * 0401）、DR8（其中如 DRB1 * 0801）和 DR5（如 DR * 1104）位点者是 JIA 的易发病人群。

3. 免疫学因素　JIA 的发病机制是各种感染性微生物的特殊成分作为外来抗原，作用于具有遗传学背景的人群，激活免疫细胞，通过直接损伤或分泌细胞因子、自身抗体触发异常免疫反应，引起自身组织的损害和变性。

三、分类及临床表现

见表 7-6-1。

表 7-6-1　幼年性特发性关节炎的分类及临床表现

类别	定　义	排除情况	表　现
全身型幼年特发性关节炎	每次发热＞2 周，伴关节炎，伴随（1）～（4）中一项或更多症状 （1）短暂非固定红斑样皮疹 （2）淋巴结肿大 （3）肝脾大 （4）浆膜炎，如胸膜炎及心包炎	（1）银屑病患者 （2）＞6 岁 HLA-B27 阳性的男性关节炎患儿 （3）家族史中一级亲属有 HLA-B27 相关的疾病 （4）2 次类风湿因子阳性，2 次间隔＞3 个月	（1）发热：呈弛张高热，每天体温波动在 37～40℃ （2）皮疹：随体温升降而出现或消退 （3）关节症状：关节痛或关节炎，伴四肢肌肉疼痛，发热时加剧，热退后缓解。可首发，又可在急性发病数月或数年后才出现 （4）部分有神经系统症状，应警惕并发巨噬细胞活化综合征

续 表

类别	定 义	排除情况	表 现
多关节型类风湿因子阴性	发病初 6 个月 ≥5 个关节受累，类风湿因子阴性	(1) 银屑病患者 (2) >6 岁 HLA-B27 阳性的男关节炎患儿 (3) 一级亲属有相关 HLA-B27 的疾病 (4) 2 次类风湿因子阴性，间隔>3 个月 (5) 全身型 JIA	(1) 任何年龄可起病，但有两个高峰，即 1~3 岁和 8~10 岁，女孩多见 (2) 受累关节 ≥5 个，多对称，大小关节均受累 (3) 有 10%~15% 最终有严重关节炎
多关节型类风湿因子阳性	病初6个月>5个关节受累，类风湿因子阳性	(1) 银屑病患者 (2) >6 岁 HLA-B27 阳性的男关节炎患儿 (3) 一级亲属有相关 HLA-B27 的疾病 (4) 全身型 JIA	(1) 女孩多见，多儿童后期起病 (2) 表现基本上与成人类风湿关节炎相同 (3) 关节症状较类风湿因子阴性型为重，后期可侵犯髋关节，未经规范治疗，半数以上有关节强直变形 (4) 除关节炎表现外，可有类风湿结节
少关节型关节炎	发病最初 6 个月有 1~4 个关节受累，可分为持续型少关节型和扩展型少关节型关节炎	(1) 银屑病患者 (2) >6 岁 HLA-B27 阳性的男关节炎患儿 (3) 一级亲属有相关 HLA-B27 疾病 (4) 2 次类风湿因子阳性，间隔>3 个月 (5) 全身型 JIA	(1) 本型女孩多见，起病多在 5 岁以前 (2) 多为大关节受累，膝、踝、肘或腕等大关节为好发部位，常为非对称性。反复发作，可导致双腿不等长 (3) 20%~30% 有慢性虹膜睫状体炎造成视力障碍
与附着点炎症相关的关节炎	关节炎合并附着点炎症或关节炎或附着点炎症，伴以下至少2种情况： (1) 关节压痛或炎症性腰骶部及脊柱疼痛，而不局限在颈椎 (2) HLA-B27 阳性 (3) 6 岁以上的男性患儿 (4) 一级亲属有相关 HLA-B27 的疾病	(1) 银屑病患者。 (2) 2 次类风湿因子阳性，2 次间隔 3 个月 (3) 全身型 JIA	(1) 男孩多见，>6 岁起病 (2) 四肢常首发症状，但以下肢大关节受累为多见，表现肿、痛和活动受限 (3) 骶髂关节病变可于病初发生，但多数于起病数月至数年后才出现 (4) 典型症状为下腰疼痛，初为间歇性，数月或年后转为持续性，疼痛可放射，有压痛 (5) 腰椎受累可致腰部活动受限，严重者病变可波及胸椎和颈椎，使整个脊柱呈强直状态 (6) 患儿还可有反复发作的急性虹膜睫状体炎和足跟疼痛

续 表

类别	定 义	排除情况	表 现
银屑病性关节炎	>1 个关节炎合并银屑病，或关节炎合并以下任何 2 项 (1) 指（趾）炎 (2) 指甲凹陷、脱离 (3) 一级亲属有银屑病	(1) >6 岁 HLA-B27 阳性的男关节炎患儿 (2) 一级亲属有相关 HLA-B27 的疾病 (3) 2 次类风湿因子阳性，间隔 3 个月 (4) 全身型 JIA	(1) 女性占多数，女男比为 2.5：1 (2) 表现为一个或几个关节受累，常为不对称性 (3) 半数以上患儿有远端指间关节受累及指甲凹陷 (4) 关节炎可发生于银屑病发病之前或数月、数年后。40%患者有银屑病
未分类的关节炎	不符合上述任何一项或符合上述两项以上类别的关节炎		

📎 **主治语录：**

（1）全身型幼年特发性关节炎任何年龄皆可发病，大部分起病 5 岁前。

（2）少关节型又分两个亚型：①持续型少关节型 JIA，整个疾病过程中关节受累均≤4 个。②扩展型少关节型 JIA，病后 6 个月关节受累≥5 个，约 20%少关节型患儿发展成扩展型。

四、辅助检查

1. 炎症反应的证据　血沉明显加快，但少关节型患者的血沉结果多正常。

2. 自身抗体　类风湿因子（阳性者关节病变严重）、40%患儿中抗核抗体低中效价，合并虹膜睫状体炎时高达 80%。

3. 其他检查　关节液分析和滑膜组织学检查、血常规、X 线、其他影像学检查。

五、诊断依据

1. 年龄<16 岁，不明原因关节肿胀。

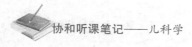

2. 病程>6 周。

3. 必须排除鉴别诊断中的疾病。

六、鉴别诊断

1. 高热、皮疹等全身症状为主者与以下疾病相鉴别

（1）全身感染：败血症、结核、病毒感染等。

（2）肿瘤性疾病：白血病、淋巴瘤、恶性组织细胞病、其他恶性肿瘤等。

2. 外周关节受累为主者 与风湿热、化脓性关节炎、关节结核、创伤性关节炎鉴别。

3. 与其他风湿性疾病合并关节炎相鉴别 如系统性红斑狼疮（SLE）、混合性结缔组织病（MCTD）、血管炎综合征。

4. 其他 脊髓肿瘤、椎间盘病变、先天性髋关节病变及银屑病等。

七、治疗

1. 一般治疗 除急性发热外，不主张过多地卧床休息。

2. 药物治疗

（1）非甾类抗炎药（萘普生）：不良反应包括胃肠反应，肝、肾功能损害，过敏等。

（2）缓解病情抗风湿药

1）甲氨蝶呤：不良反应轻，有不同程度胃肠反应、胃炎和口腔溃疡、贫血和粒细胞减少。对多关节型安全有效。

2）柳氮磺吡啶：不良反应有呕吐、皮疹、哮喘、贫血、溶血、中毒性肝炎和不育症。

3）羟氯喹：不良反应有视网膜炎、白细胞减少、肌无力和肝功能损害。

（3）肾上腺皮质激素：适用于全身型、多关节型、少关节型、虹膜睫状体炎。

（4）其他免疫抑制剂。

（5）生物制剂。

主治语录：糖皮质激素可减轻未分类关节炎症状，不能阻止关节破坏，长期使用不良反应大。

3. 理疗　对保持关节活动、肌力强度是极为重要的。

八、预后

1. 并发症主要是关节功能丧失和虹膜睫状体炎所致视力障碍。

2. 未分类型关节炎病情极易反复。

第七节　过敏性紫癜

一、概述

1. 过敏性紫癜是一种以小血管炎为主要病理改变的系统性血管炎。

2. 多发于 2~8 岁儿童，男多于女；四季均发病，春秋季多。

3. 为血小板不减少性紫癜，常伴关节肿痛、腹痛、便血、血尿和蛋白尿。

二、病因与发病机制

1. 病因尚不明确。

2. 发病机制　包括感染原和变应原作用于具有遗传背景个体，激发 B 细胞扩增，致 IgA 介导的系统性血管炎。

三、病理改变

1. 过敏性紫癜　广泛的白细胞碎裂性小血管炎，以毛细血

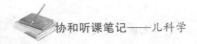

管炎为主，亦可波及小静脉和小动脉。

2. 过敏性紫癜肾炎　轻者为轻度系膜增生、微小病变、局灶性肾炎，重者为弥漫增殖性肾炎伴新月体形成。

四、临床表现

1. 特点

（1）急性起病，各种症状出现先后不一。

（2）首发以皮肤紫癜为主，少数以腹痛、关节炎或肾脏症状首先出现。

（3）起病前 1~3 周有上呼吸道感染史，伴低热、食欲缺乏、乏力等全身症状。

2. 症状

（1）皮肤紫癜：紫癜反复出现，皮肤紫癜为本病特征。

1）多见四肢及臀，对称分布，伸侧多，分批出现，面部及躯干少。

2）初呈紫红色斑丘疹，高出皮面，压之不褪色，后转为暗紫色，终呈棕褐色而消退。

3）少数重症者紫癜可融合成大疱，伴出血性坏死。

4）部分可伴荨麻疹和血管神经性水肿。

5）一般 4~6 周后消退，部分间隔数周、数月后又复发。

（2）胃肠症状

1）见于 2/3 病例。

2）由血管炎引起肠壁水肿、出血、坏死或穿孔是肠道症状及严重并发症主因。

3）多以阵发剧烈腹痛为主，常于脐周或下腹，伴呕吐，呕血少见。

4）部分有黑便或血便，偶见并发肠套叠、肠梗阻或肠穿孔者。

（3）关节症状

1）1/3 可有膝、踝、肘、腕等大关节肿痛，活动受限。

2）关节腔有浆液性积液，一般无出血，可数日内消失，无后遗症。

（4）肾脏症状

1）30%~60%有肾脏受损。多发于起病 1 个月内，可在他症状消失后发生，少数则以肾炎作为首发症状。

2）症状轻重不一，与肾外症状的严重度无一致性关系。

3）多数出现血尿、蛋白尿和管型尿，伴血压增高及水肿，称紫癜性肾炎。少数呈肾病综合征表现。

4）虽有些血尿、蛋白尿持续数月甚至数年，大多可恢复，少数发展为慢性肾炎，死于慢性肾衰竭。

（5）其他表现

1）偶可发颅内出血，致惊厥、瘫痪、昏迷、失语。

2）出血倾向包括鼻出血、牙龈出血及咯血等。

3）偶尔累及循环系统发生心肌炎和心包炎，累及呼吸系统发生喉头水肿、哮喘、肺出血等。

五、诊断标准

1. 有典型皮疹紫癜，同时伴有以下四项之一者，可以确诊。

2. 四项标准　弥漫性腹痛、关节炎（痛）、任何部位活检显示 IgA 免疫复合物沉积、肾损害。

六、鉴别诊断

与免疫性血小板减少性紫癜、风湿性关节炎等鉴别。

七、治疗

1. 一般治疗

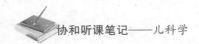

（1）卧床休息，积极寻找和去除致病因素。

（2）荨麻疹或血管神经性水肿时，应用抗组胺药物和钙剂。

（3）腹痛时应用解痉剂，消化道出血时应禁食。

（4）可静脉滴注每日西咪替丁 20～40mg/kg，必要时输血。

2. 糖皮质激素和免疫抑制剂

（1）有消化道出血、血管性水肿、严重关节炎等，建议泼尼松 1～2mg/（kg·d）。

（2）严重过敏性紫癜肾炎可在激素基础上加免疫抑制剂。

3. 抗凝治疗

（1）阻止血小板聚集和血栓形成的药物有阿司匹林、双嘧达莫。

（2）肝素，如伴明显高凝状态，可予低分子肝素治疗。

八、预后

1. 可自愈、易复发。

2. 难治性肾脏病变是主要死因。

第八节　川　崎　病

一、概述

1. 川崎病呈散发或小流行，四季均可发病。发病年龄以婴幼儿多见。

2. 15%～20% 未经治疗的患儿发生冠状动脉损害。

二、病理

为全身性血管炎，易累及冠状动脉，分为 4 期（表 7-8-1）。

表 7-8-1　川崎病的病理分期

分期	时间	表现
Ⅰ期	1~9 天	小动脉周围炎症，冠状动脉主要分支血管壁上的小营养动脉（静脉）被侵犯。心包、心肌间质及心内膜炎症浸润
Ⅱ期	12~25 天	冠状动脉主要分支全层血管炎，血管内皮水肿、血管壁平滑肌层及外膜炎性细胞浸润。弹力纤维和肌层断裂，可形成血栓和动脉瘤
Ⅲ期	28~31 天	炎症消退，血栓、肉芽形成，纤维组织增生，内膜增厚，致冠状动脉阻塞
Ⅳ期	数月至数年	病变愈合，心肌瘢痕形成，阻塞动脉可再通

三、临床表现

1. **主要表现**

（1）发热：可达 39~40℃，持续时间>7~14 天，呈稽留或弛张热型，抗生素治疗无效。

（2）球结合膜充血：起病 3~4 天，无脓性分泌物，热退后消散。

（3）唇及口腔表现：唇充血皲裂，口腔黏膜弥漫充血，且有草莓舌。

（4）手足症状：急性期手足硬性水肿、掌跖红斑；恢复期指（趾）端甲下和皮肤交界处有膜状脱皮，指（趾）甲有横沟，重者可脱落。

（5）皮肤表现：多形性红斑和猩红热样皮疹，第 1 周出现。肛周皮肤发红、脱皮。

（6）颈淋巴结肿大：单侧或双侧，表面不红，无化脓，可有触痛。

2. **心脏表现**

（1）1~6 周有心包炎、心肌炎、心内膜炎、心律失常。

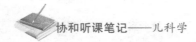

（2）发生冠状动脉瘤或狭窄者，可无临床表现，少数有心肌梗死的症状。

（3）冠状动脉损害多发生于 2～4 周，也可发于疾病恢复期。

（4）心肌梗死和冠状动脉瘤破裂可致心源性休克或猝死。

3. 其他

（1）间质性肺炎、无菌性脑膜炎、消化系统症状、关节痛和关节炎。

（2）原接种卡介苗瘢痕处再现红斑（接种后 3 个月～3 年易出现），对不完全型川崎病有重要诊断价值。

主治语录：最重要的并发症——冠状动脉病变。

四、诊断及鉴别诊断

1. 诊断标准　见表 7-8-2。

表 7-8-2　川崎病的诊断标准

发热 5 天以上，伴有下列 5 项临床表现中 4 项者，排除其他疾病后，即可诊断为川崎病

1. 四肢变化：急性期掌跖红斑，手足硬性水肿

2. 多形性红斑

3. 眼结合膜充血，非化脓性

4. 唇充血皲裂，口腔黏膜弥漫充血，舌乳头呈草莓舌

5. 颈部淋巴结肿大

2. 静脉注射免疫球蛋白（IVIG）非敏感型川崎病　发病 10 天内接受 IVIG 2g/kg 治疗，36～48 小时后体温>38℃，或给药 2～7 天后再次发热，且至少符合一项川崎病诊断标准，可考虑为 IVIG 非敏感型川崎病。

3. 鉴别诊断 需与渗出性多形性红斑、幼年特发性关节炎全身型、败血症和猩红热等发热出疹性疾病鉴别。

五、辅助检查

1. 超声心动图 是最重要的辅助检查手段。

2. 血液检查 白细胞总数、血沉增快，核左移，C-反应蛋白等急性时相蛋白、血浆纤维蛋白原和血浆黏度增高，血清转氨酶升高。

3. 免疫学检查 血清 IgG、IgM、IgA、IgE 和血液循环免疫复合物、Th2 类细胞因子增高，总补体和 C3 正常或增高。

4. 心电图 早期示非特异性 ST-T 变化；心包炎有广泛 ST 段抬高和低电压；心肌梗死有 ST 段明显抬高、T 波倒置及异常 Q 波。

5. X 线胸片 心影可扩大。

6. 冠状动脉造影 观察冠状动脉的病变程度，指导治疗。

7. 多层螺旋 CT 可部分取代传统的冠状动脉造影。

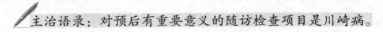 主治语录：对预后有重要意义的随访检查项目是川崎病。

六、治疗

1. 阿司匹林 每日 30~50mg/kg，分 2~3 次服用，热退后 3 天逐渐减量，2 周左右减至每日 3~5mg/kg，维持 6~8 周。

2. IVIG 推荐剂量 2g/kg，宜早期（10 天以内）用，防冠状动脉病变，应同时合并应用阿司匹林。

3. 糖皮质激素 不宜单独应用。IVIG 治疗无效，有 IVIG 耐药风险者可早期使用糖皮质激素，可与阿司匹林和双嘧达莫合并应用。

4. 其他治疗 抗血小板聚集、对症治疗及心脏手术。

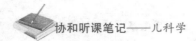

5. IVIG 非敏感型川崎病的治疗　继续 IVIG 治疗、糖皮质激素联合阿司匹林治疗。

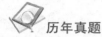历年真题

1. 下列川崎病的治疗中易发生冠状动脉瘤和影响冠脉修复，而不宜单独使用的是
   A. 阿司匹林
   B. 糖皮质激素
   C. 静脉注射丙种球蛋白
   D. 双嘧达莫
   E. 心脏手术

2. 男孩，10 岁。因"发热 7 天，抗生素治疗无效"入院。查体：球结膜充血，口唇皲裂，杨梅舌。颈部淋巴结肿大，全身可见多形性红斑。临床治愈出院后 2 个月猝死于家中，最可能的死因是
   A. 心肌炎
   B. 脑栓塞
   C. 脑出血
   D. 心包炎
   E. 冠状动脉瘤破裂

3. 男孩，1 岁。发热 8 天，皮疹 3 天入院。外院抗生素治疗 7 天无效。查体：T 39℃，烦躁不安，全身淡红色斑丘疹，双眼结膜充血，口唇鲜红、干裂，草莓舌。右颈淋巴结蚕豆大，质硬，有压痛。双肺呼吸音粗，心率 130 次/分，腹软，肝、脾无肿大，指（趾）端硬性肿胀。实验室检查：血白细胞计数 $19 \times 10^9/L$，中性粒细胞占比 0.78，淋巴细胞占比 0.22，血小板计数 $420 \times 10^9/L$，血沉 120mm/h，血培养（-）。该患儿最可能的诊断为
   A. 幼儿急疹
   B. 猩红热
   C. 咽结合膜热
   D. 川崎病
   E. 麻疹

参考答案：1. B　2. E　3. D

第八章　感染性疾病

核心问题

1. 麻疹、传染性单核细胞增多症的临床分型、表现及诊断与鉴别诊断。
2. 手足口病、水痘的临床表现与辅助检查。
3. 脓毒症、脓毒性休克的诊断标准与治疗原则。
4. 儿童常见结核病的诊断标准与治疗。

内容精要

麻疹是由麻疹病毒引起的传染性极强的严重疾病。结核病是由结核杆菌引起的慢性感染性疾病。

第一节　病毒感染

一、麻疹

（一）概述

1. 麻疹是麻疹病毒所致的小儿常见的传染性极强的急性呼吸道病。
2. 临床以发热、上呼吸道炎（咳嗽、流涕）、结膜炎、口

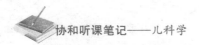

腔麻疹黏膜斑（又称柯氏斑）及全身斑丘疹疹退后遗留色素沉着伴糠麸样脱屑为特征。

3. 主要由于肺炎、脑炎等严重并发症引起死亡。

4. 大多可获终身免疫。

（二）病原学

1. 麻疹病毒为 RNA 病毒，仅存在一种血清型，抗原性稳定。人是唯一宿主。

2. 麻疹病毒在外界生存力弱，不耐热，对紫外线和消毒剂均敏感。

（三）流行病学

1. 麻疹患者是唯一的传染源，以冬春季节发病为多。

2. 在前驱期和出疹期，患者口、鼻、咽、气管及眼部的分泌物中均含有麻疹病毒。

3. 主要通过打喷嚏、咳嗽和说话等由飞沫传播。

4. 密切接触者亦可经污染病毒的手传播。

主治语录：麻疹患者自出疹前 5 天至出疹后 5 天均有传染性，如合并肺炎，传染性可延长至出疹后 10 天。

（四）发病机制

麻疹病毒从鼻咽部进入人体，在呼吸道上皮细胞和局部淋巴组织中繁殖并侵入血液，通过血液的单核细胞向其他器官传播（脾肺、肝肾、胸腺、皮肤）引起广泛性损伤，出现一系列表现。

（五）临床表现

1. 典型麻疹

（1）潜伏期：多为 6~18 天（平均 10 天左右）。潜伏期末可有低热或全身不适。

（2）前驱期：常持续 3~4 天。

1）发热，多为中度以上，热型不一。

2）在发热时伴咳嗽、喷嚏、咽部充血等。

3）麻疹黏膜斑是麻疹早期的特异性体征，常在出疹前 1~2 天出现。开始时见于上下磨牙相对应的颊黏膜上，灰白色如沙砾大小点，周围有红晕，可累及整个颊黏膜并蔓延至唇部黏膜。

4）部分可有非特异症状，如全身不适、食欲缺乏、精神不振等。婴儿可有呕吐、腹泻等消化道症状。偶见皮肤荨麻疹，隐约斑疹或猩红热样皮疹，出现典型皮疹时消失。

✎ 主治语录：前驱期流涕、结膜充血、眼睑水肿、畏光、流泪等眼鼻卡他症状是本病特点。

（3）出疹期

1）多在发热后 3~4 天出现，体温高至 40℃，全身毒血症状加重，嗜睡或烦躁不安，甚至谵妄、抽搐、咳嗽加重。

2）皮疹先出现于耳后、发际，渐及额、面、颈部，自上而下蔓延至躯干、四肢，最后达手掌与足底。

3）皮疹初为红色斑丘疹，呈充血性，疹间有正常皮肤，无痒感。后部分融合成片，颜色加深呈暗红色。

4）此期肺部有干、湿啰音。

（4）恢复期：若无并发症，出疹 3~4 天后发热减退，食欲、精神等全身症状逐渐好转，皮疹按出疹先后顺序消退，留棕褐色色素沉着伴糠麸样脱屑，7~10 天后消退。

2. 非典型麻疹　见表 8-1-1。

表 8-1-1　非典型麻疹

分型	常见群体	临床特点	诊　断
轻型	有部分免疫者，潜伏期接受过免疫球蛋白、<8个月母亲被动抗体的婴儿	为一过性低热，轻度眼鼻卡他症状，可无麻疹黏膜斑，皮疹稀、色淡，消失快，疹退后无色素沉着或脱屑，无并发症	靠流行病学资料和麻疹病毒血清学检查确诊
重型	营养不良、免疫力低下继发严重感染者	①常持续高热，中毒症状重，伴惊厥昏迷 ②皮疹密集融合者常伴黏膜和消化道出血，咯血、血尿、血小板减少等，称黑麻疹，可能是弥散性血管内凝血的一种形式 ③部分病人疹出不透、色暗淡，或皮疹骤退、四肢冰冷、血压下降、有循环衰竭表现。常有肺炎、心力衰竭并发症，病死率高	—
异型	本型少见。接种过麻疹灭活疫苗而再次感染麻疹野病毒株者	典型症状是持续高热、乏力、肌痛、头痛伴四肢水肿，皮疹不典型、多样性，出疹顺序不规则，易并发肺炎	困难，麻疹病毒血清学和病毒病原学检查有助诊断

（六）并发症

1. 呼吸系统

（1）肺炎是麻疹最常见并发症，主见于重度营养不良或免疫功能低下小儿，症状较重、体征明显，预后差，占麻疹死因90%以上。

（2）麻疹病毒引起的间质性肺炎多不严重，常在出疹及体温下降后消退。

（3）继发性肺炎的病原体多为细菌，常见金黄色葡萄球菌、肺炎链球菌，易并发脓胸和脓气胸。

2. 心肌炎　常见于营养不良和并发肺炎患儿。轻者仅有心音低钝、心率增快和一过性心电图改变，重者可有心力衰竭、心源性休克。

3. 神经系统

（1）麻疹脑炎

1）发病率 1%~2%，患儿常在出疹后 2~6 天再次发热。

2）临床表现和脑脊液改变与一般病毒性脑炎相似，与麻疹轻重无关，病死率高。

3）存活者中可伴智力障碍、瘫痪、癫痫等后遗症。

（2）亚急性硬化性全脑炎

1）少见的麻疹的远期并发症，病理变化主要为脑组织慢性退行性病变。

2）多在患麻疹 2~17 年后发病，开始为隐匿，可仅为行为和情绪改变，后出现进行性智力减退，病情逐渐恶化，出现共济失调、视听障碍、肌阵挛等表现，晚期因昏迷、强直性瘫痪而死亡。

3）患者血清或脑脊液中麻疹病毒 IgG 抗体持续强阳性。

4. 结核病恶化　麻疹患儿免疫反应受到暂时性抑制，可使原有潜伏结核病灶变为活动甚至播散而致粟粒性肺结核或结核性脑膜炎。

5. 营养不良与维生素 A 缺乏症

（1）病程中持续高热，食欲缺乏或护理不当，可致营养不良和维生素缺乏。

（2）维生素 A 缺乏与麻疹症状严重程度呈负相关。可引起视力障碍，甚至角膜穿孔、失明。

（七）实验室检查

1. 血常规　血白细胞总数减少，淋巴细胞相对增多。

2. 多核巨细胞检查　出疹前 2 天至疹后 1 天，取患者鼻、咽分泌物或尿沉渣涂片，瑞氏染色后镜检，可见多核巨细胞或包涵体细胞，阳性率高。

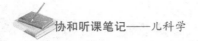

3. 血清学检查　ELISA 测定血清特异性 IgM 抗体，敏感性和特异性好，出疹早期可有阳性。

4. 病毒抗原检测　用免疫荧光法检测鼻咽部脱落细胞内麻疹病毒抗原可早期快速诊断，也可用 PCR 法检测麻疹病毒 RNA。

5. 病毒分离　需要在感染早期进行。

（八）诊断和鉴别诊断

1. 诊断

（1）皮疹出现前，出现口腔麻疹黏膜斑可确诊。

（2）据流行病学资料、麻疹接触史、急性发热、畏光、眼鼻卡他症状等，应怀疑麻疹可能。

（3）疹退后皮肤脱屑及色素沉着等特点，可帮助做回顾性诊断。

（4）麻疹病毒血清 IgM 抗体阳性、PCR 法检测麻疹病毒 RNA 阳性或分离到麻疹病毒可确诊。

2. 鉴别诊断　见表 8-1-2。

表 8-1-2　麻疹的鉴别诊断

疾病	病原	全身症状及其他特征	皮疹特点	发热与皮疹关系
麻疹	麻疹病毒	发热、咳嗽、畏光、鼻卡他、结膜炎、麻疹黏膜斑	红色斑丘疹，自头面部→颈→躯干→四肢，退疹后有色素沉着及细小脱屑	发热 3～4 天后出疹，出疹期为发热高峰期
风疹	风疹病毒	全身症状轻，耳后、枕部淋巴结肿大并触痛	面颈部→躯干→四肢，斑丘疹，疹间有正常皮肤，退疹后无色素沉着及脱屑	症状出现1～2 天出疹

疾病	病原	全身症状及 其他特征	皮疹特点	发热与 皮疹关系
幼儿急疹	人疱疹病毒6型	主见婴幼儿，高热时有惊厥，耳后枕部淋巴结可肿大，常伴轻度腹泻	红色细小密集斑丘疹，头面颈及躯干部多见，四肢较少，一天出齐，次日即开始消退	高热 3 ~ 5 天，热退疹出
猩红热	乙型溶血性链球菌	发热，咽痛，头痛，呕吐，杨梅舌，环口苍白圈，颈部淋巴结肿大	皮肤弥漫充血，上有密集针尖大小丘疹，全身皮肤均可受累，疹退后伴脱皮	发热 1 ~ 2 天出疹，出时高热
肠道病毒感染	埃可病毒、柯萨奇病毒	发热、咽痛、流涕、结膜炎、腹泻、全身或颈、枕后淋巴结肿大	散在斑疹或斑丘疹，很少融合，1 ~ 3 天消退，不脱屑，有时可呈紫癜样或水疱样皮疹	发热时或热退后出疹
药物疹		原发病症状，有近期服药史	皮疹多变，斑丘疹、疱疹、猩红热样皮疹、荨麻疹等。痒感，摩擦及受压部位多	发热多为原发病引起

（九）治疗

没有特异性治疗方法，主要为对症治疗、加强护理和预防并发症。无并发症者多在发病后 2~3 周内康复。

（十）预防

提高人群免疫力，减少麻疹易感人群是消除麻疹的关键。

1. 主动免疫　麻疹减毒活疫苗预防接种，生后 8 个月初种，18~24 个月完成第 2 次接种。

2. 被动免疫　接触麻疹后 5 天内立即给予免疫血清球蛋白0. 25ml/kg，可预防发病或减轻症状。被动免疫只能维持 3 ~ 8天，以后应采取主动免疫。

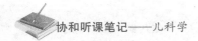

3. 控制传染源　早发现、早报告、早隔离、早治疗麻疹患者，一般隔离至出疹后 5 天，合并肺炎者延长至出疹后 10 天。接触麻疹易感者应检疫观察 3 周，并给被动免疫。

4. 切断传播途径　减少传播和继发医院内感染。

5. 加强麻疹的检测管理　可预防和控制疫情的发生和蔓延。

二、脊髓灰质炎

（一）概述

1. 脊髓灰质炎是由脊髓灰质炎病毒引起的传染性很强的疾病。主要影响<5 岁儿童。

2. 侵袭神经系统，临床以出现轻重不等弛缓性瘫痪为特征，重者因呼吸肌麻痹而死亡。

（二）病原学与流行病学

1. 病原

（1）1 型是最普遍的脊髓灰质炎病毒，3 型很罕见。

（2）病毒体外生存力强，耐寒、耐酸，耐乙醚、氯仿等有机溶剂，-20℃ 下能长期存活。

（3）高温、紫外线照射、含氯消毒剂、氧化剂等可将病毒灭活。

2. 流行

（1）人是脊髓灰质炎病毒的唯一自然界宿主。

（2）粪-口传播为本病的主要传播方式。

（3）40 天作为本病隔离期。

（4）隐性感染者（>90%）和轻型无麻痹患者是最危险的传染源。

（5）病程的潜伏期末和瘫痪前期传染性最大，热退后传染性减少。

（三）发病机制

1. 病毒经口进入人体，在咽部和回肠淋巴组织中增殖，同时向外排出病毒，如机体抵抗力强，形成相应的保护性抗体。患儿可无临床症状，形成隐性感染。

2. 少数患者病毒可侵入血液引起病毒血症，并侵犯呼吸道、消化道等组织引起前驱症状。

（四）病理

1. 脊髓灰质炎病毒为嗜神经病毒，主要侵犯中枢神经系统脊髓前角的运动神经元，造成肢体弛缓性麻痹。

2. 病灶特点为多发，散在且不对称。

3. 瘫痪部位和严重程度取决于被侵犯神经元的分布。

4. 可见神经细胞胞质内染色体溶解，周围组织充血、水肿和血管周围炎性细胞浸润。

5. 早期病变可逆性，病变严重者则因神经细胞坏死、瘢痕形成而造成持久性瘫痪。

6. 偶见局灶性心肌炎、间质性肺炎、肝、肾等其他器官病变。

（五）临床表现

潜伏期通常为 8~12 天。临床表现差异大，分为无症状型（又称隐性感染>90%）、顿挫型（4%~8%）、无瘫痪型和瘫痪型。其中瘫痪型为本病的典型表现。

1. 前驱期 发热、食欲缺乏、多汗、咽痛、咳嗽、流涕等非特异性症状，或恶心、呕吐、腹痛、腹泻等消化道症状，持续 1~4 天，如病情不再发展而痊愈，即为顿挫型。

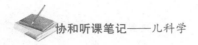

2. 瘫痪前期

（1）前期多数由前驱期进入本期，少数于前驱期症状消失数天后再次发热至本期，亦可无前驱期症状而从本期开始发病。

（2）高热、头痛，颈背四肢疼痛，活动时加重。伴多汗、皮肤发红、烦躁不安和脑膜刺激征阳性等中枢神经系统表现。

（3）小婴儿拒抱，较大患儿体检可见以下体征。

1）三脚架征：坐起困难，需两臂后撑在床上使身体似三角形支持体位，提示有脊柱强直。

2）吻膝试验阳性：小儿坐起后不能自如地弯颈使下颌抵膝。

3）头下垂征：将手置患者腋下抬起其躯干时，可发现头向后下垂。

（4）此时脑脊液已出现异常。若 3~5 天后热退症状消失则无瘫痪发生；若病情继续发现，浅反射和深腱反射逐渐减弱至消失，则可能发生瘫痪。

3. 瘫痪期

（1）无法将此期与瘫痪前期截然分开，病后 2~7 天或第二次发热 1~2 天后出现不对称性肌群无力或弛缓性瘫痪，随发热而加重，热退后瘫痪不再进展。

（2）多无感觉障碍，大小便功能障碍少见。

（3）据病变部位分为以下类型

1）脊髓型：最常见。单侧下肢不对称弛缓性瘫痪，近端肌群瘫痪程度重于远端。累及颈背肌、膈肌、肋间肌时，有抬头及坐起困难、呼吸运动障碍、矛盾呼吸等。腹肌、肠肌或膀胱肌瘫痪可引起肠麻痹、顽固性便秘、尿潴留或尿失禁。

2）延髓型：病毒侵犯延髓呼吸中枢、循环中枢及脑神经核，可见脑神经麻痹及呼吸、循环受损表现。常与脊髓型同时发生。

3）脑型：少见。弥漫或局灶性脑炎，表现与其他病毒性脑炎无异。有上运动神经元瘫痪。

4）混合型：兼有≥2种表现。

主治语录：混合型常见脊髓型合并延髓型。

4. 恢复期 瘫痪后1~2周，肢体远端瘫痪肌群开始恢复，并上升至腰部。轻者1~3个月恢复，重者需更长时间。

5. 后遗症期 因运动神经元严重受损而形成持久性瘫痪，1~2年内不能恢复则为后遗症。受累肌群萎缩，形成肢体或脊柱畸形。

（六）并发症

1. 呼吸肌麻痹可继发吸入性肺炎、肺不张。

2. 尿潴留易并发尿路感染。

3. 长期卧床可致压疮、肌萎缩、骨质脱钙、尿路结石和肾衰竭等。

（七）实验室检查

1. 血常规 白细胞正常，急性期血沉增快。

2. 脑脊液

（1）瘫痪前期及早期可见（淋巴）细胞数增多，蛋白增加不明显，呈细胞蛋白分离现象，有一定诊断参考价值。

（2）至瘫痪第3周，细胞数多恢复正常，而蛋白质仍继续增高，4~6周后恢复正常。

3. 血清学检查

（1）近期未用过脊髓灰质炎疫苗者，发病1个月内用ELISA法检测患者血液及脑脊液中抗脊髓灰质炎病毒特异性IgM抗体，可帮助早期诊断。

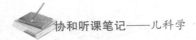

（2）恢复期患儿血清中特异性 IgG 抗体效价较急性期有 4 倍以上增高，有诊断意义。

4. 病毒分离

（1）粪便病毒分离是本病最重要的确诊性试验。

（2）病后 1 周内，患儿鼻咽部、血、脑脊液及粪便中可分离出病毒。

（八）诊断和鉴别诊断

1. 脊髓灰质炎出现典型瘫痪症状时，诊断并不困难。瘫痪出现前多不易确立诊断。血清学检查及病毒分离阳性可确诊。

2. 瘫痪患儿需与下列疾病鉴别

（1）急性感染性多发性神经根神经炎（吉兰-巴雷综合征）。

（2）周围神经炎。

（3）家族性周期性瘫痪。

（4）假性瘫痪。

（5）其他原因所致弛缓性瘫痪。

3. 脊髓灰质炎（瘫痪型）与感染性多发性神经根神经炎的鉴别要点　见表 8-1-3。

表 8-1-3　脊髓灰质炎（瘫痪型）与感染性多发性神经根
神经炎的鉴别要点

鉴别要点	脊髓灰质炎	感染性多发性神经根神经炎
发病早期	多有发热	很少有发热
瘫痪肢体	不对称弛缓性瘫痪，且近端重于远端	对称性弛缓性麻痹，且远端重于近端
感觉障碍	多无	多有
脑膜刺激征	有	多无
早期脑脊液改变	呈细胞蛋白分离	呈蛋白细胞分离
遗留后遗症	多有	多无

（九）治疗

目前尚无药物可控制瘫痪的发生和发展，只是对症处理。

1. 前驱期和瘫痪前期　卧床休息，隔离 40 天。静脉滴注高渗葡萄糖及维生素 C，可减轻神经组织水肿；静脉输注免疫球蛋白有减轻病情的作用。

2. 瘫痪期　瘫痪肢体置于功能位置，防止畸形。

3. 恢复期及后遗症期　尽早开始康复训练，防止肌肉萎缩。

（十）预防

1. 主动免疫　除了 HIV 感染儿童外，对所有儿童均应进行脊髓灰质炎的主动免疫。

2. 被动免疫　未接种疫苗而与患者有密切接触的<5 岁儿童和先天性免疫缺陷的儿童及早注射免疫球蛋白可防止发病或减轻症状。

三、水痘

（一）概述

1. 水痘是由水痘-带状疱疹病毒引起的有高度传染性的儿童期出疹性疾病，经飞沫或接触传染。

2. 皮肤黏膜相继出现和同时存在斑疹、丘疹、疱疹和结痂等各类皮疹。

3. 与带状疱疹为同一病毒所引起的 2 种不同表现的病症，水痘为原发感染。

4. 感染后可获得持久的免疫力，但以后可以发生带状疱疹。

5. 冬春季多发。

（二）病原与流行病学

1. 病原

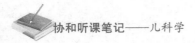

（1）人是其唯一的自然宿主。

（2）病毒在体外抵抗力弱，对热、酸和各种有机溶剂敏感，不能在痂皮中存活。

2. 流行

（1）主要见于儿童，2~6岁为高峰，20岁后发病者<20%。

（2）水痘患者为本病的传染源，通过呼吸道飞沫或直接接触感染者的皮肤损伤处传染。

（3）孕妇分娩前1周内患水痘可感染胎儿，于生后10天内发病。

（三）发病机制

通过呼吸道黏膜进入人体，在鼻咽部黏膜及淋巴组织内繁殖，然后侵入血液，形成病毒血症。如患者的免疫力不能清除病毒，则病毒可到达单核-巨噬细胞系统内再次增殖后入血，引起各器官病变。主要损害部位在皮肤和黏膜，偶尔累及内脏。

（四）病理

病变主要发生在皮肤和黏膜，形成多核巨细胞和细胞核内包涵体。

（五）临床表现

1. 典型水痘

（1）出疹前可出现前驱症状，如发热、不适和厌食等。

（2）24~48小时出现皮疹。

（3）特点

1）首发于头、面和躯干，后扩至四肢，末端少，呈向心性分布。

2）初为红色斑疹和丘疹，后变为透明饱满的水疱，24小时后水疱混浊并中央凹陷易破溃，2~3天结痂，结痂后一般不留瘢痕。

3）皮疹分批出现，伴痒感，疾病高峰期可见斑疹、丘疹、疱疹和结痂同时存在。

4）黏膜皮疹还可出现在口腔、眼结膜、生殖器等处，易破溃形成浅溃疡。

5）水痘为自限性疾病，全身症状和皮疹较轻，10天左右痊愈。

2. 重症水痘

（1）多发于恶性疾病或免疫功能低下患儿。

（2）持续高热和全身中毒症状明显。

（3）皮疹多且易融合成大疱型或呈出血性，可继发感染或伴血小板减少发生暴发性紫癜。

3. 先天性水痘

（1）母亲在妊娠早期感染水痘可致胎儿多发性畸形。

（2）母亲发生水痘数天后分娩可致新生儿水痘，病死率25%~30%。

（六）并发症

1. 常见为皮肤继发细菌感染，如脓疱疮、丹毒、蜂窝织炎，甚至由此导致败血症等。

2. 水痘肺炎主要发生在免疫缺陷儿和新生儿中，其他儿童很少见。

（七）辅助检查

1. 外周血白细胞计数　正常或稍低。

2. 疱疹刮片

（1）刮取新鲜疱疹基底组织和疱疹液涂片，瑞氏染色见多

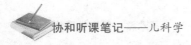

核巨细胞；苏木素-伊红染色见核内包涵体，可快速诊断。

（2）取疱疹基部刮片或疱疹液，直接荧光抗体染色查病毒抗原简捷有效。

3. 病毒分离　水痘疱疹液、咽部分泌物或血液进行病毒培养分离。

4. 血清学检查　检查血清水痘病毒特异性 IgM 抗体检测，可帮助早期诊断。

（八）治疗

水痘是自限性疾病，无并发症时以一般治疗和对症处理为主。

1. 加强护理，剪短患儿指甲、戴连指手套以防抓伤。

2. 保持空气流通，给充分水分与食物。

3. 局部或全身使用止痒、镇静剂。

4. 阿昔洛韦是首选的抗病毒药物，尽早使用，一般应在皮疹出现 48 小时内开始。

（九）预防

1. 对已接触的易感儿，应检疫 3 周。

2. 接触水痘 72 小时内肌注水痘-带状疱疹免疫球蛋白 125～625U，可起到被动免疫作用。

✎主治语录：①水痘病儿应隔离至皮疹全部结痂为止。②通过接种水痘减毒活疫苗来预防。

四、传染性单核细胞增多症

（一）概述

1. 传染性单核细胞增多症是由 EB 病毒（EBV）所致的急

性感染性疾病，主要侵犯儿童和青少年。

2. 以发热、咽喉痛、肝脾和淋巴结肿大、外周血淋巴细胞增多出现异型淋巴细胞为特征。

（二）病原学

1. EBV 是本病的病原体。

2. 属于疱疹病毒属，一种嗜淋巴细胞的 DNA 病毒，具有潜伏及转化的特征。

3. EBV 有 5 种能产生各自相应抗体的抗原成分，包括衣壳抗原、早期抗原、核心抗原、淋巴细胞决定的膜抗原、膜抗原。

（三）流行病学

1. 全年均有发病，以秋末至初春为多。

2. 患者和隐性感染者是传染源，口-口传播是重要的途径。

3. 主见于儿童和青少年，性别差异不大。

4. 6 岁以下小儿病后大多为隐性或轻型感染，15 岁以上则多呈典型症状。

（四）病理

1. 淋巴细胞的良性增生是本病的基本病理特征。

2. 非化脓性淋巴结肿大，淋巴细胞及单核-巨噬细胞高度增生。

3. 人体重要器官系统均有淋巴细胞、单核细胞及异型淋巴细胞浸润及局限性坏死病灶。

4. 脾脏充满异型淋巴细胞，水肿，致脾脏质脆、易出血，甚至破裂。

（五）临床表现

1. 潜伏期 5~15 天，起病急缓不一。

2. 症状多样性，多有乏力、头痛、畏寒、鼻塞、食欲减退、轻度腹泻等前驱症状。

3. 症状轻重不一，年龄越小，症状越不典型。

4. 发病期典型表现

（1）发热：一般有发热，38～40℃，热程多1～2周，少数达数月。中毒症状多不严重。

（2）咽峡炎

1）多数患儿可表现咽部、扁桃体、腭垂充血、肿胀，可见出血点，伴咽痛。

2）部分扁桃体表面可见白色渗出物或假膜形成。

3）咽部肿胀严重者可出现呼吸及吞咽困难。

（3）淋巴结肿大

1）全身淋巴结肿大，病程第1周就可出现。颈部最为常见。

2）肘部滑车淋巴结肿大常提示有本病的可能。

3）直径很少>3cm，中等硬度，无明显压痛和粘连。肠系膜淋巴结肿大时，可引起腹痛。肿大淋巴结常在热退后数周才消退，亦可数月消退。

（4）肝、脾大

1）肝大者占20%～60%，大多在肋下2cm内，可有肝功能异常。

2）伴有急性肝炎的上消化道症状，部分有轻度黄疸。

3）约半数患者有轻度脾大，伴疼痛及压痛，偶可发生脾破裂。

（5）皮疹

1）部分患者出现多形性皮疹，如丘疹、斑丘疹、荨麻疹、出血性皮疹，躯干多见。

2）大多在4～6天出现，约持续1周消退。消退后不脱屑，也无色素沉着。

3）病程为 2~3 周，可长至数月。偶有复发，但病程短，病情轻。

4）婴幼儿感染常无典型表现，但血清 EBV 抗体可阳性。

（六）并发症

1. 神经系统疾病　如吉兰-巴雷综合征、脑膜脑炎或周围神经炎等。

2. 急性期可发生心包炎、心肌炎、EB 病毒相关性噬血细胞综合征。约 30% 的有咽部继发性细菌感染。

3. 脾破裂　虽少见，但极严重，轻微创伤即可诱发。

（七）实验室检查

1. 血常规　异型淋巴细胞超过 10% 或绝对值超过 1.0×10^9/L 时，具有诊断意义。

2. 血清嗜异性凝集试验、EBV 特异性抗体检测、EBV-DNA 检测。

（八）诊断和鉴别诊断

1. 诊断

（1）根据流行情况、典型表现（发热、咽痛、肝脾及淋巴结肿大）、外周血异型淋巴细胞>10%、嗜异性凝集试验阳性、EBV 特异性抗体和 EBV-DNA 检测阳性可作出临床诊断。

（2）VCA-IgM 阳性、低亲和力 VCA-IgG 阳性、急性期及恢复期双份血清 VCA-IgG 抗体效价>4 倍增高是诊断 EBV 急性感染最特异和最有价值的血清学试验，阳性可以确诊。

2. 鉴别　需与巨细胞病毒、腺病毒、肺炎支原体、甲肝病毒、风疹病毒等感染所致的淋巴细胞、单核细胞增多症相鉴别。

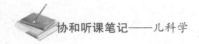

（九）治疗

无特效治疗，主要采取对症治疗。

1. **静脉注射免疫球蛋白** 可使临床症状改善，缩短病程，早期给药效果更好。

2. **重型患者** 短疗程应用肾上腺皮质激素可明显减轻症状。

3. 发生脾破裂时，应立即输血，并行手术治疗。

（十）预后

大多预后好，病程 2～4 周。少数恢复慢，达数周至数月。病死率为 1%～2%，多由严重并发症所致。

五、流行性腮腺炎

（一）概述

1. 流行性腮腺炎指由腮腺炎病毒引起的急性呼吸道传染病，最常影响 5～15 岁儿童。

2. 以腮腺非化脓性炎症、腮腺区肿痛为特征，唾液腺和其他腺体组织及神经系统可受累。

（二）流行病学

1. **传染源** 腮腺炎患者和健康带病毒者。

2. **传播途径** 主要通过空气飞沫或直接接触传播。

3. 人是该病毒的唯一宿主。

主治语录：腺体肿大前 6 天到肿大后 9 天，均可从唾液中检出病毒。

（三）病理

受侵犯的腺体出现非化脓性炎症为本病的病理特征，间质充血、水肿、点状出血、淋巴细胞浸润和腺体细胞坏死等。

（四）临床表现

1. 初为非特异性头痛、倦怠和发热，后有腮腺肿胀和疼痛，部分患儿以此为首发症状。

2. 潜伏期为 14~25 天，平均 18 天左右。

3. 部位为先一侧，于下颌骨后和乳突间，以耳垂为中心向前、后、下发展，边缘不清，表面发热，触之有弹性感并有触痛。

4. 特点为 1~3 天内达高峰，面部因肿大而变形，局部疼痛、过敏，开口咀嚼时胀痛加剧。

5. 腺肿大可持续 5 天左右，以后逐渐消退。

6. 颈前下颌处颌下腺和舌下腺明显肿胀，并可触及椭圆形腺体。

7. 有不同程度发热，持续时间不一，短者 1~2 天，多 5~7 天，有体温正常者。可伴头痛乏力、食欲减退等。

✐ 主治语录：腮腺导管开口（位于上颌第二脱齿对面黏膜上）在早期可有红肿，有助于诊断。

（五）并发症

1. 脑膜脑炎 儿童期最常见。

2. 睾丸炎和附睾炎 男孩最常见，多为单侧。

3. 卵巢炎 5%~7%青春期女性患者可并发卵巢炎，症状较轻，可出现下腹疼痛及压痛、月经不调。

4. 胰腺炎 严重的急性胰腺炎较少见。

5. 耳聋 听神经受累所致，发病率不高，多为单侧，不易发现，治疗难，可成为永久性耳聋。

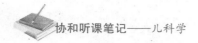

6. 其他 心肌炎（常见）、甲状腺炎、关节炎、肾炎、乳腺炎、胸腺炎。

（六）实验室检查

1. 血、尿淀粉酶测定 90%患者早期有轻中度增高，2周左右恢复正常，血脂肪酶同时增高有助于胰腺炎诊断。

2. 血清学检查 ELISA法检测血清中腮腺炎病毒特异性IgM抗体，可早期快速诊断。双份血清特异性IgG抗体效价4倍以上增高有诊断意义。

3. 病毒分离 早期自唾液、血液、脑脊液、尿液标本中分离出腮腺炎病毒，可确诊。

（七）诊断与鉴别诊断

1. 诊断

（1）根据流行病学史、临床症状和体格检查即可做出腮腺炎的诊断。

（2）对可疑病例可进行血清学检查及病毒分离以确诊。

2. 鉴别诊断 需与化脓性腮腺炎、其他原因引起的腮腺肿大（白血病、淋巴瘤、干燥综合征或腮腺肿瘤等）相鉴别。

（八）治疗

1. 自限性疾病，主要为对症治疗。

2. 早期可使用利巴韦林 10~15mg/（kg·d）。

3. 中药治疗多用清热解毒、软坚消痛方法。

4. 重症患者可短期使用肾上腺皮质激素治疗。

5. 对高热、头痛和并发睾丸炎者可给予解热镇痛药物。

（九）预防

1. 隔离患者 至腮腺肿大完全消退。易感儿隔离3周。

2. 主动免疫　接种腮腺炎减毒活疫苗。

六、手足口病

（一）概述

1. 手足口病是由肠道病毒引起的急性发热出疹性疾病，以<5 岁儿童为主，同一儿童可因感染不同血清型的肠道病毒而多次发病。

2. 多数症状轻，主要为口腔和四肢末端的斑丘疹、疱疹，少数病例可有无菌性脑膜炎、脑干脑炎、脑脊髓炎、急性弛缓性麻痹、神经源性肺水肿或肺出血、心肺功能衰竭等。

（二）病原学与流行病学

1. 主要感染病原体是肠道病毒 71 型和柯萨奇病毒 A16 型。
2. 人类是已知的人肠道病毒的唯一宿主。
3. 手足口病患者和隐性感染者均为传染源，主要通过粪-口途径传播。
4. 临床上以儿童感染为主，尤其容易在托幼机构儿童之间流行。
5. 病前数天，感染者咽部分泌物与粪便中可检出病毒，粪便中排出病毒长达 3~5 周。

（三）临床表现

临床表现复杂而多样。根据病情的轻重程度，分为普通病例和重症病例。

1. 普通病例

（1）急性起病，伴或不伴发热，多有咳嗽、流涕、食欲缺乏等非特异性症状。

（2）手、足、口、臀等可见散发性的皮疹和疱疹，偶见于躯干。

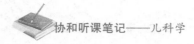

（3）口腔内疱疹多位于舌、颊黏膜和硬腭等处，常发生溃疡。

（4）皮疹不留瘢痕或色素沉着，无并发症，多在1周内痊愈，预后好。

2. 重症病例　少数除上述临床表现外，病情进展快，伴有以下任一症状即可为重症病例。

（1）神经系统：可发生无菌性脑膜炎、脑炎、脑干脑炎、脑脊髓炎、急性弛缓性麻痹等。

1）患儿持续高热，伴头痛、呕吐、精神萎靡、嗜睡或激惹、易惊、谵妄，甚至昏迷。

2）肢体抖动、肌阵挛、眼球震颤、共济失调、眼球运动障碍。

3）肌无力或急性弛缓性麻痹、惊厥等。

4）颈项强直1~2岁儿童中较明显，腱反射减弱或消失，凯尔尼格（Kernig）征和布鲁津斯基（Brudzinski）征阳性。

（2）呼吸系统：肺水肿、肺出血、肺功能衰竭等。患儿呼吸增快并浅促、呼吸困难、节律改变或窘迫，口唇发绀，咳嗽加重，咳白色、粉红色或血性泡沫样痰，肺部可闻及湿性啰音。

（3）循环系统

1）心率增快或减慢，面色灰白、皮肤花纹、四肢发凉、出冷汗，指（趾）端发绀。

2）持续血压降低，毛细血管充盈时间延长或有心肌收缩力下降表现。

（四）实验室检查

1. 血常规　白细胞多正常或降低，病情危重者升高。

2. 血生化检查

（1）血气分析：呼吸系统受累时有动脉血氧分压、血氧饱和度下降，二氧化碳分压升高和酸中毒表现。

（2）脑脊液检查：神经系统受累时可有脑脊液外观清亮，压力增高，细胞计数增多。

（3）病原学检查：鼻咽拭子、气道分泌物、疱疹液或粪便标本中 CoxA16、EV71 等肠道病毒特异性核酸阳性或分离到肠道病毒可确诊。

（4）血清学检查：急性期与恢复期血清 CoxA16、EV71 等肠道病毒中和抗体有>4 倍的升高亦可确诊。

（5）胸部 X 线检查：可有双肺纹理增多，网格状、斑片状阴影，部分以单侧为著。

（6）磁共振检查：神经系统受累者可见以脑干、脊髓灰质损害为主的异常改变。

（五）诊断和鉴别诊断

1. 诊断

（1）根据流行病学资料，急性起病，发热（可无）伴手、足、口、臀部皮疹可以作出临床诊断。

（2）少数重症病例皮疹不典型，临床诊断困难，需结合病原学或血清学检查做出诊断。

（3）有以下表现者（尤其<3 岁），可在短期内发展为危重病例。

1）持续高热不退。

2）精神差、呕吐、易惊、肢体抖动、无力。

3）呼吸、心率增快。

4）出冷汗、末梢循环不良。

5）高血压。

6）外周血白细胞计数、血小板计数明显增多。

7）高血糖。

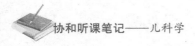

2. 鉴别诊断

（1）其他引起儿童发热、出疹性疾病。

（2）其他病毒所致脑炎或脑膜炎。

（3）肺炎。

（4）暴发性心肌炎。

（六）治疗

1. 普通病例　注意隔离，避免交叉感染。适当休息，清淡饮食。

2. 重症病例

（1）神经系统受累治疗

1）控制颅内高压：限制入量。

2）酌情应用糖皮质激素治疗。

3）酌情应用静脉注射免疫球蛋白。

4）对症治疗（降温、镇静、止惊）。

（2）呼吸、循环衰竭治疗

1）保持呼吸道通畅，吸氧。

2）监测呼吸、心率、血压、血氧饱和度。

3）呼吸功能障碍的治疗。

4）保护重要脏器功能。

（3）恢复期治疗

1）促进各脏器功能恢复。

2）功能康复治疗。

3）中西医结合治疗。

第二节　细菌感染

一、脓毒血症

（一）概述

1. 脓毒血症指明确或可疑的感染引起的全身炎症反应综

合征。

2. 严重脓毒症指脓毒症导致的器官功能障碍和/或组织低灌注。

3. 脓毒症、严重脓毒症及脓毒性休克是机体在感染后出现的一系列病理生理改变及临床病情严重程度变化的动态过程，实质是全身炎症反应不断加剧、持续恶化的结果。

（二）病因

各种致病菌都可引起脓毒。

（三）发病机制

侵入人体的病原微生物能否引起脓毒症，不仅与微生物的毒力及数量有关，更重要的是取决于人体的免疫防御功能。

（四）病理

脓毒血症是全身炎症反应综合征的一种，患者共同的和最显著的病理变化是毒血症引起的中毒改变。组织器官细胞变性、微血管栓塞、组织坏死、出血及炎症细胞浸润。

（五）临床表现

1. 原发感染灶 多有轻重不等原发感染灶，所在部位红、肿、热、痛和功能障碍。

2. 感染中毒症状

（1）大多起病急，突然发热或先有畏冷或寒战，继之高热（弛张热或稽留热），间歇或不定型。体弱、重症营养不良和小婴儿可不发热，甚至体温低于正常。

（2）精神萎靡或烦躁不安、面色苍白或青灰、头痛，肌肉、关节酸痛，软弱无力、不思饮食、气急、脉速，甚至呼吸困难。

（3）少数有恶心、呕吐、腹痛、腹泻等胃肠道症状。重者可有中毒性脑病、中毒性心肌炎、肝炎、肠麻痹、感染性休克、DIC 等。

3. 皮疹

（1）有出血点、斑疹、丘疹或荨麻疹。金黄色葡萄球菌脓毒症可有猩红热样皮疹、荨麻疹。

（2）脑膜炎球菌脓毒症常有大小不等瘀点、瘀斑。

（3）坏死性皮疹可见于铜绿假单胞菌脓毒症。

4. 肝脾大　仅轻度大，有中毒性肝炎或肝脓肿时增大显著且伴压痛，可有黄疸。

5. 迁徙性病灶　随病原菌而不同，常见的迁徙性病灶有皮下及深部肌肉脓肿、肺炎、渗出性胸膜炎、肺脓肿、脓胸、感染性心内膜炎、化脓性心包炎、脑脓肿、骨髓炎等。

（六）实验室检查

1. 外周血象　细胞总数以及中性粒细胞增多，核左移，细胞质中出现中毒颗粒。

2. 病原学检查　微生物血培养是临床诊断脓毒血症的重要手段。

3. 其他检查　对流免疫电泳、乳胶凝集试验用于检测病原菌抗原，有辅助诊断价值。

（七）诊断和鉴别诊断

1. 诊断

（1）急性发热、外周血白细胞及中性粒细胞增多，无局限于某一系统的急性感染时，应考虑脓毒血症可能。

（2）有皮肤感染、外伤、呼吸道、尿路等感染病灶或局灶感染虽经有效抗菌药物治疗但体温未控制且感染中毒症状明显，应高度怀疑脓毒血症。

2. 鉴别　脓毒症应与伤寒、粟粒性肺结核、恶性组织细胞病、结缔组织病，如幼年特发性关节炎。

（八）治疗

1. 一般治疗　卧床休息。

2. 抗菌治疗　抗生素。

3. 并发症的防治

（1）脓毒性休克。

（2）原发炎症及迁徙性化脓性炎症或脓肿：应及时进行处理，有效引流。

（3）基础疾病的治疗：脓毒症易发生在某些有基础疾病的患者，如糖尿病、肝硬化、慢性肾炎、恶性肿瘤等，对这些基础疾病仍应继续治疗。

二、脓毒性休克

（一）概述

1. 脓毒性休克指脓毒血症伴由其所致的低血压，虽经液体治疗后仍无法逆转。

2. 常发于严重感染基础上，由致病微生物及其产物引起急性循环障碍、有效循环血容量减少、组织血流灌注不足而致的复杂综合征。

（二）病因

1. 多种病原微生物感染均引起，以革兰阴性菌最多。

2. 革兰阴性菌能分泌内毒素，极易引起内毒素休克。

3. 严重革兰阳性菌感染亦能引起脓毒性休克。

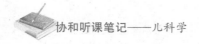
（三） 发病机制

1. 微循环障碍　休克发展中，微血管经历痉挛、扩张和麻痹 3 个阶段。

2. 免疫炎症反应失控　全身或局部感染时，病原体刺激机体细胞（血管内皮细胞、中性粒细胞）产生促炎、抗炎介质，促炎/抗炎平衡失调，产生系统性炎症反应综合征（SIRS）或代偿性抗炎反应综合征。

3. 神经体液、内分泌机制和其他体液介质。

（四） 临床表现

1. 休克代偿期

（1）脏器低灌注为主要表现。

（2）患者神志清、烦躁焦虑、面色与皮肤苍白、口唇和甲床轻度发绀、肢端湿冷。

（3）呼吸、心率代偿性增快，血压正常或略低。

2. 休克失代偿期

（1）脏器低灌注加重：患者烦躁、意识不清、面色青灰、四肢厥冷。

（2）唇、指（趾）端发绀，皮肤毛细血管再充盈时间>3秒，心音低钝，血压下降。

3. 休克不可逆期　患儿血压下降、心音极低钝，常合并肺水肿或 ARDS、DIC、肾衰竭、脑水肿和胃肠功能衰竭等多脏器功能衰竭。

（五） 实验室检查

1. 外周血象白细胞计数

（1）大多增多，中性粒细胞增多伴核左移现象。

（2）血细胞比容和血红蛋白增高为血液浓缩的标志。

2. 病原学检查　抗菌药物治疗前进行血液或其他体液、渗出液、脓液培养，分离得到致病菌后进行药物敏感试验。

3. 尿常规和肾功能检查　肾衰竭时，尿比重由偏高转为低而固定；尿/血肌酐比值>15，尿/血毫渗量比<1.5，尿钠排泄量>40mmol/L。

4. 血生化及血气分析　血清电解质测定及血清酶测定。

5. 血液流变学和有关 DIC 检查。

6. 其他　心电图、X 线检查等可按需进行。

（六）诊断

1. 脓毒性休克代偿期（早期）临床表现符合以下 6 项中 3 项

（1）意识改变：烦躁不安或萎靡、表情淡漠、意识模糊，甚至昏迷、惊厥。

（2）皮肤改变：面色苍白发灰，唇周、指（趾）发绀，皮肤花纹、四肢凉。如有面色潮红、四肢温暖、皮肤干燥，为暖休克。

（3）心率、脉搏：外周动脉搏动细弱，心率、脉搏增快。

（4）毛细血管再充盈时间≥3 秒（需除外环境因素影响）。

（5）尿量<1ml/（kg·h）。

（6）代谢性酸中毒（除外其他缺血缺氧及代谢因素）。

2. 脓毒性休克失代偿期　代偿期临床表现加重伴血压下降，收缩压小于该年龄组第 5 百分位，或小于该年龄组平均值减 2 个标准差，即 1～12 个月 <70mmHg，1～10 岁 <70mmHg + ［2×年龄（岁）］，≥10 岁<90mmHg。

3. 临床表现分型

（1）暖休克：高动力性休克早期，意识改变、尿量减少、代谢性酸中毒、面色潮红、四肢温暖。易漏诊，且很快转为冷休克。心率快、血压低、过度通气、中心静脉压高、心排血量低，多为失代偿表现。

（2）冷休克：为低动力性休克，皮肤白、花纹、四肢凉，脉搏快、细弱，毛细血管再充盈时间延长。

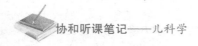**主治语录：**儿科患者以冷休克为多。

（七）治疗

1. **液体复苏** 充分液体复苏是逆转病情、降低病死率最关键的措施。

2. **第 1 小时快速输液** 0.9% 氯化钠，首剂 20ml/kg，10~20 分钟静脉推注。

3. **继续和维持输液** 由于血液重新分配及毛细血管渗漏等，感染性休克的液体丢失和持续低血压可能持续数日，因此要继续补液和维持补液。

4. **血管活性药物** 多巴胺、去甲肾上腺素、肾上腺素、莨菪类药物、正性肌力药物、硝普钠。

5. **肾上腺皮质激素** 对液体复苏无效、儿茶酚胺（肾上腺素或去甲肾上腺素）抵抗型休克，或有暴发性紫癜、因慢性病接受肾上腺皮质激素治疗、垂体或肾上腺功能异常的脓毒性休克患儿，应及时应用肾上腺皮质激素替代治疗，可用氢化可的松。

6. **其他治疗** 血制品治疗、丙种球蛋白、镇痛镇静、营养支持、保证氧供及通气，充分发挥呼吸代偿作用。

第三节 结　核　病

一、概述

1. 结核病是由结核杆菌引起的慢性感染性疾病。全身各个脏器均受累，以肺结核最常见。

2. 原发型肺结核是原发性结核病中最常见者，为结核杆菌初次侵入肺部后发生的原发感染，是小儿肺结核的主要类型。

3. 结核性脑膜炎简称结脑，是小儿结核病中最严重的类型。

二、病因

结核分枝杆菌分 4 型，分别是人型、牛型、鸟型和鼠型。人类致病的主要为人型和牛型，其中人型是人类结核病的主要病原体。

三、流行病学

1. 传染源　开放性肺结核患者是主要传染源。化学治疗（化疗）2~4 周后，随痰菌排量减少传染性降低。

2. 传播途径　呼吸道为主要传染途径。小儿吸入带结核分枝杆菌的飞沫或尘埃即可引起感染，形成肺部原发病灶。少数经消化道传染者，产生咽部或肠道原发病灶；经皮肤或胎盘传染少见。

3. 易感人群　新生儿对结核分枝杆菌易感。

主治语录：儿童发病与否主要取决于结核分枝杆菌的毒力及数量、机体抵抗力的强弱、遗传因素。

四、发病机制

1. 小儿初次接触结核分枝杆菌后是否发展为结核病，主要与机体的免疫力、细菌的毒力和数量有关，尤其与细胞免疫力强弱相关。

2. 机体感染结核分枝杆菌后，产生免疫力时，也产生变态反应，均为致敏 T 细胞介导，是同一细胞免疫过程 2 种不同表现，分别是细胞介导的免疫反应及迟发性免疫反应。

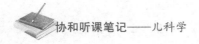

五、诊断

早期诊断。包括发现病灶，确定性质、范围和是否排菌，确定其是否活动，作为预防和治疗根据。

1. 病史　中毒症状、结核病接触史、接种史、有无急性传染病史、有无结核过敏表现。

2. 结核菌素试验

（1）结核菌素试验：小儿受结核分枝杆菌感染 4~8 周后结核菌素试验即呈阳性。

1）硬结平均直径：<5mm 为阴性；5~9mm 为阳性（+）；10~19mm 为中度阳性（++）；>20mm 为强阳性（+++）。

2）局部除硬结外，有水肿、破溃、淋巴管炎及双圈反应等为极强阳（++++）。

（2）临床意义

1）阳性反应（表 8-3-1）见于：①接种卡介苗后。②年长儿无明显症状，呈一般阳性反应，表示曾感染过结核分枝杆菌。③婴幼儿，尤其未接种卡介苗者，阳性反应表示体内有新的结核病灶，且年龄与活动性结核大小成反比。④强阳性反应者，表示体内有活动性结核病。⑤阴性转为阳性反应，或反应强度由原来<10mm 增至>10mm，增幅>6mm 时，表示新近有感染。

表 8-3-1　接种卡介苗与自然感染阳性反应的主要区别

观察项目	接种卡介苗后	自然感染
硬结直径	多为 5~9mm	多为 10~15mm
硬结颜色	浅红	深红
硬结质地	较软、边缘不整	较硬，边缘清楚
阳性反应持续时间	较短，2~3 天消失	较长，可>7 天
阳性反应变化	有逐年减弱倾向，3~5 年内消失	短时间无减弱，可多年，甚至终身

2）阴性反应见于：①未感染过结核分枝杆菌。②结核迟发型变态反应前期（初感 4~8 周内）。③假阴性反应，由于机体免疫功能低下或受抑制所致；急性传染病；体质极度衰弱，应用糖皮质激素或其他免疫抑制剂治疗时；原发或继发免疫缺陷病。④技术误差或结核菌素失效。

3. 实验室检查

（1）结核分枝杆菌检查：痰液、胃液、脑脊液、浆膜腔液及病变组织中找到结核分枝杆菌是重要的确诊手段。

（2）免疫学检查及分子生物学检查：酶联免疫吸附试验、γ-干扰素释放试验（辅助用于儿童结核病临床诊断）、分子生物学方法、血沉。

4. 结核病影像学诊断

（1）X 线：重复检查有助于结核与非结核疾患的鉴别。

（2）CT：对肺结核的诊断及鉴别诊断很有意义，有益发现隐蔽区病灶。

（3）其他辅助检查

1）纤维支气管镜检查：有助于支气管内膜结核及支气管淋巴结结核的诊断。

2）周围淋巴结穿刺液涂片检查：有助于结核病的诊断和鉴别诊断。

3）肺穿刺活体组织检查或胸腔镜取肺活体组织检查：对特殊疑难病例确诊有帮助。

主治语录：

（1）结核菌素试验属于迟发型变态反应。

（2）若患儿结核变态反应强，如患疱疹性结膜炎、结节性红斑或一过性多发性结核过敏性关节炎等，宜用 1 个结核菌素单位 PPD 试验，以防局部的过度反应及可能的病灶反应。

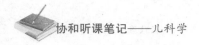

六、治疗

1. 一般治疗

2. 抗结核药物（表 8-3-2）

（1）治疗目的是：杀灭病灶中的结核分枝杆菌；防止血行播散。

（2）治疗原则：早期治疗；适宜剂量；联合用药；规律用药；坚持全程；分段治疗。

（3）抗结核类药物的分类

1）全杀菌药：异烟肼、利福平。

2）半杀菌药：链霉素。

3）抑菌药物：乙胺丁醇、乙硫异烟胺。

表 8-3-2　抗结核类药物

药　　物	剂量（kg/d）	给药途径	主要副作用
异烟肼（INH 或 H）	10mg（≤300mg/d）	口服（可肌内注射、静脉滴注）	肝毒性、末梢神经炎、过敏、皮疹和发热
利福平（RFP 或 R）	10mg（≤450mg/d）	口服	肝毒性、恶心、呕吐和流感样症状
链霉素（SM 或 S）	20~30mg（≤0.75g/d）	肌内注射	第Ⅷ对脑神经损害、肾毒性、过敏、皮疹和发热
吡嗪酰胺（PZA 或 Z）	20~30mg（≤0.75g/d）	口服	肝毒性、高尿酸血症、关节痛、过敏和发热
乙胺丁醇（EMB 或 E）	15~25mg	口服	皮疹、视神经炎
乙硫异烟胺（ETH）、丙硫异烟胺	10~15mg	口服	胃肠道反应、肝毒性、末梢神经炎、过敏、皮疹、发热
卡那霉素	15~20mg	口服	肌内注射肾毒性、第Ⅷ对脑神经损害
对氨柳酸	150~200mg		胃肠道反应、肝毒性、过敏、皮疹和发热

3. 化疗方案

（1）标准疗法：用于无明显自觉症状的原发型肺结核。用异烟肼、利福平和乙胺丁醇，疗程 9~12 个月。

（2）两阶段疗法：适用于严重结核病（活动性原发型肺结核、急性粟粒性肺结核，结核性脑膜炎）。

（3）强化治疗阶段：联用杀菌药 3~4 种，迅速杀灭敏感菌，为化疗的关键阶段。

（4）巩固治疗阶段：联用连用 2 种药，用于巩固疗效，防止复发。

（5）短程疗法：可选用以下几种 6~9 个月短程化疗方案。

1）2HRZ/4HR（数字为月数，以下同）。

2）2SHRZ/4HR。

3）2EHRZ/4HR。

4）若无 PZA，则将疗程延长至 9 个月。

七、预防

1. 控制感染。

2. 普及卡介苗接种。

3. 预防性抗结核治疗。

八、原发型肺结核

（一）概述

1. 最常见者，结核分枝杆菌初次侵入肺发生的原发感染，小儿肺结核主要类型，占儿童肺结核总数 85.3%。

2. 包括原发综合征、支气管淋巴结结核。前者由肺原发病灶、局部淋巴结病变和两者相连的淋巴管炎组成；后者以胸腔内肿大淋巴结为主。

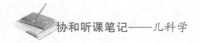

3. 肺部原发病灶 X 线片无法查出，或已吸收，仅有局部肿大淋巴结，临床上诊断为支气管淋巴结结核。

（二）病理

1. 原发病灶多位于右侧，肺上叶底部和下叶上部，近胸膜处。

2. 基本病变为渗出、增殖、坏死。

3. 主要特征是上皮样细胞结节及朗格汉斯细胞。

4. 典型原发综合征呈"双极"病变，一端为原发病灶，一端为肿大的肺门淋巴结、纵隔淋巴结。

（三）临床表现

1. 轻者　可无症状，起病慢，低热、食欲缺乏、盗汗等结核中毒症状，多见大龄儿童。

2. 婴幼儿、重症者　起病急，高热 39～40℃，2～3 周后转低热，伴结核中毒症状，干咳、轻度呼吸困难是最常见的症状。

3. 婴儿表现　体重不增或生长发育障碍。高度过敏状态者有眼疱疹性结膜炎、皮肤结节性红斑、多发性一过性关节炎。

4. 周围淋巴结肿大　原发病灶较大者，叩诊浊音，呼吸音减低，可闻及少许干湿啰音。婴儿伴肝大。

（四）诊断与鉴别诊断

1. 原发综合征

（1）肺实质浸润伴肺门淋巴结和纵隔淋巴结肿大。

（2）局部炎性淋巴结较大，初染灶较小是原发性肺结核的特征。

（3）婴幼儿病灶范围广，可占据一肺段至一肺叶。

（4）年长儿病灶周围炎症轻，阴影范围小，多呈小圆形或小片状影。部分见局部胸膜病变。

（5）原发型肺结核在 X 线胸片呈典型哑铃状双极影者少见。

2. 支气管淋巴结结核

是小儿原发型肺结核 X 线片最为常见者。分 3 类：

（1）炎症型：从肺门向外扩展密度增高阴影，边缘模糊。

（2）结节型：肺门区圆形或卵圆形致密阴影，边缘清楚，突向肺野。

（3）微小型：肺纹理紊乱，肺门形态异常、周围呈小结节状及小点片状模糊阴影。

（五）检查与鉴别诊断

1. CT 扫描　有助于疑诊原发综合征但胸部平片正常病例诊断。

2. 纤维支气管镜检查　可见到以下病变。

（1）肿大淋巴结压迫支气管致管腔狭窄，或与支气管壁粘连固定，致活动受限。

（2）黏膜充血、水肿、溃疡或肉芽肿。

（3）淋巴结穿孔前期，可见突入支气管腔的肿块。

（4）淋巴结穿孔形成淋巴结-支气管瘘。

3. 与上呼吸道感染、支气管炎、百日咳、风湿热、伤寒、各种肺炎、支气管异物、支气管扩张、纵隔良恶性肿瘤相鉴别。

九、急性粟粒性肺结核

（一）概述

1. 又称急性血行播散性肺结核，由结核分枝杆菌血行播散引起的肺结核，常为原发综合征发展后果。

2. 年龄小，患麻疹、百日咳或营养不良尤其感染 HIV 时，

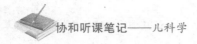

机体免疫力低，易诱发本病。

3. 主要见于小儿时期，尤其是婴幼儿，且常并发结核性脑膜炎。

（二）病理

1. 多在原发感染后 3~6 个月以内发生。

2. 易形成结核分枝杆菌血症，引起急性全身粟粒性结核病，累及肺、脑膜、脑、肝、脾、肾、心、肾上腺、肠、腹膜、肠系膜淋巴结等。

3. 结核结节多分布于上肺部，灰白色半透明或淡黄色不透明结节，针尖或粟粒（1~2mm）大小。

（三）临床表现

1. 典型特点

（1）起病急，婴幼儿多高热，稽留热或弛张热，部分体温不高，呈（不）规则发热，持续数周或数月。

（2）伴寒战、盗汗、食欲缺乏、咳嗽、面色苍白、气促和发绀等。

2. 小于 6 个月婴儿粟粒性结核特点　发病急、症状重而不典型，累及器官多，伴结核性脑膜炎者多，病程快，病死率高。

3. 肺部可闻及细湿啰音而被误诊为肺炎。

4. 全身性粟粒性结核　眼底可有脉络膜结核结节，分布于视网膜中心动脉分支周围。

（四）诊断与鉴别诊断

1. 诊断

（1）主要据结核接触史、临床表现、肝脾大及结核菌素试验阳性，可疑者应做病原学检查与胸部影像学检查。

（2）胸部 X 线检查常对诊断起决定性作用，早期因粟粒阴影细小而不易查出。

（3）肺部 CT 可见肺影显示大小、密度、分布一致的粟粒影，部分病灶有融合。

2. 与肺炎、伤寒、脓毒症、朗格汉斯细胞组织细胞增生症、肺含铁血黄素沉着症及特发性肺间质疾病等相鉴别。

（五）治疗与预后

1. 一般支持疗法　见原发型肺结核。早期抗结核治疗甚为重要。

（1）抗结核药物：INH、RFP、PZA 及 SM。

（2）糖皮质激素：有严重中毒症状及呼吸困难者，应用足量抗结核药物同时，用泼尼松 $1\sim2mg/(kg\cdot d)$，疗程 1~2 个月。

2. 病情多急重，若早期诊断、彻底治疗可治愈，延误诊断和治疗可导致死亡。

十、结核性胸膜炎

（一）概述

小儿结核病中最严重类型。常在结核原发感染 1 年内发生，初染结核 3~6 个月最易发生。3 岁以内婴幼儿多见，约占 60%。

（二）发病机制

1. 常为全身性粟粒性结核病一部分，通过血行播散而来。

2. 亦可由脑实质或脑膜结核病灶溃破，结核分枝杆菌进入蛛网膜下腔及脑脊液中所致。

3. 偶见脊椎、颅骨或中耳与乳突的结核灶直接蔓延侵犯脑膜。

（三）病理

1. 脑膜病变　软脑膜弥漫充血、水肿、炎症渗出，并形成许多结核结节。

2. 神经损害　浆液纤维蛋白渗出物波及脑神经鞘，包围挤压脑神经引起脑神经损害，常见面神经、舌下神经、动眼神经、展神经障碍的临床症状。

3. 脑部血管病　早期主要为急性动脉炎，病程长者，增生性结核病变明显，可见栓塞性动脉内膜炎。严重者可引起脑组织梗死、缺血、软化而致偏瘫。

4. 脑实质病变　炎症可蔓延至脑实质，或脑实质原已有结核病变，可致结核性脑膜炎。

5. 脑积水及室管膜炎　室管膜及脉络丛受累，出现脑室管膜炎。

6. 脊髓病变　炎症蔓延至脊膜、脊髓及脊神经根，脊膜肿胀、充血、水肿和粘连，蛛网膜下腔完全闭塞。

（四）临床表现

1. 早期（前驱期）

（1）1~2周，小儿性格改变，少言、懒动、易倦、烦躁、易怒等。

（2）有发热、食欲缺乏、盗汗、消瘦、呕吐、便秘（婴儿腹泻）等。

（3）年长儿可自诉头痛，多轻微或非持续性。

（4）婴儿蹙眉皱额或凝视、嗜睡或发育迟滞等。

2. 中期（脑膜刺激期）

（1）1~2周，颅内压增高致剧烈头痛、喷射性呕吐、嗜睡或烦躁不安、惊厥等。有明显脑膜刺激征。

（2）幼婴前囟膨隆、颅缝裂开。有脑神经障碍，常见面神经瘫痪，其次为动眼神经、展神经瘫痪。

（3）部分患儿有脑炎症状及体征，如定向、运动和语言障碍。

（4）眼底检查可见视盘水肿、视神经炎或脉络膜粟粒状结核结节。

3. 晚期（昏迷期）

（1）1~3周，以上症状加重，且意识朦胧→半昏迷→昏迷。阵挛性或强直性惊厥频繁发作。

（2）患儿极度消瘦，舟状腹。常有水、电解质代谢紊乱。最终因颅内压急剧增高导致脑疝，致呼吸及心血管运动中枢麻痹而死亡。

4. 不典型结核性脑膜炎表现

（1）婴幼儿起病急，进展快，有时仅以惊厥为主。

（2）早期有脑实质损害者，表现为舞蹈症或精神障碍。

（3）早期有脑血管损害者，表现为肢体瘫痪。

（4）合并脑结核瘤者可似颅内肿瘤表现。

（5）颅外结核病变极端严重时，可将脑膜炎表现掩盖而不易识别。

（6）抗结核治疗过程中发生脑膜炎时，常表现为顿挫型。

（五）诊断

最可靠的诊断依据是脑脊液中查见结核分枝杆菌。

1. 病史 结核接触史、卡介苗接种史、既往结核病史、近期急性传染病史。

2. 临床表现 有上述病史患儿有性格改变、头痛、不明原因的呕吐、嗜睡或烦躁不安相交替及顽固性便秘时，应考虑本病。眼底检查发现有脉络膜粟粒结节对诊断有帮助。

3. 脑脊液检查 对本病的诊断极为重要。

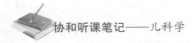

4. 其他检查　结核分枝杆菌抗原检测、抗结核抗体测定、腺苷脱氨酶活性测定、结核菌素试验、脑脊液结核分枝杆菌培养（诊断结核性脑膜炎可靠依据）、聚合酶链反应、X线、CT、MRI。

（六）鉴别诊断、并发症及后遗症

1. 与化脓性脑膜炎、病毒性脑膜炎、隐球菌性脑膜炎、脑肿瘤进行鉴别。

2. 常见并发症为脑积水、脑实质损害、脑出血及脑神经障碍。前 3 种是导致结核性脑膜炎死亡常见原因。

3. 严重后遗症为脑积水、肢体瘫痪、智能低下、失明、失语、癫痫及尿崩症等。晚期结核性脑膜炎发生后遗症者占 2/3，早期结核性脑膜炎后遗症甚少。

（七）治疗

抓住抗结核治疗和降低颅高压两个重点环节。

1. 一般疗法　休息、变换体位及清洁护理。

2. 抗结核治疗　联合应用易透过血-脑屏障的抗结核杀菌药物，分阶段治疗，包括强化治疗阶段及巩固治疗阶段。

3. 降低颅高压　最早于 10 天可出现，应及时控制颅内压，措施：脱水剂→利尿剂→侧脑室穿刺引流→腰椎穿刺减压及鞘内注药→分流手术。

4. 糖皮质激素　抑制炎症渗出，降低颅内压，减轻中毒症状及脑膜刺激征，有利于脑脊液循环，减少粘连，防止脑积水发生，是抗结核药物有效的辅助疗法，早期使用效果好。

5. 对症治疗

（1）处理惊厥。

（2）水电解质紊乱处理

1）稀释性低钠血症：3%氯化钠液静脉滴注，同时控制入水量。

2）脑性失盐综合征：2∶1 等张含钠液补充部分失去的体液后酌情补 3%氯化钠液提高血钠浓度。

3）低钾血症：用含 0.2%氯化钾等张溶液静脉滴注，或口服补钾。

　　主治语录：腰椎穿刺减压及鞘内注药适应证：①颅内压较高，用肾上腺皮质激素及甘露醇效果不明显，但不急需做侧脑室引流或没有做侧脑室引流的条件者。②脑膜炎症控制不好致颅内压难于控制者。③脑脊液蛋白量>3.0g/L。

（八）预后

早期诊断和合理治疗是改善本病预后的关键。

（1）治疗早晚：治疗越晚，病死率越高。早期无死亡，中期死率为 3.3%，晚期病死率达 24.9%。

（2）年龄：年龄越小，发展越快越严重，病死率越高。

（3）病期和病型：早期、浆液型预后好，晚期、脑膜脑炎型预后差。

（4）结核分枝杆菌耐药性：原发耐药菌株已成影响结核性脑膜炎预后重要因素。

（5）治疗方法：剂量不足或方法不当时可使病程迁延，易有并发症。

第四节　深部真菌病

一、概述

1. 深部真菌病指各种真菌除侵犯皮肤、黏膜和皮下组织外，还累及组织和器官，甚至引起播散性感染，又称侵袭性真菌病。

2. 常见病原菌为假丝酵母菌属、曲霉菌属以及新型隐球菌。

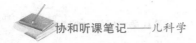

3. 致病菌主要经呼吸道吸入侵犯肺部，也可侵犯皮肤、黏膜。严重者可发生败血症，使其他组织和系统受累。

二、发病机制

真菌病常见的病理变化如下。

1. 轻度非特异性炎症。

2. 化脓性炎症　大量中性粒细胞浸润形成的小脓肿，如假丝酵母菌病、曲霉病、毛霉病。

3. 坏死性炎症　可有大小不等坏死灶，伴有明显出血，炎症细胞相对少，可见于毛霉病、曲霉病等。

4. 结核样肉芽肿形成。

5. 真菌脓毒症　真菌入血引起全身播散性感染，累及多脏器。

三、治疗原则

1. 一般治疗

（1）积极治疗原发病，去除病因。

（2）掌握抗生素、糖皮质激素和免疫抑制剂用药指征，少用或不用这些药物。

（3）加强护理和支持疗法，补充维生素和微量元素。

（4）对于皮肤和口腔黏膜感染，大多选用制霉菌素；过敏为主要临床表现者可同时对症使用抗组胺药物；隐球菌性脑膜炎除抗真菌治疗，须用降颅内压措施，必要时做侧脑室引流术。

2. 抗真菌治疗　针对病原菌选择抗真菌药物，如两性霉素B、5-氟胞嘧啶、氟康唑、伏立康唑、伊曲康唑及制霉菌素等。

四、假丝酵母菌病

1. 概述

（1）假丝酵母菌属引起的皮肤、黏膜、脏器急性、亚急性或慢性炎症，少数可引发脓毒血症。

（2）大多数为机会性感染，多见于儿童。

（3）引起人类感染的主要菌种有白色假丝酵母菌、热带假丝酵母菌、克柔假丝酵母菌、光滑假丝酵母菌等，最常引起疾病的是白色假丝酵母菌。

（4）白色假丝酵母菌菌体呈圆形或椭圆形，主要以出芽方式繁殖，产生芽生孢子和假菌丝，革兰染色阳性。

（5）患者有长期腹泻、营养不良及某些重症肺炎后、长期大量应用抗生素、激素和其他免疫抑制剂、侵入性操作者可出现假丝酵母菌病。

（6）按照临床表现可分为黏膜念珠菌病、皮肤假丝酵母菌病、假丝酵母菌菌变态反应和系统性假丝酵母菌病等；也可划分为皮肤黏膜型和内脏型两大类，可呈急性、亚急性或慢性。

2. 临床表现

（1）皮肤黏膜型

1）好发于新生儿和小婴儿，尤其肥胖多汗者。

2）新生儿期肛周、臀部、外阴及腹股沟等尿布包裹区易受损，其次为腋窝、颈前及下颌。

3）擦伤最常见，皮肤皱褶处有皮肤潮红、糜烂，边界清楚，上有灰白色脱屑，周围见散在红色丘疹、小水疱或脓疱。

4）患者有免疫缺陷，皮肤呈肉芽肿改变。

5）播散型可见全身性粟粒疹。黏膜受损以鹅口疮最多见，颊、牙龈、上下腭黏膜表面出现白色乳凝块样物，可有溢血。

6）免疫功能低下时，黏膜病变由舌、颊黏膜蔓延至咽喉、气管和食管。

（2）内脏型

1）消化道假丝酵母菌病：①最常见为假丝酵母菌肠炎，伴低热，发生在腹泻基础上，稀便、水样便或豆腐渣样便且有发

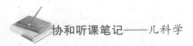

酵气味，严重者形成肠黏膜溃疡而出现便血。②假丝酵母菌食管炎主要症状为恶心、呕吐、拒食、吞咽困难、流涎。年长儿诉胸骨下疼痛、烧灼感和吞咽痛。X线检查见食管狭窄/蠕动改变。食管镜检可见白色厚膜。

2）呼吸道假丝酵母菌病：①以假丝酵母菌性肺炎多见，大多继发于婴幼儿细菌性肺炎、肺结核及血液病，亦可从口腔直接蔓延或经血行播散。②起病缓慢，表现为支气管肺炎的症状体征，常咳无色胶冻样痰，有时带血丝，可闻及中小湿啰音。③X线表现与支气管肺炎相似。④抗生素治疗无效，病程迁延。

（3）泌尿道假丝酵母菌病：全身性假丝酵母菌病患者常见肾内病灶，多为白色假丝酵母菌经血行播散所致，肾皮质和髓质均可见小脓肿。轻者症状不明显，重者有尿频、尿急、尿痛及肾功能改变。

（4）播散性假丝酵母菌病综合征和假丝酵母菌菌血症

1）长期发热，在原发病（白血病、恶性肿瘤）基础上体温增高，症状加重，全身状况恶化。

2）念珠菌播散时往往侵犯多个器官，常见心肌炎、心内膜炎、心包炎、肾小脓肿、脑膜炎、骨髓炎、眼炎和肺炎等。

3）念珠菌心内膜炎赘生物大且易栓塞，可经血行播散引起脑膜炎、脑脓肿，病死率高。

3. 诊断

（1）真菌检查

1）病灶组织或假膜、渗液等标本显微镜检查，可见厚膜孢子及假菌丝，多次显微镜检查阳性有诊断意义。

2）标本真菌培养1周内有乳白色光滑菌落，菌落数>50%，有诊断意义。

（2）病理诊断：病理组织中发现真菌和相应病理改变即可

确诊。

（3）眼底检查：假丝酵母菌菌血症患者视网膜和脉络膜上可见白色云雾状或棉球样病灶。

（4）血清学检查：血清 1, 3-β-D 葡聚糖测定，简称 G 实验。血清 1, 3-β-D 葡聚糖是真菌细胞壁的重要组分，血浆 1, 3-β-D 葡聚糖升高即 G 试验阳性成为侵袭性真菌感染的一个重要标志。

五、隐球菌病

1. 概述

（1）一种侵袭性真菌疾病。致病菌主要是新隐球菌。

（2）除主要侵袭中枢神经系统外，可播散至肺、皮肤、黏膜、骨骼、关节和其他内脏，呈急性或慢性病程，各年龄均可发病。

2. 流行病学

（1）存在土壤、干鸽粪、水果、蔬菜、正常人皮肤和粪便中。干燥鸽粪中可以生存达数年，是人的主要传染源。

（2）可能感染途径

1）吸入空气中的孢子：是主要途径，隐球菌孢子达肺部引起肺部感染，继而播散到全身。

2）创伤性皮肤接触。

3）摄入带菌的食物：经肠道播散至全身引起感染。

3. 临床表现

（1）隐球菌性脑膜炎

1）是真菌性脑膜炎最常见类型，起病慢，不同程度发热、阵发性头痛并逐渐加重、恶心、呕吐、眩晕。

2）数周或数月后可有颅内压增高症状及脑神经受累表现，常伴眼底渗出和视网膜渗出性改变。有时有精神症状，如抑郁、淡漠、易激动。

3）晚期可有偏瘫、共济失调、抽搐、昏迷等。

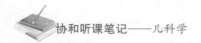

4）临床表现颇似结核性脑膜炎，但有间歇性自然缓解。

（2）肺隐球菌病

1）常与中枢神经系统感染并存，亦可单独发生。

2）起病慢，常无明显症状被忽略。如有症状，则与肺结核不易区分，如低热、乏力、轻咳、盗汗、体重减轻等，多趋自愈。

3）少数患儿呈急性肺炎表现，如病灶延及胸膜，可有胸痛和胸膜渗出。

4）肺隐球菌感染可引起胸膜下纤维结节、隐球菌结节或大的肉芽肿，表现为支气管周围和肺实质浸润阴影，常伴纵隔或肺门淋巴结肿大，可伴肺内及胸膜下结节，可出现双肺粟粒性播散。

5）所有类型中钙化和干酪性坏死罕见，可有空洞形成，以上表现可混合存在。

（3）皮肤黏膜隐球菌病

1）单独发生少，若为全身性隐球菌病局部表现，可能由脑膜、肺部或其他病灶播散所致。

2）皮肤隐球菌病表现为痤疮样皮疹、硬结、肉芽肿等，中央有坏死，形成溃疡、瘘管等。

3）黏膜损害见于口腔、鼻咽部，表现结节、溃疡和肉芽肿样，表面覆盖黏性渗出性薄膜。

4. 诊断

（1）病原体检查

1）墨汁染色法：是迅速、简便、可靠的方法，根据受损部位不同，取新鲜标本，如脑脊液、痰液、病灶组织或渗液等，置于玻片，加墨汁1滴，覆以盖玻片，显微镜暗视野下可见圆形菌体，外周有一圈透明的肥厚荚膜，内有反光孢子无菌丝。反复多次查找阳性率高。脑脊液应离心后取沉淀涂片。

2）真菌培养：取标本如脑脊液、痰液、骨髓等置于沙氏培养基中，在室温或37℃培养3~4天可见菌落长出。

（2）血清学检查：对隐球菌病的早期诊断很重要。

六、曲霉病

1. 概述

（1）曲霉病是由致病曲霉所致的疾病，是一种常见的条件致病性真菌。

（2）经呼吸道吸入侵犯肺部，也可侵犯皮肤、黏膜。

（3）严重者可发生脓毒症，使其他组织和系统受累。

2. 临床表现

（1）肺曲霉病

1）最常见，多发生在慢性肺部疾病基础上，临床表现分两型，分别是曲霉性支气管-肺炎及球型肺曲霉病。

2）大量曲霉孢子被吸入后引起急性支气管炎。

3）曲霉菌丝侵袭肺组织，引起广泛的浸润性肺炎或局限性肉芽肿，也可引起坏死、化脓，形成多发性小脓肿。

4）急性起病者高热或不规则发热、咳嗽、气促、咳绿色脓痰。

5）慢性者反复咳嗽、咯血等类似肺结核症状。

6）肺部体征不明显或闻及粗湿啰音。X线检查见肺纹理增多，肺部可见弥漫性斑片状模糊阴影。

（2）变态反应性曲霉病

1）过敏体质吸入曲霉孢子，引起过敏性鼻炎、支气管哮喘、支气管炎或变应性肺曲霉病。

2）吸入后有喘息、咳嗽和咳痰，伴发热。大多数患儿3~4天缓解，再吸入复发上述症状。

3）痰中可检出大量嗜酸性粒细胞和菌丝，培养见烟熏色曲霉生长。血嗜酸性粒细胞增多，血清 IgE>1000ng/ml。

（3）全身性曲霉病

1）多见原发或继发性免疫缺陷者。多由肺部病灶进入血液

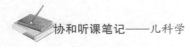

循环，播散至全身多个脏器。

2）白血病、恶性淋巴瘤、肿瘤、慢性肺部疾患、长期使用抗生素和皮质激素是本病诱因。

3）临床表现随所侵犯脏器而异，以发热、全身中毒症状和栓塞最常见。

4）累及心内膜、心肌或心包，引起化脓、坏死和肉芽肿。

5）中枢神经系统受累引起脑膜炎和脑脓肿。消化系统以肝受累多见。

6）耳、鼻、鼻窦等部位曲霉菌感染多系慢性，病灶扩大可波及眼眶、眼球、视神经及脑膜等。

3. 诊断

（1）病原体检查。

（2）病理组织检查。

（3）血清半乳甘露聚糖抗原检测。

七、抗菌治疗

1. 假丝酵母菌病

（1）制霉菌素：局部用药（油剂、霜剂、粉剂）、口服（有恶心、呕吐、轻泻等不良反应）、雾化吸入（呼吸系统假丝酵母菌病）。

（2）两性霉素 B：是目前治疗全身假丝酵母菌病的首选药物。多烯类抗生素，与真菌胞膜上的固醇类结合，改变膜的通透性，使菌体破坏，起杀菌作用。

1）浓度过高易引起静脉炎，滴速过快可发生抽搐、心律失常、血压骤降，甚至心脏停搏。

2）对肝、肾、造血系统有毒性，可有恶心、呕吐、腹痛、发热、寒战、头痛、头晕、贫血、血小板减少、血栓性静脉炎等副作用。

（3）5-氟胞嘧啶：一种口服系统性抗真菌化学药物，对白色假丝酵母菌有良好抑制作用。

（4）酮康唑：口服体内吸收良好，毒性反应低，对假丝酵母菌病疗效均显著。

（5）氟康唑：抗真菌活性比酮康唑强，生物利用度高，口服吸收好，对假丝酵母菌有效。

2. 隐球菌病

（1）两性霉素B：目前治疗隐球菌病首选药物，静脉滴注方法与药物不良反应同前。

（2）其他药物：5-氟胞嘧啶对隐球菌有良好的抑制作用；氟康唑可在脑脊液中达到有效的治疗浓度。

3. 其他真菌病　曲霉病抗真菌治疗可首选伏立康唑、伊曲康唑，也可选择两性霉素B，并用5-氟胞嘧啶或应用卡泊芬净等。

第五节　寄生虫病

一、概述

1. 是儿童时期最常见的一类疾病，对儿童健康危害大，轻者有消化不良、营养不良症状，重者可致生长发育障碍，甚至致残或致命。

2. 我国寄生虫平均感染率为62.5%，0~15岁儿童寄生虫感染率为55.3%~73.3%。

二、蛔虫病

1. 流行病学

（1）蛔虫病患者是主要的传染源。

（2）生吃未经洗净且附有感染性虫卵的食物或用感染的手取食是主要的传染途径。

2. 临床表现

（1）幼虫移行引起的症状

1）幼虫移行：移行至肺可引起蛔虫性肺炎或蛔虫性嗜酸性粒细胞性肺炎（Loffler综合征），表现为咳嗽、胸闷、血丝痰或哮喘样症状，血嗜酸性粒细胞增多，肺部体征不明显，X线胸片可见肺部点状、片状或絮状阴影，病灶易变或很快消失，症状1~2周消失。

2）重症感染：幼虫可侵入脑、肝、脾、肾、甲状腺和眼，引起惊厥、肝大、肝功能异常、视网膜炎、眼睑水肿及尿的改变等临床表现。

（2）成虫引起的症状

1）成虫寄生于空肠，以肠腔内半消化食物为食。

2）轻者无症状，大量蛔虫感染者食欲缺乏或多食易饥，异食癖；常腹痛，位于脐周，喜按揉，不剧烈。

3）部分患儿烦躁、易惊或萎靡、磨牙。

4）虫体的异种蛋白可引起荨麻疹、哮喘等过敏症状。

5）感染严重者可造成营养不良，影响生长发育。

3. 并发症

（1）胆道蛔虫症（最常见）

1）典型表现为阵发性右上腹剧烈绞痛、屈体弯腰、恶心、呕吐，可吐出胆汁或蛔虫。

2）腹部检查无明显阳性体征或仅有右上腹压痛。

3）发生胆道感染时，患儿可有发热、黄疸、外周血白细胞数增多。个别患儿，蛔虫可直接蹿入肝脏引起出血、脓肿或虫体钙化。

4）其他还包括胆道大出血、胆结石、胆囊破裂、胆汁性腹膜炎、急性出血性坏死性胰腺炎、肠穿孔等。

（2）蛔虫性肠梗阻

1）多见年龄<10岁儿童，年龄<2岁发病率最高。

2）蛔虫在肠道内扭结成团，部分或完全梗阻肠道，造成肠梗阻，多见于回肠下段。

3）表现为起病急骤、脐周或右下腹阵发性剧痛、呕吐、腹胀、肠鸣音亢进，可见肠型和蠕动波，可扪及条索状包块。

4）腹部 X 线可见肠充气和液平面。

（3）肠穿孔及腹膜炎：表现为突发全腹的剧烈绞痛，伴恶心、呕吐、进行性腹胀。体格检查可见明显的腹膜刺激症状，腹部 X 线检查见膈下游离气体。

4. 诊断　根据临床症状、体征、有排蛔虫或呕吐蛔虫史及粪便涂片查到蛔虫卵即可确诊。血中嗜酸性粒细胞增多有助于诊断。若出现上述并发症，需与其他外科急腹症鉴别。

5. 治疗

（1）甲苯咪唑是治疗蛔虫病首选药物之一，为广谱驱虫药，能杀灭蛔虫、蛲虫、钩虫等。

（2）柠檬酸哌嗪是安全有效的抗蛔虫和蛲虫药物，肠梗阻时不用，以免引起虫体骚动。

（3）左旋咪唑为广谱驱肠虫药。

（4）阿苯达唑广谱杀虫剂，年龄<2 岁者慎用。

6. 并发症的治疗

（1）胆道蛔虫症

1）原则为解痉镇痛、驱虫、控制感染及纠正脱水、酸中毒及电解质紊乱。

2）驱虫最好选用虫体肌肉麻痹驱虫药。

3）内科治疗持久不缓解者，必要时可手术治疗。

（2）蛔虫性肠梗阻

1）不完全性肠梗阻可禁食、胃肠减压、输液、解痉、镇痛处理，疼痛缓解后可驱虫治疗。

2）完全性肠梗阻时应即时手术治疗。

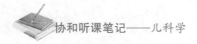

（3）蛔虫性阑尾炎或腹膜炎一旦诊断明确，应及早手术治疗。

三、蛲虫病

1. 概述

（1）又称蠕形住肠线虫。蛲虫病是蛲虫寄生于人体小肠末端、盲肠和结肠引起的一种常见寄生虫病。

（2）幼儿期多见。临床上以夜间会阴部和肛门附近瘙痒为主要特征。

2. 流行病学　蛲虫患者是唯一的传染源。经粪-口传播，人群普遍易感。

3. 临床表现

（1）可引起局部和全身症状。

（2）常见肛周和会阴皮肤强烈瘙痒、睡眠不安。局部皮肤可因瘙痒而发生皮炎和继发感染。

（3）全身症状有恶心、呕吐、腹痛、腹泻、食欲缺乏、胃肠激惹现象。

（4）焦虑不安、失眠、夜惊、易激动、注意力不集中等精神症状。

（5）偶见异位寄生其他器官和侵入邻近器官引起阑尾炎、阴道炎、盆腔炎和腹膜炎等。

（6）外周血见嗜酸性粒细胞增多。

4. 诊断

（1）主要依靠临床症状，同时检出虫卵或成虫以确定诊断。

（2）蛲虫一般不在肠内产卵，须从肛门周围皮肤皱襞处直接采集标本。

（3）可于夜间患儿入睡后 1~3 小时观察肛周皮肤皱褶处有无白色小线虫或凌晨用透明胶纸紧压肛周部位粘取虫卵，然后在显微镜下观察虫卵，多次检查可提高阳性率。

5. 治疗

（1）驱虫治疗

1）恩波吡维铵为治疗蛲虫感染的首选药物。可干扰虫体呼吸酶系统，抑制呼吸，阻碍虫体对葡萄糖的吸收。

2）噻嘧啶为广谱高效驱虫药。可抑制虫体胆碱酯酶，阻断虫体神经肌肉接头冲动传递，麻痹虫体，使其安全排出体外，口服很少吸收。

3）甲苯咪唑。

（2）局部用药：睡前清洗会阴和肛周，涂擦蛲虫软膏杀虫止痒；或噻嘧啶栓剂塞肛，连用 3~5 天。

四、钩虫病

1. 概述

（1）钩虫病是由钩虫科线虫寄生于人体小肠所引起的肠道寄生虫病。

（2）轻者可无症状，仅在粪便中发现虫卵，称钩虫感染。

（3）表现为贫血、营养不良、胃肠功能失调，严重贫血可致心功能不全和生长发育障碍。

（4）长期反复感染可影响小儿生长发育和智力。

2. 流行病学

（1）钩虫病患者为主要传染源。

（2）皮肤接触污染的土壤是主要感染途径。

（3）小儿年龄越大，感染率越高。

3. 临床表现

（1）钩蚴引起的症状

1）钩蚴皮炎：钩蚴入侵皮肤处（足趾或手指间皮肤薄处及暴露的皮肤多见），可有红色点状丘疹或小水疱，烧灼、针刺感、奇痒，数日内消失。搔抓破后常继发感染形成脓疱，引起

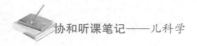

发热和淋巴结炎。

2）呼吸道症状：感染后 3~7 天，幼虫移行至肺部可引起喉咙发痒、咳嗽、发热、气急和哮喘，痰中带血丝，甚至大咯血。胸部 X 线片见肺有短暂浸润性病变，血嗜酸性粒细胞增多。病程数日或数周。

（2）成虫引起的症状

1）贫血：失血性贫血是主要症状；不同程度的贫血、皮肤黏膜苍白、乏力、眩晕，影响小儿体格和智力发育；严重者可有贫血性心脏病。

2）消化道症状：初期贪食、多食易饥，体重下降。后期食欲下降，胃肠功能紊乱，腹胀不适、异食癖，营养不良，严重者可出现便血。

（3）婴儿钩虫病

1）急性便血性腹泻，胃肠功能紊乱，粪便黑色或柏油样。

2）面色苍白，发热，心尖部明显收缩期杂音，肝脾肿大，生长发育迟缓，严重贫血，血红蛋白低于 50g/L。

3）大多数白细胞数增高，嗜酸性粒细胞显著增高，有时呈类白血病样反应。

4．诊断

（1）病原体检查

1）粪便中检出钩虫卵或孵化出钩蚴是确诊的依据。

2）当咳嗽时痰中找到钩蚴亦可确诊。

3）流行区有贫血、胃肠功能紊乱、异食癖、营养不良、生长发育迟缓的小儿应考虑钩虫病可能。

4）粪便饱和盐水漂浮法简便易行，钩蚴培养法检出率较高。

（2）免疫学诊断：适用于大规模普查。用钩虫虫体抗原进行皮内试验，阳性者结合流行病学及临床特点可作出早期诊断。

5. 治疗

（1）驱虫治疗

1）苯咪唑类药物：一类广谱驱肠线虫药，具有杀死成虫和虫卵的作用；常用剂型有甲苯咪唑、阿苯达唑；严重心功能不全、活动性溃疡病患儿慎用。

2）噻嘧啶：一类广谱驱肠线虫药。

3）左旋咪唑：广谱驱肠虫药，肝肾功能不良者慎用。

4）联合用药：左旋咪唑与噻嘧啶何用可提高疗效。

（2）对症治疗：纠正贫血，给予铁剂和充足营养，严重贫血可少量多次输血。

 历年真题

1. 患儿，4 岁。发热、头痛、皮疹 12 小时，频繁抽搐、昏迷 2 小时入院。查体：全身皮肤可见散在的瘀点、瘀斑，血压测不出，右侧瞳孔散大，对光反应消失。不应立即进行的检查是
   A. 瘀点涂片检菌
   B. 脑脊液检查
   C. 血常规检查
   D. 血气分析
   E. 血清离子检测

2. 男孩，6 个月。发热 3 天，体温 39℃。查体：一般情况良好，咽充血，耳后淋巴结肿大，心肺无异常，肝脾未触及。若患儿热退后伴皮疹出现，可能的诊断是
   A. 风疹
   B. 麻疹
   C. 水痘
   D. 猩红热
   E. 幼儿急疹

3. 风疹与麻疹的主要鉴别点是
   A. 全身症状轻
   B. 皮疹为全身性分布
   C. 呈充血性斑丘疹
   D. 发热后 3~4 天出疹
   E. 外周血白细胞减少

参考答案：1. B　2. E　3. A

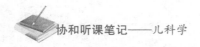

第九章　消化系统疾病

1. 鹅口疮的临床表现。
2. 先天性肥厚性幽门狭窄的辅助检查、诊断及鉴别诊断。
3. 肠套叠、腹泻病的临床表现、诊断与鉴别诊断。

内容精要

由于儿童本身消化系统解剖生理特点，所患疾病也有本身的特点。

第一节　儿童消化系统解剖生理特点

1. **口腔**　有吸吮、吞咽、咀嚼、消化、味觉、感觉和语言等功能。3~4个月时唾液分泌开始增加，常发生生理性流涎。

2. **食管长度**　新生儿时8~10cm；1岁时12cm；5岁时为16cm；学龄儿童20~25cm；成人25~30cm。全长相当于从咽喉部到剑突下距离，插胃管长度为从鼻根至剑突的距离。婴儿为0.6~0.8cm，幼儿为1cm，学龄儿童为1.2~1.5cm。食管pH通常在5.0~6.8。新生儿、婴儿食管呈漏斗状，常发生胃食管反流。

3. 胃容量　新生儿为 30~60ml，1~3 个月时 90~150ml，1 岁时为 250~300ml，5 岁时为 700~850ml，成人约为 2000ml。胃内水的排空时间为 1.5~2 小时；母乳 2~3 小时；牛乳 3~4 小时；早产儿胃排空更慢，易发生胃潴留。

4. 儿童肠管　多为身长的 5~7 倍（成人仅为 4 倍），或坐高的 10 倍。小肠的主要功能包括运动（蠕动、摆动、分节运动）、消化、吸收及免疫。大肠主要功能是贮存食物残渣、进一步吸收水分以及形成粪便。婴幼儿易发生肠扭转和肠套叠且排便次数多。

5. 年龄越小，肝脏相对越大。婴儿易受不利因素影响（缺氧、感染、药物、先天性代谢异常）可使肝大，影响正常功能。婴儿时期胆汁分泌少，对脂肪消化、吸收功能差。

6. 生后 3~4 个月胰腺发育较快，胰液分泌量多；生后 1 年，胰腺外分泌部生长快，为出生时 3 倍。胰液分泌量随年龄生长而增加。酶类出现顺序：胰蛋白酶→糜蛋白酶→羧基肽酶→脂肪酶→淀粉酶。

7. 在母体内，胎儿肠道是无菌的，生后数小时开始细菌进入肠道，婴幼儿肠道正常菌群脆弱，易受许多内外界因素影响而失调，导致消化功能紊乱。

8. 食物进入消化道至粪便排出时间因年龄而异　母乳喂养的婴儿平均为 13 小时，人工喂养者平均为 15 小时，成人平均为 18~24 小时。新生儿、婴儿口服钡剂到排出时间平均为 8 小时，成人平均约为 24 小时。

第二节　口　　炎

一、概述

1. 口炎指口腔黏膜由于各种感染引起的炎症，有舌炎、牙龈炎或口角炎等。

2. 多见于婴幼儿。可单独发生，亦可继发于全身疾病，如急性感染、腹泻、营养不良、久病体弱和维生素缺乏等。

3. 感染常由病毒、真菌、细菌引起。不注意食具及口腔卫生或各种疾病导致机体免疫功能紊乱等因素均可导致口炎的发生。

二、鹅口疮

1. 概述

（1）白念珠菌感染在口腔黏膜表面形成白色斑膜的疾病。

（2）新生儿多由产道感染或因哺乳时污染的乳头和乳具获得感染。

主治语录：鹅口疮易发生于新生儿、营养不良、长期使用广谱抗生素或激素的患儿。

2. 临床表现

（1）口腔黏膜表面覆盖白色乳凝块样小点或小片状物，可逐渐融合成大片，不易擦去，周围无炎症反应，强行剥离后局部黏膜潮红、粗糙，可有溢血。

（2）不痛，不流涎，不影响吃奶，无全身症状。

（3）重者全口腔均被白色斑膜覆盖，蔓延到咽、喉、食管、气管、肺等处，可危及生命。

（4）重症患儿伴低热、拒食、吞咽困难。使用抗生素可加重病情，促其蔓延。

3. 治疗

（1）一般不需口服抗真菌药物。

（2）用2%碳酸氢钠溶液于哺乳前后清洁口腔，或局部涂抹10万~20万U/ml制霉菌素溶液，2~3次/天。

（3）亦可口服肠道微生态制剂，抑制真菌生长。

（4）预防应注意哺乳卫生，加强营养，适当增加 B 族维生素和维生素 C。

三、疱疹性口腔炎

1. 概述

（1）疱疹性口腔炎为单纯疱疹病毒 I 型感染所致。

（2）多见于 1~3 岁婴幼儿，公共场所容易传播，发病无明显季节差异。

2. 临床表现

（1）常好发于颊黏膜、牙龈、舌、唇内、唇红部及邻近口周皮肤。

（2）发热达 38~41℃，1~2 天后上述各部位口腔黏膜出现单个或成簇的小疱疹，迅速破溃后形成溃疡，有黄白色纤维素性分泌物覆盖，多个溃疡可融合成不规则的大溃疡，有时累及软腭、舌和咽部。

（3）患儿可表现拒食、流涎、烦躁，常因拒食啼哭才被发现；体温 3~5 天后恢复正常，病程 1~2 周。

（4）受累淋巴结常肿大和压痛，可持续 2~3 周。

3. 鉴别诊断

（1）与疱疹性咽峡炎鉴别，后者大都为柯萨奇病毒感染所致，多发生在夏秋季。

（2）主要发生在咽部和软腭，有时见于舌，不累及牙龈和颊黏膜。

4. 治疗

（1）保持口腔清洁，多流食为宜，避免刺激性食物。

（2）局部可喷西瓜霜、锡类散等。疼痛严重者餐前用 2% 利多卡因涂抹局部。

（3）发热时可用退热药，抗生素不能缩短病程，仅用于有

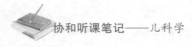

继发感染者。

第三节 胃食管反流及反流性食管炎

一、概述

1. 食管反流（GER）指胃内容物，包括从十二指肠流入胃的胆盐和胰酶等反流入食管甚至口咽部，分生理性和病理性2种。

2. 生理性食管反流由于小婴儿食管下端括约肌（LES）发育不成熟或神经肌肉协调功能差，出现反流，往往出现于日间餐时或餐后，又称溢乳。

3. 病理性食管反流由于LES功能障碍和与其功能有关的组织结构异常，致LES压力低下而出现反流，可以发生于睡眠、仰卧位及空腹时，即胃食管反流病（GERD）。

二、病因与发病机制

1. 抗反流屏障功能低下　LES压力降低（引起GER主要原因）；LES周围组织作用减弱。

2. 食管廓清能力降低。

3. 食管黏膜的屏障功能破坏。

4. 胃、十二指肠功能失常。

三、临床表现

1. 轻重不一，与反流强度、持续时间、有无并发症及患者年龄有关。

2. 呕吐

（1）新生儿和婴幼儿以呕吐为主要表现。

（2）多数生后第1周出现呕吐，部分生后6周内出现症状。

（3）多发生于进食后，有时在夜间或空腹时，严重者呈喷射状。

（4）呕吐物为胃内容物，可含少量胆汁，也有表现为溢乳、反刍或吐泡沫。

（5）年长儿以反胃、反酸、嗳气等症状多见。

3. 反流性食管炎症状

（1）胃灼热：见于有表达能力的年长儿，位于胸骨下段，饮用酸性饮料可使症状加重。

（2）咽下疼痛：婴幼儿喂奶困难、烦躁、拒食；年长儿吞咽时疼痛，如并发食管狭窄则出现严重呕吐和持续性吞咽困难。

（3）呕血和便血：食管炎严重者可有糜烂或溃疡，出现呕血或黑便。重者可有缺铁性贫血。

（4）Barrette 食管：由于慢性 GER，食管下端鳞状上皮被增生的柱状上皮替代，抗酸力增强，但更易发生食管溃疡、狭窄和腺癌。溃疡较深者可发生气管食管瘘。

4. 食管外症状

（1）与 GERD 相关的呼吸系统疾病：反复呼吸道感染、吸入性肺炎、哮喘、窒息和呼吸暂停。

（2）营养不良：主要表现为体重不增和生长发育迟缓、贫血。

（3）神经症状

1）Sandifer 综合征：患儿出现"公鸡头样"姿势，伴杵状指、贫血等。

2）婴儿哭吵综合征：表现为易激惹、夜惊、进食时哭闹。

四、辅助检查

1. 食管钡餐造影　对食管形态、运动状况、钡剂反流、食管与胃连接部组织结构做判断。

2. 食管 pH 动态监测　最可靠诊断方法。

3. 食管动力功能检查　对于 LES 压力正常的患儿应连续测压，动态观察食管的运动功能。

4. 食管内镜检查及黏膜活检

（1）0 级：食管黏膜无异常。

（2）Ⅰ级：黏膜点状或条状发红糜烂，无融合现象。

（3）Ⅱ级：黏膜有条状发红、糜烂并有融合，但小于周径 2/3。

（4）Ⅲ级：黏膜广泛发红、糜烂，融合成全周性或有溃疡。

5. 食管胆汁反流动态检测。

6. 胃-食管放射性核素闪烁扫描。

五、诊断

不明原因性反复呕吐、咽下困难、反复慢性呼吸道感染、难治性哮喘等均应考虑存在 GER。针对不同情况，选择必要的辅助检查，以明确诊断。

六、鉴别诊断

1. 贲门失弛缓症。

2. 以呕吐为主要表现的消化系统器质性疾病。

3. 年长儿应除外其他致病因素引起能发生同样症状的组织损伤性疾病。

七、治疗

1. 体位治疗　清醒状态下直立位和坐位，睡眠保持左侧卧位及上体抬高，减少反流频率及反流物误吸。

2. 饮食治疗　少量多餐，婴儿用稠奶，年长儿以高蛋白、低脂饮食为主，睡前不进食。

3. 药物治疗　主要基于降低胃内容物酸度和促进上消化道动力。

（1）胃肠动力药物：疗程 4 周。如多巴胺受体阻滞药，多潘立酮（吗丁啉），3 次/天，每次 0.2~0.3mg/kg，饭前半小时及睡前口服。

（2）抗酸和抑酸剂：H_1 受体阻滞剂（西咪替丁等）和质子泵抑制剂（洛克）等。

（3）黏膜保护剂：硫糖铝、蒙脱石、麦滋林颗粒剂等。

4. 外科治疗

（1）内科治疗 6~8 周无效，有严重并发症。

（2）因先天食管裂孔疝导致反流或有严重食管炎伴出血、溃疡、狭窄等。

（3）有严重的呼吸道并发症，如呼吸道梗阻、反复发作吸入性肺炎或窒息、伴支气管肺发育不良者。

（4）合并严重神经系统疾病。

主治语录：避免食用降低下食管括约肌张力和增加胃酸食物，如酸性饮料、巧克力、高脂和辛辣食品。

第四节　胃炎和消化性溃疡

一、胃炎

胃炎指由各种物理性、化学性或生物性有害因子引起的胃黏膜或胃壁炎性病变，分为急性和慢性。

（一）病因与发病机制

1. 急性胃炎　多为继发性，由严重感染、休克、颅内损伤、呼吸衰竭和其他危重病等所致的应激反应。

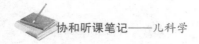

2. 慢性胃炎 有害因子长期反复作用于胃黏膜引起损伤的结果，儿童以非萎缩性胃炎最常见。

（二）临床表现

1. 急性胃炎

（1）发病急骤。

（2）轻者仅有腹痛、食欲缺乏、恶心、呕吐。

（3）重者可表现呕血、黑便、脱水、电解质紊乱、酸碱失衡及全身中毒症状。

2. 慢性胃炎

（1）反复发作、无规律性的腹痛，常出现于进食过程中或餐后。

（2）部位多为上、中腹，脐周或不定，疼痛性质可轻可重。

（3）可伴有食欲缺乏、恶心、呕吐等症状。胃黏膜糜烂出血者伴呕血、黑便。

（三）辅助检查

1. 胃镜检查（最有价值、可靠）

（1）可见黏膜充血、水肿、糜烂，有时可见黏液斑或反流的胆汁。

（2）幽门螺杆菌感染时，可见胃黏膜微小结节形成。

2. 幽门螺杆菌检测。

（四）病理

1. 急性胃炎 上皮细胞变性、坏死，固有膜大量中性粒细胞浸润，腺体细胞呈不同程度变性坏死。

2. 慢性胃炎

（1）非萎缩性胃炎可见上皮细胞变性，固有膜炎性细胞主要为淋巴细胞、浆细胞浸润。

（2）萎缩性胃炎主要为固有腺体萎缩、肠腺化生及炎症细胞浸润。

（五）诊断与鉴别诊断

1. 根据病史、体检、临床表现、胃镜及病理学检查，基本可以确诊。

2. 急性发作的腹痛 必须注意与外科急腹症以及肝胆、胰、肠等腹内脏器的器质性疾病、腹型过敏性紫癜相鉴别。

3. 慢性反复发作的腹痛 应与消化性溃疡、嗜酸细胞胃肠炎、肠道寄生虫病及功能性腹痛等疾病鉴别。

（六）治疗

1. 急性胃炎

（1）去除病因，积极治疗原发病。

（2）避免服用一切刺激性食物和药物，及时纠正水、电解质紊乱。

（3）有上消化道出血者应卧床休息，保持安静，监测生命体征及呕吐与黑便情况。

（4）静脉滴注抑酸剂，口服胃黏膜保护剂，可用局部黏膜止血的方法。

（5）细菌感染者应用有效抗生素。

2. 慢性胃炎

（1）饮食治疗：养成良好的饮食和生活习惯。饮食定时定量，避免摄入刺激性食物和对胃黏膜有损害的药物。

（2）药物治疗

1）黏膜保护剂：如碱式碳酸铋、硫糖铝、蒙脱石粉剂等。

2）抑制胃酸药物：常用西咪替丁、雷尼替丁等。

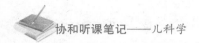
3）胃肠动力药：多潘立酮、西沙必利等。

4）有幽门螺杆菌感染者应进行规范的抗幽门螺杆菌治疗。

二、消化性溃疡

（一）概述

1. 消化性溃疡即胃溃疡（GU）和十二指肠溃疡（DU），以学龄儿童发病多见。

2. 婴幼儿 GU 和 DU 发病率相近。

3. 年长儿以 DU 多见，男孩多于女孩，可有明显的家族史。

（二）病理

1. DU 好发于球部，偶尔位于球后以下的部位，称球后溃疡。多为单发。

2. GU 多发生在胃窦、胃角，胃镜下观察呈圆形，底部有灰白苔，周围黏膜充血、水肿。

主治语录：胃和十二指肠同时有溃疡时称复合溃疡。

（三）临床表现

1. 新生儿期

（1）继发性溃疡多见，原发病有早产、出生窒息等缺血缺氧、败血症等疾病。

（2）常表现急性起病，呕血、黑便。

2. 婴儿期

（1）继发性溃疡多见，发病急，首发症状可为消化道出血和穿孔。

（2）原发性溃疡以 GU 多见，表现为食欲差、呕吐、生长发育迟缓等，也可表现为呕血、黑便。

3. 幼儿期

（1）GU 和 DU 发病率相等。

（2）常见进食后呕吐，间歇发作脐周及上腹部疼痛，夜间及清晨痛醒，呕血、黑便等。

4. 学龄前及学龄期

（1）以原发性 DU 多见。

（2）反复发作脐周及上腹部胀痛，饥饿时或夜间多发。严重者可有呕血、便血，并发穿孔时疼痛剧烈并放射至背部或上腹部。

（四）并发症

1. 主要为出血、穿孔和幽门梗阻，常可伴发缺铁性贫血。

2. 消化道出血常常是小儿消化性溃疡的首发症状，重症可出现失血性休克。

3. 如溃疡穿孔至腹腔或邻近器官，可出现腹膜炎、胰腺炎等。

4. 如炎症和水肿较广泛，可出现急慢性梗阻。

（五）辅助检查

1. 消化道出血相关的实验室检查。

2. 上消化道内镜检查　是诊断溃疡病准确率最高的方法。

（1）能准确诊断溃疡，观察病灶大小、周围炎症的轻重。

（2）可取黏膜活检进行病检和细菌学检查，并控制活动性出血。

3. 胃肠 X 线钡餐造影　适用于对胃镜检查有禁忌者。

（1）直接征象：发现胃和十二指肠壁龛影可确诊。

（2）间接征象：溃疡对侧切迹，十二指肠球部痉挛、畸形

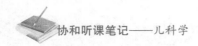

对本病有诊断参考价值。

4. 我国儿童幽门螺杆菌现症感染的诊断　应符合下述四项之一。

（1）幽门螺杆菌培养阳性。

（2）组织病理学检查和快速尿素酶试验均阳性。

（3）组织病理学检查和快速尿素酶试验结果不一致时，需进一步行非侵入性检查，如^{13}C 尿素呼吸试验或粪便幽门螺杆菌抗原检测。

（4）消化性溃疡出血时，组织病理学检查和快速尿素酶试验中任一项阳性。

（六）诊断

1. 儿童消化性溃疡的症状和体征不典型。

2. 有以下体征者应警惕消化性溃疡的可能

（1）剑突下有烧灼感或饥饿痛。

（2）反复发作、进食后缓解的上腹痛，夜间及清晨症状明显。

（3）与饮食有关的呕吐。

（4）反复胃肠不适，且有溃疡病，尤其是 DU 家族史。

（5）原因不明的呕血、便血。

（6）粪隐血试验阳性的贫血患儿等。

（七）鉴别诊断

1. 腹痛　应与肠痉挛、蛔虫病、腹腔脏器感染、结石等鉴别。

2. 呕血　新生儿和小婴儿呕血见于新生儿自然出血症、食管裂孔疝等。年长儿应与胃底和食管静脉曲张破裂及全身出血性疾病鉴别。

3. 便血 消化性溃疡出血多为柏油样便，鲜红色便血仅见于大量出血者。

（八）治疗

1. 一般治疗 培养良好的饮食习惯，避免过度疲劳及精神紧张，避免摄入刺激性食物和药物等。

2. 药物治疗

（1）抑制胃酸治疗：消除侵袭因素的主要途径。

1）H_2 受体阻滞剂：西咪替丁、雷尼替丁等。

2）质子泵抑制剂：奥美拉唑等。

3）中和胃酸的抗酸剂：碳酸钙、氢氧化铝等。

（2）胃黏膜保护剂：硫糖铝、枸橼酸铋钾剂。

（3）抗幽门螺杆菌治疗

1）抗生素：阿莫西林、克拉霉素、甲硝唑、替硝唑。

2）铋剂：枸橼酸铋钾剂（>6 岁）。

3）抗酸分泌药：奥美拉唑。

（4）目前多主张联合用药，一线方案：PPI/铋剂+克拉霉素+阿莫西林，疗程 10 天或 14 天。

3. 消化性溃疡一般不需要手术治疗，但以下情况应考虑手术

（1）溃疡合并穿孔。

（2）难以控制的出血，失血量大，48 小时内失血量超过血容量的 30%。

（3）瘢痕性幽门梗阻，经胃肠减压等保守治疗 72 小时仍无改善。

（4）慢性难治性疼痛。

主治语录：治疗时应避免使用阿司匹林等药物。

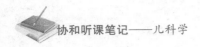

第五节　炎症性肠病

一、概述

1. 炎症性肠病（JBD）指原因不明的非特异性慢性胃肠道炎性疾病，包括溃疡性结肠炎（UC）、克罗恩病（CD）和未定型结肠炎（IC）。

2. 多以初发型为主，发病年龄越小，症状越严重。

3. 年龄<6 岁的 IBD 被定义为极早发型 IBD，其严重程度更重，更具有侵袭性，对传统治疗手段反应差，一般伴有原发性免疫缺陷病。

二、病因与发病机制

1. 发病机制　由感染等诱发过度肠黏膜免疫反应，在有遗传易感性人群中导致肠黏膜损伤。

2. 病因　遗传因素、环境因素、免疫因素（免疫失调在 IBD 发病机制中发挥重要作用）。

三、病理

1. 溃疡性结肠炎

（1）主要累及结直肠，病变呈弥漫性、连续性分布，多位于黏膜层，浆膜层无明显异常。

（2）镜下为非特异性炎症，腺体破坏是该病的重要特征，隐窝脓肿形成。

2. 克罗恩病

（1）可侵犯整个消化道，最常累及末端回肠，病变呈节段性分布。

（2）镜下见急、慢性炎症细胞浸润肠壁全层，有时形成裂隙样溃疡、肉芽肿等。

四、临床表现

克罗恩病与溃疡性肠炎的鉴别，见表 9-5-1。

表 9-5-1　克罗恩病与溃疡性肠炎的鉴别

鉴别点	克罗恩病	溃疡性结肠炎
病变范围	全消化道	主要在结肠
病变特点	跳跃式	连续性
病变累及深度	全层，不对称	黏膜和黏膜下层，环周
内镜特征	纵行深溃疡，肉芽肿	弥漫性浅溃疡，假息肉
并发症	梗阻，瘘管，出血，营养吸收障碍等	出血，结肠扩张（巨结肠），癌变，狭窄
预后	差	相对好
对治疗的反应	可控制，不可治愈	可控制，可治愈
治疗难度	更大	大

五、辅助检查

1. 实验室检查

（1）活动期白细胞计数增多，CRP 升高，血沉加快。

（2）严重或病情持续时血清清蛋白下降。

（3）粪便常规与培养对非 IBD 肠道感染可起鉴别作用。

2. 胃肠道内镜检查

（1）疑 IBD 就诊时完善全面内镜检查及活检，包括食管胃十二指肠镜和结肠镜检查。

（2）小肠镜检查对发生在小肠的克罗恩病有独特的诊断价值。

3. X 线钡剂灌肠检查　显示 IBD 病变及肠管的狭窄、僵硬和内瘘。

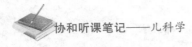

4. 腹部 CT 扫描

（1）可以发现节段性肠壁增厚（肠壁>3mm）。

（2）肠系膜血管呈扭曲、扩张、增多的状态；肠系膜淋巴结肿大。

（3）肠外并发症有瘘管、窦道、脓肿、肠穿孔、狭窄等。

5. MRI 或 MRI 双重造影　有极好的对比、多平面成像和无辐射特点。

六、诊断与鉴别诊断

1. 诊断　对腹痛、腹泻、便血及体重减轻等持续>4 周患儿，应高度怀疑 IBD。结合患儿的肠外表现，实验室检查、内镜检查、病理检查、影像学检查等做出诊断。

2. 鉴别诊断

（1）肠结核：主要与克罗恩病鉴别。

1）纵行溃疡多见于克罗恩病，而横行溃疡多见于结核。

2）肠结核瘘管及肛周病变不常见。

3）对鉴别有困难者，建议先行诊断性抗结核治疗。

（2）急性阑尾炎：起病急，腹泻少，常有转移性右下腹痛，血象示白细胞计数增多显著。

（3）其他：慢性细菌性痢疾、阿米巴肠炎、出血坏死性肠炎、贝赫切特病（白塞病）等。

七、治疗

目的是诱导维持临床缓解及黏膜愈合，防治并发症，改善患儿生存质量，减少对患儿生长发育不良影响。

1. 营养支持　是 IBD 治疗的重要措施之一。

2. 药物治疗

（1）氨基水杨酸类药物

1）5-氨基水杨酸（5-ASA）是治疗 IBD 的最常用药物，有抑制局部炎症、清除自由基等作用。

2）5-ASA 是目前轻中度溃疡性结肠炎患者诱导缓解以及维持治疗的一线药物。

（2）糖皮质激素

1）一般适用于 IBD 急性发作期，且足量 5-ASA 治疗无效时，通常不用于维持缓解治疗。

2）不宜长期糖皮质激素治疗。

3）部分患儿对激素有依赖性，逐渐减量时，尤其发病年龄早的患儿容易复发。

（3）免疫抑制剂

1）常用于氨基水杨酸类药物和激素治疗无效、激素依赖者。

2）硫代嘌呤应用于中重度克罗恩病患儿的早期。

（4）生物治疗：英夫利昔单抗（肿瘤坏死因子单克隆抗体）是目前诱导和维持缓解克罗恩病最有效的药物。

（5）抗生素：甲硝唑和环丙沙星为克罗恩病治疗中最常用的抗生素。

3. 手术治疗

（1）急诊手术：当患儿出现危及生命的并发症，如肠穿孔、顽固性出血或中毒性巨结肠，而药物治疗无效者应及时手术。

（2）择期手术：内科治疗后症状顽固不缓解、长期药物治疗不能耐受者、出现难治性瘘管和窦道等情况时。

4. 心理辅导。

第六节　先天性肥厚性幽门狭窄

一、概述

1. 先天性肥厚性幽门狭窄是由于幽门环肌增生肥厚，使幽门管腔狭窄而引起的上消化道不完全梗阻性疾病。

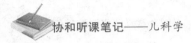

2. 第一胎、男性多见，男女发病之比为 5 : 1，患儿多为足月儿，未成熟儿较少见。

二、病因

遗传因素、胃肠激素及其他生物活性物质紊乱、先天性幽门肌层发育异常。

三、病理

1. 幽门肌全层增生肥厚，以环肌更为明显。

2. 肿块随日龄而逐渐增大。

3. 幽门明显增大，呈橄榄形，颜色苍白，表面光滑，质地如硬橡皮。

四、临床表现

典型症状和体征为无胆汁的喷射性呕吐、胃蠕动波和右上腹肿块。

1. 呕吐

（1）特征性症状，多在生后 2~4 周，少数于生后 1 周发病，也有迟至生后 2~3 个月。

（2）开始溢乳，后呈喷射性呕吐，多数于喂奶后<30 分钟呕吐，自口鼻涌出。

（3）吐出物为奶汁，不含胆汁，少数患儿吐出物可含咖啡样物或血。

（4）呕吐后有饥饿欲食。呕吐严重时，致排便次数减少和少尿。

（5）患儿体重不增或下降，有营养不良、脱水、低氯性碱中毒等。

（6）晚期脱水加重，组织缺氧，产生乳酸血症、低钾血症。

（7）肾功能损害时，可合并代谢性酸中毒。

2. 黄疸 2%~8%的伴有黄疸，非结合胆红素增高，手术后数日即消失。

3. 腹部体征

（1）上腹膨隆，下腹平坦柔软。常见胃蠕动波，从左肋下向右上腹移动后消失。

（2）喂奶时或呕吐前易见，轻拍上腹部常可引出。

> 主治语录：右上腹肿块为本病特有体征。右上腹肋缘下腹直肌外缘处轻向深部按扪，可触橄榄形、质硬肿块，可移动。

五、辅助检查

1. 腹部 B 超检查 为首选方法。若幽门肌厚度>4mm、幽门管直径>13mm、幽门管长度>17mm，即可诊断为本病。

2. 胃肠 X 线钡餐 幽门管延长，向头侧弯，幽门胃窦呈鸟嘴状变，管腔狭窄如线状，十二指肠球部压迹呈"覃征""双肩征"等为诊断本病特有的 X 线征象。

六、诊断与鉴别诊断

1. 典型呕吐病史者，右上腹可触及肿块，即确诊。对疑似病例可行腹部 B 超、胃肠 X 线钡餐以明确诊断。

2. 鉴别诊断

（1）幽门痉挛：多生后即有间歇性不规则呕吐，量少，偶见胃蠕动波，但右上腹无肿块，阿托品、氯丙嗪治疗效果好。

（2）胃食管反流：非喷射性呕吐，无蠕动波，右上腹无橄榄样肿块。

（3）胃扭转：生后数周出现呕吐，移动体位时加重。

（4）其他先天性消化道畸形。

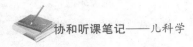

（5）喂养不当。

第七节 肠 套 叠

一、概述

1. 肠套叠指部分肠管及其肠系膜套入邻近肠腔所致的一种肠梗阻，是婴幼儿常见的急腹症之一。

2. 患儿年龄多在 2 岁以内，男孩发病率多于女孩，常伴发于胃肠炎和上呼吸道感染。

3. 以春季多见。常伴发于胃肠炎和上呼吸道感染。

二、病理

1. 一般是顺行，多为近端肠管套入远端肠腔内，极少数是逆行的。

2. 依据其套入部位不同分类

（1）回盲型：最常见，占 50%～60%。回盲瓣是肠套叠头部，带领回肠末端进入升结肠，盲肠、阑尾也随着翻入结肠内。

（2）回结型：占 30%。回肠从距回盲瓣几厘米处起套入回肠最末端，穿过回盲瓣进入结肠。

（3）回回结型：占 10%。回肠先套入远端回肠，后整个套入结肠内。

（4）小肠型：小肠套入小肠，少见。

（5）结肠型：结肠套入结肠，少见。

（6）多发型：回结肠套叠和小肠套叠合并存在。

三、临床表现

1. 急性肠套叠

（1）腹痛：突发剧烈的阵发性绞痛，持续数分钟后缓解，间歇 5~10 分钟后又重复发作。

（2）呕吐：初为胃内容物，后可含胆汁，最后可呈粪便样液体。

（3）血便：果酱样黏液血便，或直肠指检发现血便。

（4）腹部包块：右上腹季肋下触及腊肠样套叠包块，晚期右下腹有空虚感。

（5）全身状况：早期情况尚好。晚期全身状况恶化，出现严重脱水、高热、昏迷和休克等。

2. 慢性肠套叠　主要表现为阵发性腹痛，腹痛时上腹或脐周可触及肿块，不痛时腹部平坦、柔软、无包块，病程有时长达 10 余日。

四、辅助检查

1. 腹部 B 超检查　套叠部位显示"同心圆"或"靶环状"肿块影像，纵断扫描可见"套筒征"。

2. B 超监视下水压灌肠。

3. 空气灌肠　在 X 线透视下可见杯口阴影及套叠头的块影。

4. 钡剂灌肠　只用于慢性肠套叠疑难病例。

五、诊断与鉴别诊断

1. 凡健康婴幼儿突发阵发性腹痛或阵发性规律性哭闹、呕吐、便血和腹部扪及腊肠样肿块时可确诊。早期在未排出血便前应做直肠指检。

2. 鉴别诊断

（1）细菌性痢疾：夏季发病多，排便次数多。

（2）梅克尔憩室出血：大量血便，常无痛性，可并发肠套叠。

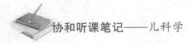

（3）过敏性紫癜：有阵发性腹痛、呕吐、便血，有时左右下腹可触肿块，大多数患儿有出血性皮疹、关节肿痛，部分病例有蛋白尿或血尿。

主治语录：健康婴幼儿突发阵发性腹痛或哭闹、呕吐、便血和腹部扪及腊肠样肿块时可确诊。

六、治疗

1. 非手术治疗

（1）灌肠疗法的适应证：肠套叠在 48 小时内，全身情况良好，无明显脱水及电解质紊乱。

（2）禁忌证

1）病程>48 小时，全身情况差，有脱水、精神萎靡、高热、休克等症状者，<3 个月婴儿尤应注意。

2）高度腹胀、腹膜刺激征，X 线腹部平片有多数液平面者。

3）套叠头部已达脾曲，肿物硬且张力大者。

4）多次复发疑有器质性病变者。

5）小肠型肠套叠。

（3）方法

1）B 超监视下水压灌肠。

2）空气灌肠。

3）钡剂灌肠复位。

（4）复位成功的表现

1）拔出肛管后排出大量带臭味黏液血便和黄色粪水。

2）患儿很快入睡，不哭闹呕吐。

3）腹部平软，触不到包块。

4）灌肠复位后给 0.5～1g 活性炭口服，6～8 小时后有炭末排出，表示复位成功。

2. 手术治疗　肠套叠超过 48~72 小时，或虽时间不长但病情严重疑有肠坏死或穿孔者，以及小肠型肠套叠均需手术治疗。

第八节　先天性巨结肠

一、概述

1. 又称肠无神经节细胞症或赫什朋病。

2. 由于直肠或结肠远端的肠管持续痉挛，粪便淤滞在近端结肠，使肠管肥厚、扩张。

3. 婴儿常见先天性肠道畸形，发病率 1/5000~1/2000，男女比为 3：1~4：1，有遗传倾向。

二、病因及发病机制

1. 是多基因遗传和环境因素共同作用的结果。

2. 病理变化　形态学上分痉挛段、移行段和扩张段三部分。除形成巨结肠外，其他病理生理变化有排便反射消失等。

3. 根据病变肠管痉挛段长度可分为常见型（85%）、短段型（约 10%）、长段型（约 4%）、全结肠型（约 1%）、全胃肠型（罕见）。

三、临床表现

1. 胎便排出延迟、顽固性便秘与腹胀

（1）生后 24~48 小时内多无胎便或少量胎便排出，可于生后 2~3 天出现低位肠梗阻症状。

（2）以后有顽固性便秘，3~7 天甚至 1~2 周排便 1 次，严重者不灌肠不排便。

（3）痉挛段越长，出现便秘的时间越早、越严重。

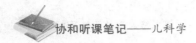

（4）腹胀加重，腹壁紧张发亮，有静脉扩张、肠型及蠕动波，肠鸣音增强，膈肌上升引起呼吸困难。

2. 呕吐、营养不良及发育迟缓

（1）为功能性肠梗阻，可有呕吐（量不多），呕吐物含少量胆汁。

（2）严重者可见粪样液，食欲下降，营养物质吸收障碍，致发育迟缓、消瘦、贫血或有低蛋白血症伴水肿

3. 直肠指检　直肠壶腹部空虚，拔指可排出恶臭气体及粪便。

四、并发症

1. 小肠结肠炎

（1）常见并发症，可见于任何年龄，尤其是新生儿。

（2）有高热、高度腹胀、呕吐、排出恶臭并带血的稀便、血便及肠穿孔。

（3）重者有渗出性腹膜炎。

（4）由于吐泻及扩张肠管内大量肠液积存，有脱水和酸中毒，死亡率极高。

2. 肠穿孔　多见于新生儿，常见穿孔部位为乙状结肠和盲肠。

3. 继发感染　如肺炎和败血症。

五、辅助检查

1. X线检查　一般可确定诊断。

2. 直肠、肛门测压检查　内括约肌反射性松弛过程消失，直肠肛门抑制反射阴性。2周内新生儿可有假阴性，故不适用。

3. 直肠黏膜活检。

4. 直肠肌层活检。

六、诊断与鉴别诊断

1. 新生儿生后胎粪排出延迟或不排胎粪，伴腹胀、呕吐应考虑本病。

2. 新生儿期

（1）胎粪塞综合征：可出现一过性低位肠梗阻症状，经灌肠排出胎粪后，即可正常排便且不再复发。

（2）先天性肠闭锁：表现为低位肠梗阻症状，钡剂灌肠 X 线造影可明确诊断。

（3）新生儿坏死性小肠结肠炎：X 线平片示肠壁有气囊肿和/或门静脉积气。

3. 婴儿及儿童期　应与继发性巨结肠、功能性便秘等鉴别。

七、治疗

1. 保守治疗　适用于短段或超短段先天性巨结肠。口服缓泻剂、使用开塞露、甘油栓诱导排便，并予灌肠支持治疗。

2. 手术治疗

（1）包括结肠造瘘术和根治术。

（2）合并小肠结肠炎不能控制者，合并营养不良、高热、贫血、腹胀、不能耐受根治术者或保守治疗无效则需采取外科手术治疗。

　　主治语录：治疗应进行根治手术切除无神经节细胞肠段和部分扩张结肠。先天性巨结肠许多并发症发生在生后 2 个月内，故要特别重视此期间的治疗。

第九节　腹　泻　病

一、概述

1. 腹泻病指多病原、多因素引起的以排便次数增多和粪便性状改变为特点的消化道综合征。

2. 是我国婴幼儿最常见疾病之一。

3. 6 个月至 2 岁婴幼儿发病率高，<1 岁约占半数，是造成儿童营养不良、生长发育障碍主要原因之一。

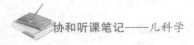 **主治语录**：不能以大于 3 次/天为标准，母乳喂养的小儿每天 3~4 次大便是正常的。

二、婴儿患病易感因素

1. 消化系统发育不成熟，胃酸、消化酶分泌少、酶活力低，不适应食物质和量较大变化。

2. 生长发育快，所需营养物质多，婴儿食物以液体为主，入量较多，胃肠道负担重。

3. 机体及肠黏膜免疫功能不完善

（1）婴儿胃酸少，胃排空快，对进入胃的细菌杀灭能力弱。

（2）血清免疫球蛋白（尤其 IgM、IgA）和胃肠道分泌型 IgA（SIgA）均较低。

4. 新生儿生后尚未建立正常肠道菌群、改变饮食或滥用广谱抗生素易致肠道菌群。

5. 人工喂养的营养物质加热中被破坏，且食物和食具易受污染。

三、病因

1. 感染因素　病毒、细菌多见，真菌、寄生虫也可引起。

（1）病毒感染：寒冷季节的婴幼儿腹泻 80% 由病毒感染引。

（2）细菌感染：致腹泻大肠埃希菌、空肠弯曲菌、耶尔森菌、沙门菌。

（3）真菌：念珠菌、曲霉菌、毛霉，婴儿以白念珠菌性肠炎多见。

（4）寄生虫：蓝氏贾第鞭毛虫、阿米巴原虫和隐孢子虫等。

（5）肠道外感染。

（6）使用抗生素引起的腹泻。

2. 非感染因素

（1）饮食因素：喂养不当、过敏性腹泻、原发或继发性双糖酶（乳糖酶）缺乏或活性降低。

（2）气候因素：气候突然变化、腹部受凉，使肠蠕动增加。

四、发病机制

1. 肠腔内存在大量不能吸收的具有渗透活性的物质——"渗透性"腹泻。

2. 肠腔内电解质分泌过多——"分泌性"腹泻。

3. 炎症所致的液体大量渗出——"渗出性"腹泻。

4. 肠道蠕动功能异常 ——"肠道功能异常性"腹泻等。

5. 非感染性腹泻　主要由饮食不当引起。

6. 感染性腹泻

（1）病毒性肠炎。

（2）细菌性肠炎：肠毒素性肠炎、侵袭性肠炎。

五、临床表现

1. 急性腹泻　病程<2 周。

（1）轻型

1）多由饮食因素及肠道外感染引起。

2）起病可急可缓，胃肠道症状为主，食欲缺乏，偶有溢乳或呕吐。

3）排便次数增多，每次量少，稀薄或带水，黄（绿）色，有酸味及（黄）白色奶瓣和泡沫。

4）无脱水及全身中毒症状，多在数日内痊愈。

（2）重型

1）多由肠道内感染引起。常急性起病，也可由轻型加重、转变而来。

2）有较重胃肠道症状及明显脱水、电解质紊乱和全身感染中毒症状。

3）发热或体温不升、精神烦躁或萎靡、嗜睡、面色苍白、意识模糊，甚至昏迷、休克。

（3）腹泻伴代谢性酸中毒出现原因

1）肠道丢失碱性物质（是最重要的原因）。

2）葡萄糖摄入不足（呕吐），脂肪氧化增加，酮体增多。

3）血供不足，脂肪分解增加，产生大量酮体。

4）肾血流量不足，排酸、保钠功能低下，酸性代谢物潴留。

（4）几种常见类型肠炎的临床特点

1）轮状病毒肠炎：婴儿腹泻最常见病原。秋冬季发病，6~24个月婴儿多见；病初有呕吐，经粪-口传播，也可呼吸道感染而致病；自限性病程3~8天。

2）诺如病毒肠炎：全年散发，暴发多见寒冷季节（11月至第二年2月）。

3）产毒性细菌引起的肠炎：多发生在夏季。潜伏期1~2天，起病急。

4）侵袭性细菌（侵袭性大肠埃希菌、空肠弯曲菌、耶尔森菌、鼠伤寒杆菌）引起的肠炎：全年可发病，夏季多见。

5）出血性大肠埃希菌肠炎：排便数增多，开始黄色水样便，后为血水便，有特殊臭味。

主治语录：鼠伤寒沙门菌小肠结肠炎易在新生儿暴发流行，大便性状多样（稀糊、黏液、脓血）。

6）抗生素相关性腹泻：包括金黄色葡萄球菌肠炎、假膜性小肠结肠炎及真菌性肠炎。

2. 迁延性和慢性腹泻

（1）病因复杂，感染、食物过敏、酶缺陷、免疫缺陷、药物因素、先天性畸形等均可引起。

（2）以急性腹泻未彻底治疗或治疗不当、迁延不愈最常见。

（3）营养不良婴幼儿患病率高的原因

1）胃黏膜萎缩、胃液酸度降低，杀菌减弱，有利于胃与十二指肠液中细菌和酵母菌繁殖。

2）十二指肠、空肠黏膜变薄，肠绒毛萎缩、变性，小肠吸收面积减少，引起各种营养物质的消化吸收不良。

3）小肠上段细菌增多，十二指肠内厌氧菌和酵母菌过度繁殖，损害小肠细胞，阻碍脂肪微粒形成。

4）营养不良患儿常有肠动力的改变。

5）长期滥用抗生素引起肠道菌群失调。

6）免疫功能缺陷。

主治语录：

（1）不同病因引起的腹泻临床特点和过程不同，故诊断中包括病程、严重程度及可能病原。

（2）病程<2周为急性腹泻；2周~2个月为迁延性腹泻；慢性腹泻>2个月。

（3）重型腹泻病时常出现代谢性酸中毒、低钾血症等离子紊乱。

（4）腹泻病可合并低钾血症、低钙血症与低镁血症。

（5）低钾血症：有精神不振、无力、腹胀、心律失常、碱中毒等症状。

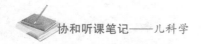

六、诊断与鉴别诊断

1. 大便无或偶见少量白细胞　侵袭性细菌以外病因（病毒、非侵袭性细菌、喂养不当）引起，多水泻，可伴脱水症状，除感染因素外应注意下列情况。

（1）生理性腹泻

1）多见<6 个月婴儿，虚胖，常有湿疹，生后不久出现腹泻。

2）排便次数增多，食欲好，不影响生长发育，添加辅食后转为正常。

（2）导致小肠消化吸收功能障碍的各种疾病：双糖酶缺乏、食物过敏性腹泻、原发性胆酸吸收不良等。

2. 大便有较多的白细胞　表明结肠和回肠末端有侵袭性炎症病变，凭临床表现难以区别，必要时进行粪便细菌培养、细菌血清型和毒性检测，尚需与下列疾病鉴别。

（1）细菌性痢疾

1）常有流行病学史，起病急，全身症状重。

2）便次多，量少，脓血便伴里急后重。

3）粪便镜检有较多脓细胞、红细胞和吞噬细胞，细菌培养有志贺痢疾杆菌生长可确诊。

（2）坏死性肠炎

1）中毒症状严重，腹痛、腹胀、频繁呕吐、高热，暗红色糊状粪便，渐有典型赤豆汤样血便，常伴休克。

2）腹部 X 线示小肠局限性充气扩张，肠间隙增宽，肠壁积气等。

（3）食物蛋白过敏相关性直肠结肠炎

1）发病年龄小（约 2 个月），母乳喂养或混合喂养，轻度腹泻粪便带血，无其他器官受累。

2）患儿粪便常规检查可见红细胞增多，潜血阳性，可见白细胞。

主治语录：

（1）可根据临床表现和粪便性状作出临床诊断。

（2）必须判定有无脱水（程度和性质）、电解质紊乱和酸碱失衡。

七、治疗

治疗原则是调整饮食，预防和纠正脱水，合理用药，加强护理，预防并发症。

1. 急性腹泻的治疗

（1）饮食疗法：继续饮食，满足生理需要，补充疾病消耗，尽快恢复母乳及原来已经熟悉的饮食，由少到多，由稀到稠。

（2）纠正水、电解质紊乱及酸碱失衡：第一阶段为改善循环（扩容）0.5~1 小时；第二阶段为继续纠正累计损失 8~12 小时；第三阶段为继续补液阶段 12~16 小时。

（3）补钙、补镁与补锌治疗。

（4）药物治疗：控制感染、肠道微生态疗法、肠黏膜保护剂、抗分泌治疗、避免用止泻药。

2. 迁延性和慢性腹泻治疗　调整饮食（继续母乳喂养）、过敏性腹泻治疗、要素饮食、静脉营养、药物治疗（微生态调节剂和肠黏膜保护剂）、推拿。

八、预防

1. 合理喂养，提倡母乳喂养。

2. 对于生理性腹泻的婴儿应避免不适当药物治疗。

3. 养成良好的卫生习惯。

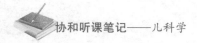
4. 做好消毒隔离工作，防止交叉感染。

5. 避免长期滥用广谱抗生素。

第十节　婴儿胆汁淤积症

一、概述

1. 婴儿胆汁淤积症指<1岁婴儿肝细胞和毛细胆管分泌功能障碍，或胆管病变致胆汁排泄减少或缺乏。

2. 主要表现为高结合胆红素血症、粪便颜色改变、胆汁酸增加，伴或不伴肝大，质地异常，肝功能异常。

3. 部分可伴皮肤瘙痒、营养不良等，我国既往曾称"婴儿肝炎综合征"。

4. 病因复杂，主要有宫内和围生期感染、先天性遗传代谢病、肝内胆管发育异常等。

二、病因及发病机制

主要由感染（肝脏的原发感染和全身感染累及肝脏）；先天性代谢异常；胆道闭锁、胆管扩张和肝内胆管发育不良；毒性作用等引起。

三、病理

1. 非特异性的多核巨细胞形成。

2. 轻者肝小叶结构正常，重者可紊乱失常，肝细胞点状或片状坏死，库普弗细胞和小胆管增生，门脉周围可有纤维化。

四、临床表现

1. 皮肤改变

（1）黄疸为首发显著特点，暗黄。

（2）皮肤颜色与胆汁淤积程度有关，梗阻性黄疸为灰暗甚至黄褐色，慢性长期胆道梗阻可有黄色瘤、皮肤色素沉着。

（3）皮肤瘀斑、瘀点，或鼻黏膜、牙龈出血，常于肝功能受损、凝血因子合成障碍时出现。

（4）皮肤瘙痒。

2. 粪便颜色改变　颜色变浅，呈白陶土甚至灰白色。尿色变深。

3. 肝大和/或质地异常

（1）肝功能受损常表现肝脏增大，质韧，无明显压痛。

（2）黄疸伴胆囊肿大提示胆总管下端梗阻，见于结石、炎症及肿瘤。

4. 脂肪、脂溶性维生素吸收障碍、营养不良

（1）胆汁淤积在肝内，肠道胆汁减少导致腹泻、营养不良和脂溶性维生素吸收不良。

（2）维生素 K 吸收不良及肝功能受损合成不足，出现凝血功能障碍，产生瘀点、颅内出血。

（3）维生素 A、维生素 D、维生素 E 等缺乏，出现佝偻病症状、夜视力受损甚至夜盲。

5. 精神及神经系统异常　喂养困难、嗜睡、肌张力减低，易激惹等。肝功能明显受损时常导致高氨血症和肝性脑病。

6. 不同病因有其他不同表现

（1）先天性巨细胞病毒感染可合并脉络膜视网膜炎。

（2）染色体异常或 Alagille 综合征可伴心脏杂音、面容异常。

（3）右上腹扪及包块可能为胆总管囊肿。

（4）白内障提示半乳糖血症或甲状腺功能减退症可能。

五、辅助检查

1. 全血常规　细菌感染时白细胞、中性粒细胞增多且核左

移；CMV 感染时单个核细胞增多、血小板减少、贫血、溶血等改变。

2. 肝功能检测　结合胆红素、非结合胆红素可有不同程度、不同比例升高。

3. 病原学检查　病毒感染标志物和相应的病毒学、血清学检查。

4. 代谢病筛查、基因检测、胆汁引流。

5. 影像学检查　肝、胆、脾、B 超、肝胆磁共振胆管成像。

6. 肝胆核素扫描　发现胆道闭锁。

7. 肝活组织病理检查　查看肝小叶及毛细胆管情况，进行免疫组织化学、电镜、病毒培养、酶等病理学诊断。

六、诊断

1. 以下诊断标准满足任意 1 条即诊断

（1）血清总胆红素 < 85mol/L（5mg/dl）时，直接胆红素>17.μmol/L（1.0mg/dl）。

（2）血清总胆红素>85mol/L（5mg/dl），直接胆红素占总胆红素比例>20%。

2. 若同时有病理性肝脏体征（质地变硬或肝大>2cm），血丙氨酸氨基转移酶和血天冬氨酸氨基转移酶增高等肝功能异常称为婴儿胆汁淤积性肝炎。

七、治疗

1. 对症治疗为主　包括利胆退黄、护肝、改善肝细胞功能和必要支持疗法。

2. 病因治疗　抗感染治疗、代谢干预。

3. 利胆退黄　常用药物有熊去氧胆酸、考来烯胺、苯巴比妥口服、口服中药利胆治疗、S-腺苷蛋氨酸。

4. 护肝、改善肝细胞功能　ATP、辅酶 A 有保护肝细胞，促进肝细胞新陈代谢的作用，也可辅以 B 族维生素及维生素 C。

5. 胆汁分流手术及肝移植。

主治语录： 因而胆汁淤积症临床表现及诊断标准需熟记。

 历年真题

1. 女婴，9 个月。腹泻 4 天，约 10 次/天，呈稀水样，伴呕吐。每天 2~3 次，尿量减少。查体：皮肤干，弹性差，眼窝、前囟凹陷，心音低钝。最重要的处理措施是
   A. 给予助消化药
   B. 给予止吐药
   C. 补液，纠正水电解质紊乱
   D. 控制感染
   E. 给予肠道微生态制剂

2. 男孩，5 个月。母乳喂养，腹泻 2 个月，排便 5~6 次/天，稀糊便，无脓血，食欲好，面有湿疹，体重 7.6kg。最可能的诊断是

   A. 迁徙性腹泻
   B. 过敏性腹泻
   C. 饮食性腹泻
   D. 生理性腹泻
   E. 感染性腹泻

3. 婴儿出生后 48 小时内无胎便或少量胎便，以后即有顽固性便秘和腹胀，最常见于
   A. 继发性巨结肠
   B. 特发性巨结肠
   C. 功能性便秘
   D. 先天性肠闭锁
   E. 先天性巨结肠

参考答案：1. C　2. D　3. E

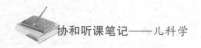

第十章　呼吸系统疾病

核心问题

1. 急性上呼吸道感染与支气管哮喘的临床表现、诊断及治疗。

2. 肺炎的分类与诊断。

3. 支气管肺炎的临床表现、严重程度评估、诊断与治疗。

4. 病毒性、细菌性及其他微生物所致肺炎的临床表现。

内容精要

小儿呼吸道疾病中以急性呼吸道感染最为常见，绝大部分为肺炎。需积极采取措施，降低呼吸道感染的发病率和死亡率。

第一节　小儿呼吸系统解剖生理特点和检查方法

一、概述

小儿呼吸系统的解剖、生理、免疫特点与小儿时期易患呼吸道疾病密切相关。

二、解剖特点

1. 上呼吸道

（1）鼻

1）婴幼儿鼻腔短小，鼻道窄，无鼻毛，黏膜嫩，且多血管，易感染。

2）感染时黏膜肿胀，易堵塞致呼吸困难或张口呼吸。

（2）鼻窦

1）新生儿上颌窦、筛窦极小，2岁后增大，12岁充分发育。

2）蝶窦3岁时才与鼻腔相通，6岁时很快增大。

3）鼻窦黏膜与鼻腔黏膜连续，鼻窦口大，故急性鼻炎常累及鼻窦，易发生鼻窦炎。

（3）鼻泪管和咽鼓管

1）鼻泪管短，开口近内眦部，鼻腔感染易侵入结膜引起炎症。

2）婴儿咽鼓管宽，直而短，水平位，鼻咽炎时易致中耳炎。

（4）咽部

1）咽部较狭窄且垂直。

2）扁桃体包括咽及腭扁桃体，前者6个月已发育，后者1岁末才增大，4~10岁发育达高峰，14~15岁渐退化，故扁桃体炎常见于年长儿，婴儿少见。

（5）喉

1）环状软骨下缘为标志。漏斗形，腔窄，声门狭小。

2）黏膜柔嫩，富有血管及淋巴组织，故轻微炎症即可引起声音嘶哑和呼吸困难。

主治语录：额窦2~3岁开始出现，12~13岁时才发育。

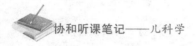
2. 下呼吸道

（1）气管、支气管

1）婴幼儿较成人短且窄，黏膜柔嫩，血管丰富。

2）缺乏弹力组织，支撑作用差；黏液腺分泌不足、气道干燥；纤毛运动差，清除能力差。

3）易有呼吸道感染，感染后易发生充血、水肿，致呼吸道阻塞。

4）左主支气管细长气管侧方伸出（异物易进入），右主支气管短而粗气管直接延伸。

（2）肺

1）肺泡量少且小，血管丰富，间质发育旺盛，肺含血量多，含气量少。

2）易感染且易致黏液阻塞，引起间质炎症、肺气肿和肺不张等。

（3）胸廓

1）胸廓短，前后径长，呈桶状。

2）肋骨水平位，膈肌位置高，胸腔小而肺相对较大。

3）呼吸肌发育差。

三、生理特点

1. 呼吸频率与节律

（1）呼吸频率快，年龄越小，频率越快。

（2）新生儿 40～44 次/分；1 岁以内 30 次/分；1～3 岁 24 次/分；3～7 岁 22 次/分；7～14 岁 20 次/分；14～18 岁 16～18 次/分。

（3）因呼吸中枢调发育不全，易有节律不整、间歇、暂停等，早产儿、新生儿明显。

2. 呼吸类型

（1）呼吸肌发育不全肌力弱，腹膈式呼吸，易疲劳，发生呼吸衰竭。

（2）随年龄，膈肌和腹腔脏器下降，肋骨由水平变为斜位，转化为胸腹式呼吸。

> ✎ 主治语录：小儿膈肌较肋间肌发达，肋骨呈水平位，肋间隙小，故婴幼儿为腹式呼吸。

3. 呼吸功能特点

（1）小儿肺活量为 50～70ml/kg，呼吸障碍时代偿呼吸量≤正常 2.5 倍，成人可达 10 倍，因易发生呼吸衰竭。

（2）潮气量：为 6～10ml/kg，与年龄成正比，无效腔/潮气量比值大于成人。

（3）每分通气量和气体弥散量：前者按体表面积算，后者按单位肺容积算都与成人相近。

（4）气道阻力：因气道管径小，阻力大于成人，随年龄增大气道管径增大，阻力递减。

> ✎ 主治语录：年长儿用肺活量 12.5% 来呼吸，小儿用约 30%，说明婴幼儿呼吸储备量较小。

四、免疫特点

（1）非特异性和特异性免疫功能均较差。

（2）咳嗽反射及纤毛运动功能差，有效清除吸入尘埃和异物颗粒难。

（3）肺泡吞噬细胞功能不足，使分泌型 IgA、IgG，尤其 IgG 亚类含量低微。

（4）乳铁蛋白、溶菌酶、干扰素及补体等数量和活性不足，易患呼吸道感染。

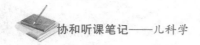

五、检查方法

1. 呼吸系统体格检查时重要体征

（1）呼吸频率改变：呼吸困难第一征象为呼吸频率增快，年龄越小越明显。呼吸频率减慢或节律不规则是危险征象。

（2）发绀

1）是血氧下降的重要表现。

2）末梢性发绀指血流慢、动静脉氧差大部位（如肢端）发绀。

3）中心性发绀指血流快、动静脉氧差小部位（如舌、黏膜）发绀。

4）中心性发绀较末梢性发绀发生晚，更有意义。

（3）吸气时胸廓软组织凹陷：上呼吸道梗阻或严重肺实变时，胸骨上、下，锁骨上窝及肋间隙软组织凹陷，称"吸气性凹陷"。

（4）特殊的呼吸形式：包括吸气喘鸣和呼气呻吟。

（5）异常呼吸音

1）哮鸣音：于呼气相明显，提示细小支气管梗阻。

2）不固定中、粗湿啰音常来自支气管的分泌物。

3）深吸气末，有固定不变细湿啰音常见于各种肺炎。

4）小儿呼吸浅快，啰音可不明显，刺激啼哭可在吸气末闻及。

（6）杵状指：支气管扩张、慢性肺炎等可见。

主治语录：

（1）呼吸增快是儿童肺炎主要表现。

（2）呼吸急促：指婴幼儿<2个月，呼吸 60 次/分；2～12 个月，>50 次/分；1～5 岁，>40 次/分。

（3）吸气时出现喘鸣音同时伴吸气延长，是上呼吸道梗阻的表现。

（4）呼气时出现喘鸣音同时伴呼气延长，是下呼吸道梗阻的表现。

2. 血气分析

（1）反映气体交换和血液的酸碱平衡状态，为诊断和治疗提供依据。

（2）$PaO_2 < 60mmHg$（8.0kPa），$PaCO_2 > 50mmHg$（6.67kPa），动脉血氧饱和度（SaO_2）<85%时为呼吸衰竭。

3. 肺影像学

（1）为呼吸系统疾病影像学诊断基础。

（2）高分辨 CT（HRCT）对多种肺脏疾病有诊断价值，可见诊断间质性肺疾病特征性表现。

（3）磁共振检查。

4. 儿童支气管镜检查。

5. 肺功能检查。

第二节 急性上呼吸道感染

一、概述

1. 各种病原引起上呼吸道急性感染，俗称"感冒"。

2. 主要侵犯鼻、鼻咽和咽部，根据感染部位可诊断为急性鼻炎、咽炎、扁桃体炎等。

3. 是小儿最常见的呼吸道感染性疾病。

二、病因

1. 各种病毒、细菌均可引起，但>90%为病毒。

2. 主要有鼻病毒（RV）、呼吸道合胞病毒（RSV）、流感病毒、副流感病毒、腺病毒（ADV）。

3. 营养障碍性疾病，如维生素 D 缺乏性佝偻病、锌或铁缺乏症等或有免疫缺陷病、护理不当、气候改变和环境不良等因素，易发生反复上呼吸道感染或使病程迁延。

✎ **主治语录：**

（1）病毒感染后可继发细菌感染，常见溶血性链球菌，其次肺炎链球菌、流感嗜血杆菌等。

（2）婴幼儿时因上呼吸道解剖和免疫特点易患本病。

三、临床表现

1. 一般类型上呼吸道感染症状

（1）症状

1）局部症状：鼻塞、流涕、喷嚏、咽痛等，多于3~4天内自然痊愈。

2）全身症状：发热、头痛、全身不适、乏力等，可有呕吐、腹泻、腹痛等消化道症状。

3）婴幼儿起病急，以全身症状为主，多有发热，可因发热引起惊厥（起病1~2天内）。

（2）体征：可见咽部充血、扁桃体肿大，淋巴结肿大。肺部听诊一般正常。肠道病毒感染者可见不同形态的皮疹。

2. 2种特殊类型上呼吸道感染　见表10-2-1。

表 10-2-1　2 种特殊类型上呼吸道感染

鉴别要点	疱疹性咽峡炎	咽结膜热
病原体	柯萨奇病毒 A 组	腺病毒 3、7 型
好发季节	夏秋季	春夏季
临床表现	高热、咽痛、流涎、厌食、呕吐	高热、咽痛、眼部刺痛
体检	咽部充血，在咽腭弓、软腭、腭垂的黏膜上可见多个 2~4mm 大小灰白色的疱疹，周围有红晕，1~2 天后破溃形成小溃疡	（1）咽部充血，可见白色点块状分泌物，周边无红晕，易于剥离 （2）一侧或双侧滤泡性眼结膜炎，可伴球结膜出血 （3）颈及耳后淋巴结增大
病程	1 周左右	1~2 周

✎ 主治语录：

（1）本病于年长儿症状较轻，婴幼儿较重。

（2）急性上呼吸道感染以病毒感染最常见，单纯病毒性上呼吸道感染属自限性疾病。

四、并发症

1. 婴幼儿多见。

2. 病变向邻近器官蔓延可有中耳炎、鼻窦炎、咽后壁脓肿、扁桃体周围脓肿、颈淋巴结炎、喉炎、支气管炎及肺炎等。

✎ 主治语录：年长儿患 A 组 β 溶血性链球菌咽峡炎，后可有急性肾小球肾炎和风湿热。

五、实验室检查

1. 病毒感染者白细胞数正常或偏低，中性粒细胞减少，淋巴细胞增高。

2. 病毒分离和血清学检查可明确病原，免疫荧光、免疫酶及分子生物学技术可早期诊断。

3. 细菌感染者白细胞、中性粒细胞增多，使用抗菌药物前咽拭子培养可有致病菌。

4. CRP 和降钙素原（PCT）有助于鉴别细菌感染。

六、诊断和鉴别诊断

根据临床表现一般不难诊断，但需与以下疾病鉴别：

1. 急性传染病早期　上呼吸道感染常为各种传染病的前驱症状，如麻疹、流行性脑脊髓膜炎等，应结合流行病史、临床表现及实验室资料等综合分析加以鉴别。

2. 流行性感冒

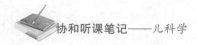

（1）由流感病毒引起。

（2）有明显的流行病史，全身症状较重。发热，头痛、四肢肌肉酸痛，可有恶心、呕吐等。

（3）婴幼儿流感的临床症状往往不典型。3~7天缓解。

3. 变应性鼻炎　流涕、打喷嚏持续超过2周或反复发作，而全身症状较轻，则应考虑。鼻拭子涂片嗜酸性粒细胞增多有助于诊断。

七、治疗与预后

1. 治疗

（1）一般治疗：休息、多饮水、通风、预防并发症。

（2）抗感染治疗：抗病毒药物、抗菌药物（青霉素、头孢菌素等）。

（3）对症治疗：如退热、止惊、镇痛等。

2. 预防

（1）加强体格锻炼，增强抵抗力。

（2）提倡母乳喂养、避免被动吸烟、防治佝偻病及营养不良。

第三节　急性感染性喉炎

一、概述

1. 急性感染性喉炎指喉部黏膜急性弥漫性炎症。

2. 以犬吠样咳嗽、声嘶、喉鸣、吸气性呼吸困难为临床特征。

3. 冬春季多发，婴幼儿多见。

二、病因

1. 病毒或细菌感染引起，可并发麻疹、百日咳和流感等急性传染病。

2. 常见的病毒为副流感病毒、流感病毒和腺病毒。

3. 常见的细菌为金黄色葡萄球菌、链球菌和肺炎链球菌。

4. 因小儿喉解剖特点，炎症时易充血、水肿出现喉梗阻。

三、临床表现

1. 起病急、症状重。

2. 有发热、犬吠样咳嗽、声嘶、吸气性喉鸣和三凹征。

3. 严重时可有发绀、烦躁不安、面色苍白、心率加快。

4. 一般白天症状轻，夜间加重，喉梗阻者不及时抢救，可窒息死亡。

5. 喉梗阻分度　见表 10-3-1。

表 10-3-1　喉梗阻分度

Ⅰ度	活动后出现吸气性喉鸣和呼吸困难，肺呼吸音及心率无改变
Ⅱ度	安静亦有喉鸣和吸气性呼吸困难，肺部听诊有喉传导或管状呼吸音，心率加快
Ⅲ度	除上述喉梗阻症状外，因缺氧而有烦躁不安、口唇及指（趾）发绀、双眼圆睁、惊恐万状、头面部出汗、肺部呼吸音明显降低、心率快、心音低钝
Ⅳ度	渐显衰竭、昏睡状，因无力呼吸，三凹征不明显，面色苍白发灰，呼吸音几乎消失，仅有气管传导音，心律不齐，心音钝、弱

四、鉴别诊断

应与白喉、急性会厌炎、喉痉挛、喉或气管异物、喉先天性畸形等所致的喉梗阻鉴别。

五、治疗

1. 一般治疗　保持呼吸道通畅缺氧者给予吸氧。

2. 控制感染

（1）包括抗病毒药物和抗菌药物。

（2）细菌感染，及时给抗菌药物。

（3）一般给予青霉素、大环内酯类或头孢菌素类。

3. 糖皮质激素

（1）有抗炎和抑制变态反应等作用，能及时减轻喉头水肿，缓解喉梗阻。

（2）轻者可口服泼尼松，>Ⅱ度喉梗阻应静脉滴注地塞米松、氢化可的松或甲泼尼龙。

（3）吸入型糖皮质激素，如布地奈德混悬液雾化吸入可促黏膜水肿消退，其初始量 1~2mg，后可每 12 小时吸入 1mg，也可 2 毫克/次，12 小时/次，且≤4 次。

4. 对症治疗　烦躁不安者予以镇静治疗；痰多者用祛痰剂；不宜用氯丙嗪和吗啡。

5. 气管插管　上述处理仍严重缺氧或>Ⅲ度喉梗阻者，予以气管插管，必要时行气管切开。

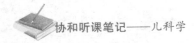

主治语录：根据急性起病的犬吠样咳嗽、声嘶、喉鸣、吸气性呼吸困难等临床表现可初步诊断为急性感染性喉炎。

第四节　急性支气管炎

一、概述

1. 急性支气管炎指因各种致病原引起的支气管黏膜感染。因气管常同时受累，故称急性气管支气管炎。

2. 常继发于上呼吸道感染或急性传染病。

3. 是儿童时期常见的呼吸道疾病，婴幼儿多见。

二、病因

1. 各种病毒、细菌或混合感染。

2. 免疫功能低下、特异性体质、营养障碍、佝偻病和支气管局部结构异常均为危险因素。

三、临床表现

1. 大多先有上呼吸道感染症状，后咳嗽为主要症状，开始干咳，后有痰。

2. 婴幼儿症状重，常有发热、呕吐及腹泻等。

3. 一般无全身症状。

4. 双肺呼吸音粗糙，有不固定散在干啰音和粗中湿啰音。

5. 婴幼儿痰常不易咳出，可在咽喉部或肺部闻及痰鸣音。

6. 婴幼儿期有伴喘息的支气管炎，伴湿疹或其他过敏史，少数可发展为支气管哮喘。

四、治疗

1. 一般治疗　同上呼吸道感染，经常换体位，多饮水，使呼吸道分泌物易咳出。

2. 控制感染　一般不用抗生素。细菌感染可用青霉素类，如系支原体感染，应予大环内酯类抗生素。

3. 对症治疗

（1）应使痰易咳出，故不用镇咳剂。

（2）痰液黏稠时，用祛痰药，如氨溴索、N 乙酰半胱氨酸等。

（3）喘憋严重时，应用支气管舒张剂，也可以吸入糖皮质激素，如布地奈德混悬液，喘息严重者可口服泼尼松 3~5 天。

第五节　毛细支气管炎

一、概述

1. 毛细支气管炎是一种婴幼儿较常见的下呼吸道感染，多

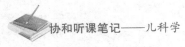

见于 2~6 个月的小婴儿。

2. 临床以喘息、三凹征和气促为主要表现。

二、病因

主由呼吸道合胞病毒引起，副流感病毒、腺病毒、鼻病毒、人类偏肺病毒、博卡病毒、肺炎支原体也可引起本病。

三、病理

1. 病变主要侵犯直径 75~300μm 的毛细支气管，造成管腔狭窄，导致肺气肿和肺不张。

2. 炎症还可波及肺泡、肺泡壁及肺间质，出现通气和换气功能障碍。

四、临床表现

1. 特点

（1）常发生于年龄<2 岁小儿，多在 6 个月内，常为首次发作。

（2）喘憋和肺部哮鸣音为其突出表现。

（3）主要表现为下呼吸道梗阻症状，出现呼气性呼吸困难，呼气相延长伴喘鸣。

（4）呼吸困难阵发性，间歇期呼气性喘鸣消失。

（5）重者面色苍白、烦躁不安，口周和口唇发绀。

（6）全身中毒症状轻，少见高热。

2. 体检

（1）呼吸浅而快，60~80 次/分，甚至 100 次/分，伴鼻翼扇动和三凹征。

（2）心率加快，达 150~200 次/分。

（3）肺部体征主要为哮鸣音，叩诊过清音，可闻及细湿啰音。

（4）可触及肝脏和脾脏。

（5）重度喘憋者有 PaO_2 降低，$PaCO_2$ 升高。

> 📝 **主治语录**：掌握毛细支气管炎的病原体及症状。本病高峰期在呼吸困难后 48~72 小时，病程为 1~2 周。

五、辅助检查

1. 外周血白细胞总数及分类大多处于正常范围。

2. 采集鼻咽拭子或分泌物用免疫荧光技术、免疫酶技术及分子生物学技术可明确病原。

3. X 线胸部检查有不同程度肺气肿或肺不张，也可见支气管周围炎及肺纹理增粗。

4. 血气分析可了解患儿缺氧和 CO_2 潴留程度。

六、诊断与鉴别诊断

根据发生于小婴儿，有典型喘息及哮鸣音，一般诊断不难，但须与以下疾病鉴别。

1. 支气管哮喘　婴儿的第一次感染性喘息发作，为毛细支气管炎，若>3 次，应考虑婴幼儿哮喘可能。

2. 肺结核

（1）粟粒性有时呈发作性喘憋，一般无啰音。

（2）可有结核中毒症状，结核菌素试验阳性，结合 X 线改变可以鉴别。

七、治疗

主要为氧疗、控制喘憋（支气管舒张剂、糖皮质激素）、病原治疗。

> 📝 **主治语录**：利巴韦林为广谱抗病毒药物，毛细支气管炎不推荐利巴韦林，偶用于严重 RSV 感染或有高危因素 RSV 感染患儿。

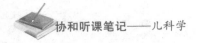

第六节 支气管哮喘

一、概述

1. 简称哮喘，是儿童期最常见的慢性呼吸道病，<2岁多发。

2. 多种细胞（嗜酸性粒细胞、肥大细胞、T淋巴细胞、中性粒细胞及气道上皮细胞）和细胞组分共同参与的气道慢性炎症性疾病。

3. 导致气道反应性增加，常有广泛多变可逆性气流受限，引起反复发作性喘息、气促、胸闷或咳嗽等。

4. 常在夜间、清晨发作或加剧，多数可经治疗缓解或自行缓解。

二、发病机制

包括免疫因素，神经、精神和内分泌因素，遗传学背景（有明显遗传倾向），神经信号通路。

> 主治语录：气道慢性炎症被认为是哮喘的本质。

三、危险因素

包括吸入变应原、食入变应原、呼吸道感染、强烈的情绪变化、运动和过度通气、冷空气、药物（如阿司匹林）、职业粉尘及气体。

四、病理与病理生理

1. 支气管痉挛 急性支气管痉挛为速发型哮喘反应，IgE依赖型介质释放所致。

2. 管壁炎症性肿胀 伴或不伴平滑肌收缩，为迟发型哮喘反应。

3. 黏液栓形成　主发于迟发型哮喘，黏液分泌增多引起严重呼吸困难，甚至呼吸衰竭。

4. 气道重塑　慢性和反复的炎症损害可导致。

主治语录：

（1）气流受阻是哮喘病理生理改变核心，支气管痉挛、管壁炎症性肿胀、黏液栓形成和气道重塑均是患儿气道受阻的原因。

（2）气道高反应（AHR）是哮喘的基本特征之一，其通过气道上皮损伤、细胞因子和炎症介质作用引起 AHR。

五、临床表现

1. 特点

（1）咳嗽和喘息阵发性发作，夜间和清晨为重。

（2）发作前流涕、打喷嚏和胸闷，发作时呼吸困难，呼气延长伴喘鸣声。

（3）严重病例端坐呼吸、恐惧不安、大汗淋漓、面色青灰。

2. 体征

（1）桶状胸、三凹征、肺布满呼气哮鸣音，重者气道广泛堵塞，哮鸣音消失，称"闭肺"，是哮喘最危险体征。

（2）肺部粗湿啰音时现时隐，剧烈咳嗽后或体位变化时可消失。

（3）发作间歇期可无任何症状和体征，少数用力时可听及呼气哮鸣音。

主治语录：

（1）哮喘急性发作经支气管舒张剂和糖皮质激素等哮喘缓解药治疗后，仍有严重或进行性呼吸困难者，称哮喘持续状态。

（2）若支气管阻塞未及时得到缓解，可迅速发展为呼吸衰竭，直接威胁生命。

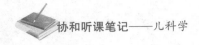

六、辅助检查

1. 肺通气功能检测

（1）诊断哮喘重要手段，评估哮喘病情严重程度和控制水平重要依据，多用于>5 岁患儿。

（2）FEV_1≥正常预计值 70%，可选择支气管激发试验测定气道反应性；FEV_1<正常预计值 70%，选用支气管舒张试验。

（3）呼气峰流速（PEF）日间变异率≥13%有助于确诊。

2. X 线检查　急性期正常或间质性改变，可有肺气肿或肺不张。

3. 变应原检测　是诊断变态反应性疾病的首要工具。

4. 支气管镜检查、呼出气一氧化氮浓度测定。

七、诊断与鉴别诊断

1. 儿童哮喘诊断标准　符合第（1）～（4）条或第（4）和（5）条者，可以诊断为哮喘。

（1）反复喘息、咳嗽、气促、胸闷，多与接触变应原、冷空气、物理、化学性刺激、呼吸道感染、运动以及过度通气（大笑/哭）有关，常在夜间或凌晨发作或加剧。

（2）发作时双肺可闻散在或弥漫性，以呼气相为主哮鸣音，呼气相延长。

（3）上述症状和体征经抗哮喘治疗有效，或自行缓解。

（4）除外其他疾病所引起的喘息、咳嗽、气促和胸闷。

（5）临床表现不典型者（无明显喘息或哮鸣音），应有以下一项。

1）证实存在可逆性气流受限：①支气管舒张试验阳性：吸入速效 β_2 受体激动剂（如沙丁胺醇压力定量气雾剂 200～400μg）15 分钟后 FEV_1 增加≥12%。②抗炎治疗后肺通气功能改善，给予吸入型糖皮质激素和抗白三烯药物治疗 4～8 周后，

FEV_1 增加>12%。

2）支气管激发试验阳性。

3）PEF 日间变异率（连续 2 周）>13%。

2. 咳嗽变异型哮喘诊断标准

（1）咳嗽>4 周，常在运动、夜间和凌晨发作或加重，干咳为主，不伴喘息。

（2）临床无感染征象，或较长时间抗生素治疗无效。

（3）抗哮喘药物诊断性治疗有效。

（4）排除其他原因引起的慢性咳嗽。

（5）支气管激发试验阳性和 PEF 日间变异率（连续 2 周）≥13%。

（6）个人或一、二级亲属特应性疾病史，或变应原检测阳性。

以上（1）~（4）项为诊断基本条件。

3. 哮喘的分期与病情的评价（表 10-6-1、表 10-6-2）

（1）急性发作期：指突然发生喘息、咳嗽、气促和胸闷等症状，或原有症状急剧加重。

（2）慢性持续期：指近 3 个月内不同频度和不同程度地出现症状（喘息、咳嗽和胸闷）。

（3）临床缓解期：经过治疗或未经过治疗症状、体征消失，肺功能（FEV_1 或 PEF）≥80%预计值，并维持 3 个月以上。

表 10-6-1 ≥6 岁儿童哮喘急性发作期病情严重程度的分级

临床特点	轻 度	中 度	重 度	危重度
呼吸急促	走路时	稍事活动时	休息时	呼吸不整
体位	可平卧	喜坐位	前弓位	不定
讲话方式	能成句	成短句	说单字	难以说话
精神意识	可有焦虑、烦躁	常焦虑、烦躁	常焦虑、烦躁	嗜睡、意识模糊

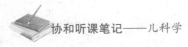

续　表

临床特点	轻　度	中　度	重　度	危重度
辅助呼吸肌活动及三凹征	常无	可有	通常有	胸腹矛盾运动
哮鸣音	散在，呼气末期	响亮、弥漫	响亮、弥漫	减弱乃至消失
脉率	略增加	增加	明显增加	减慢或不规则
吸入速效 β_2 激动剂后 PEF 占正常预计值或本人最佳值的百分数（%）	>80	60~80	≤60	无法完成检查
血氧饱和度（吸空气）	0.90~0.94	0.90~0.94	0.90	<0.90

表 10-6-2　<6 岁儿童哮喘急性发作严重度分级

症　状	轻　度	重　度
精神意识改变	无	焦虑、烦躁、嗜睡或意识不清
血氧饱和度（是指在吸氧和支气管舒张剂治疗前的测量值）	≥0.92	<0.92
讲话方式	能成句	说单字
脉率（次/分）	<100	>200（0~3 岁）
发绀	无	>180（4~5 岁）
哮鸣音	存在	可能存在减弱，甚至消失

4. 鉴别诊断

（1）喘息为主要症状的哮喘：与毛细支气管炎、肺结核、气道异物、先天性呼吸系统畸形、支气管肺发育不良和先天性心血管疾病鉴别。

（2）咳嗽变异型哮喘：与支气管炎、鼻窦炎、胃食管反流和嗜酸性粒细胞支气管炎鉴别。

八、治疗

1. 哮喘治疗的目标

（1）有效控制急性发作症状，维持最轻症状，甚至无症状。

（2）防止症状加重或反复。

（3）将肺功能维持在正常或接近正常水平。

（4）防止发生不可逆的气流受限。

（5）保持正常活动能力。

（6）避免药物不良反应。

（7）防止因哮喘而死亡。

2. 治疗原则　长期、持续、规范和个体化治疗。

3. 急性发作期　抗炎、平喘，快速缓解症状。

（1）β_2 受体激动剂：吸入型速效 β_2 受体激动剂是缓解哮喘急性症状首选药物。

（2）糖皮质激素：严重哮喘发作时静脉给予甲泼尼龙。

（3）抗胆碱能药物：对 β_2 受体激动剂治疗反应不佳的中重度患儿应尽早联合使用。

（4）氨茶碱：可作为缓解药物用于哮喘急性发作的治疗。

4. 慢性持续期　长期抗炎，降低气道反应性，防止气道重塑，避免危险因素和自我保健。

（1）CS：哮喘长期控制首选药物，也是目前最有效抗炎药物。

（2）缓释茶碱：用于长期控制时，主要协助糖皮质激素。

（3）白三烯调节剂：该药耐受性好，副作用少。

（4）长效 β_2 受体激动药。

5. 哮喘持续状态的处理　氧疗、补液纠正酸中毒、糖皮质激素、支气管扩张剂、镇静剂、抗菌药物治疗。

第七节　肺炎的分类

一、概述

1. 肺炎指不同病原体或其他因素（吸入羊水、油类或过敏

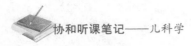

反应）引起的肺部炎症。

2. 主要表现为发热、咳嗽、气促、呼吸困难和肺部固定性中、细湿啰音。

3. 重者可累及循环、神经及消化等系统，有相应症状，如心力衰竭与缺氧中毒性肠麻痹等。

4. 肺炎为婴儿时期重要的常见病。

二、分类

1. **按病理分类**　大叶性肺炎、支气管肺炎和间质性肺炎。

2. **按病因分类**　见表 10-7-1。

表 10-7-1　肺炎的病因分类

分　类	原　　因
病毒性肺炎	呼吸道合胞病毒（RSV）占首位，其次为腺病毒（ADV）3、7 型，流感病毒，副流感病毒 1、2、3 型，鼻病毒，巨细胞病毒和肠道病毒等
细菌性肺炎	肺炎链球菌、金黄色葡萄球菌、肺炎克雷伯杆菌、流感嗜血杆菌、大肠埃希菌、军团菌
支原体肺炎	肺炎支原体
衣原体肺炎	沙眼衣原体、肺炎衣原体和鹦鹉热衣原体引起，前两者多见
原虫性肺炎	肺包虫病、肺弓形虫病、肺血吸虫病、肺线虫病等
真菌性肺炎	白色念珠菌、曲霉菌、组织胞质菌、隐球菌、肺孢子菌引起的肺炎，多见于免疫缺陷病及长期使用免疫抑制剂或抗菌药物者
非感染病因引起的肺炎	吸入性、坠积性肺炎、嗜酸性粒细胞性肺炎（过敏性肺炎）

3. **按病程分类**

（1）急性肺炎：病程<1 个月。

（2）迁延性肺炎：病程 1~3 个月。

（3）慢性肺炎：病程>3 个月。

4. 按病情分类

（1）轻症：除呼吸系统外，其他系统轻微受累，无全身中毒症状。

（2）重症：呼吸系统有呼吸衰竭，其他系统严重受累，有酸碱平衡失调，水、电解质紊乱，全身中毒症状明显，甚至危及生命。

5. 按临床表现典型与否分类

（1）典型肺炎：肺炎链球菌、金黄色葡萄球菌、流感嗜血杆菌、大肠埃希菌等引起的肺炎。

（2）非典型肺炎：肺炎支原体、衣原体、嗜肺军团菌、病毒（汉坦病毒）等引起的肺炎。

6. 按肺炎发生地点分类

（1）社区获得性肺炎（CAP）。

（2）医院获得性肺炎（医院内肺炎入院≥48 小时发生的感染性肺炎）。

◢主治语录：临床病原体明确，可按病因分类，有助于指导治疗。

三、诊断

年龄是儿童 CAP 病原诊断最好的提示，不同年龄组 CAP 病原情况不同。

1. 3 周至 3 月龄　沙眼衣原体、呼吸道合胞病毒、副流感病毒 3 型、肺炎链球菌、百日咳杆菌、金黄色葡萄球菌。

2. 4 个月至 5 岁　呼吸道合胞病毒、副流感病毒、流感病毒、腺病毒和鼻病毒、肺炎链球菌、B 型流感嗜血杆菌、肺炎支原体、结核分枝杆菌。

3. 5 岁至青少年　肺炎链球菌、肺炎支原体、肺炎衣原体、

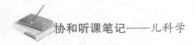

结核分枝杆菌。

<h1 style="text-align:center">第八节　支气管肺炎</h1>

一、概述

1. 累及支气管壁和肺泡的炎症，儿童期最常见肺炎，小于2 岁多发。

2. 四季均发病，北方多见于冬春及气候骤变时。

3. 居住拥挤、通风不良、空气污浊，致病微生物增多，易发生肺炎。

4. 营养不良、维生素 D 缺乏性佝偻病、先天性心脏病及低出生体重儿、免疫缺陷者易发。

二、病因

1. 最常见为细菌和病毒感染，也可由病毒和细菌混合感染。

2. 发达国家以病毒为主，发展中国家以细菌为主，细菌感染以肺炎链球菌多见。

主治语录：病原体常由呼吸道入侵，少数经血行入肺。

三、病理

1. 以肺组织充血、水肿、炎症细胞浸润为主。

2. 不同病原体造成肺炎的病理改变亦不同　细菌性肺炎以肺实质受累为主；病毒性肺炎以间质受累为主，可累及肺泡。

主治语录：临床上支气管肺炎与间质性肺炎常同时并存。

四、病理生理

因支气管、肺泡炎症引起通气和换气障碍，致缺氧和二氧化碳潴留，产生病理生理改变（图 10-8-1）。

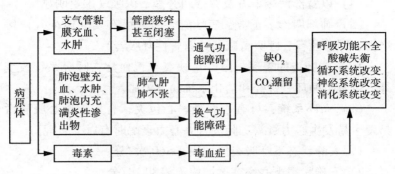

图 10-8-1　支气管肺炎的病理生理

五、临床表现

年龄<2 岁婴幼儿多见，起病多数较急，发病前先有上呼吸道感染，主要临床表现为发热、咳嗽、气促、肺部固定中细湿啰音。

1. 主要症状

（1）发热：热型不定，多为不规则发热，亦可为弛张热或稽留热。

（2）咳嗽：较频繁，早期为刺激性干咳，极期咳嗽反而减轻，恢复期咳嗽有痰。

（3）气促：多在发热、咳嗽后出现。

（4）全身症状：精神不振、食欲减退、烦躁不安，轻度腹泻或呕吐。

2. 体征

（1）呼吸增快：40~80 次/分，可见鼻翼扇动和三凹征。

（2）发绀：口周、鼻唇沟和指（趾）端发绀，轻症可无发绀。

（3）肺部啰音：早期不明显，可有呼吸音粗糙、减低，后

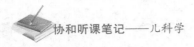

可闻较固定中、细湿啰音。

（4）以背部两侧下方及脊柱两旁多，深吸气末更明显。

（5）肺部叩诊多正常，病灶融合时，可有实变体征（语颤增强、叩诊浊音、呼吸音减弱或有管性呼吸音）。

3. **重症肺炎的表现** 因严重缺氧及毒血症，呼吸系统改变外，可发生循环、神经和消化系统功能障碍。

（1）循环系统：可有心肌炎、心包炎，有先天性心脏病者易发生易发生心力衰竭。肺炎合并心力衰竭时有以下表现。

1）安静状态下呼吸突然加快，>60 次/分。

2）安静状态下心率突然增快，>180 次/分。

3）突然极度烦躁不安，明显发绀，面色苍白或发灰，指甲微血管再充盈时间延长。

以上 3 项不能用发热、肺炎本身和其他并发症解释。

4）心音低钝、奔马律，颈静脉怒张。

5）肝脏迅速增大。

6）少尿或无尿，眼睑或双下肢水肿，上述症状为肺炎本身的表现。

（2）神经系统：确诊肺炎后有下列症状与体征，可考虑缺氧中毒性脑病。

1）烦躁、嗜睡，眼球上窜、凝视。

2）球结膜水肿，前囟隆起。

3）昏睡、昏迷、惊厥。

4）瞳孔改变，对光反射迟钝或消失。

5）呼吸节律不整，呼吸心跳解离（有心跳无呼吸）。

6）脑膜刺激征，脑脊液压力增高外，其他均正常。肺炎基础上，除外热性惊厥、低血糖、低血钙及中枢神经系统感染（脑炎、脑膜炎），如有 1）和 2）提示脑水肿，伴其他>1 项可确诊。

（3）消化系统

1）重者有缺氧中毒性肠麻痹时，出现频繁呕吐、严重腹胀、呼吸困难加重，肠鸣音消失。

2）重症者还可呕吐咖啡样物，大便潜血阳性或排柏油样便。

（4）抗利尿激素异常分泌综合征（SIADH）

1）血钠<130mmol/L，血渗透压<275mmol/L。

2）肾脏排钠增加，尿钠>20mmol/L。

3）无血容量不足，皮肤弹性正常。

4）尿渗透（摩尔浓度）高于血渗透（摩尔浓度）。

5）肾功能正常。

6）肾上腺皮质功能正常。

7）抗利尿激素水平升高。

（5）DIC：血压下降、四肢凉、脉速而弱，皮肤、黏膜及胃肠道出血。

🖊️ 主治语录：

（1）若ADH不升高，则可能为稀释性低钠血症。

（2）SIADH与缺氧中毒性脑病有时表现类似，治疗却完全不同，注意检查血钠以资鉴别。

六、严重度评估

1. 2个月至5岁有胸壁吸气性凹陷或鼻翼扇动或呻吟之一，提示有低氧血症，为重度肺炎。

2. 有中心性发绀、严重呼吸窘迫、拒食或脱水征、意识障碍（嗜睡、昏迷、惊厥）之一表现者为极重度肺炎。

3. 肺炎患儿严重度评估　见表10-8-1。

表 10-8-1 肺炎患儿严重度评估

临床特征	轻度 CPA	重度 CPA
一般情况	好	差
意识障碍	无	有
呼吸频率	无	有
发绀	正常或略增快	有明显增快
呼吸困难（呻吟、鼻翼扇动、三凹征）	无	有
肺浸润范围	≤1/3 的肺	多肺叶受累或 ≥ 2/3 的肺
胸腔积液	无	有
脉搏血氧饱和度	>0.96	≤0.92
肺外并发症	无	有
判断标准	有上述所有表现	存在以上任何一项

七、并发症

1. 脓胸

（1）表现：高热不退、呼吸困难加重、患侧呼吸运动受限、语颤减弱、叩诊呈浊音、听诊呼吸音减弱，其上方有时可听到管性呼吸音。积脓多时，纵隔和气管向健侧移位。

（2）胸部 X 线：患侧肋膈角变钝，或呈反抛物线状阴影。胸腔穿刺可抽出脓汁。

2. 脓气胸

（1）肺脏边缘脓肿破裂与肺泡或小支气管相通，造成脓气胸。

（2）表现为突然有呼吸困难加剧，剧烈咳嗽，烦躁不安，面色发绀。

（3）叩诊积液上方呈鼓音，听诊呼吸音减弱或消失。

（4）若支气管破裂处形成活瓣，气体只进不出，形成张力性气胸，危及生命，须积极抢救。

（5）立位 X 线可见液气面。

3. 肺大疱

（1）因细支气管形成活瓣性部分阻塞，气体进多出少，肺泡扩大破裂形成肺大疱，可一个或多个。

（2）体积小者无症状，体积大者可引起呼吸困难。

（3）X 线检查见薄壁空洞。

4. 肺脓肿

（1）因化脓性感染造成肺实质空洞性损害，形成脓腔。

（2）常见病原为需氧化脓菌（金黄色葡萄球菌、克雷伯杆菌）。

（3）脓肿可侵及胸膜或破溃至胸膜腔引发脓胸。

（4）起病常隐匿，有发热、不适、食欲缺乏和体重下降。

（5）极期有细菌性肺炎表现：咳嗽（伴咯血），未治疗者病程 10 天左右咳恶臭味脓痰；呼吸困难、高热、胸痛；白细胞增多；X 线见圆形阴影，如与支气管通则脓腔内有液平面周围有炎性浸润影。

（6）脓肿可单发或多发，治疗后可留有少许纤维索条影。

5. 支气管扩张

（1）肺炎部位支气管阻塞造成远端扩张，扩张的支气管因分泌物堆积，易反复感染。

（2）基本致病因素：感染、支气管阻塞，且呈恶性循环。

（3）表现为反复咳嗽、咳痰，部分可有咯血，多数肺底闻及湿啰音，部分有干啰音。病史长者可有生长发育落后、营养不良，杵状指出现早晚不一，且并非必然出现。

（4）X 线检查：轻度肺纹理粗重，重度见卷发影或蜂窝状，常伴肺不张及炎症浸润影。

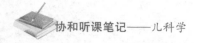

（5）肺 CT 检查主要特点：支气管 ≥1.5 倍伴行血管宽度。首选高分辨 CT 协助诊断。

八、辅助检查

1. 外周血检查

（1）白细胞检查：细菌感染时，白细胞和粒细胞都增多，病毒感染时，白细胞正常或减少。

（2）CRP、前降钙素（PCT）：细菌感染时可明显升高。

2. 病原学检查

（1）细菌学检查：细菌培养和涂片、血清学检测等。

（2）病毒学检查：病毒分离；病毒抗原、抗体检测等。

3. 胸部 X 线检查

（1）早期肺纹理增强，以后两肺下野、中内带出现小斑片状阴影。

（2）可见肺不张、肺气肿且伴发脓胸、脓气胸、支扩等。

九、诊断

一般有发热、咳嗽、呼吸急促的症状，肺部听诊闻及中、细湿啰音和/或胸部影像学有肺炎的改变均可诊断为支气管肺炎。

十、鉴别诊断

1. 急性支气管炎　以咳嗽为主，发热不严重，肺部可闻及不固定的干湿啰音。

2. 支气管异物　有异物吸入史，突发呛咳。可有肺气肿和肺不张。

3. 支气管哮喘　儿童以持续性咳嗽为主，肺功能检查及支气管激发和舒张试验有助于鉴别。

4. 肺结核　结核接触史+结核菌素试验阳性+胸部 X 线检查示肺部有结核病灶可鉴别。

十一、治疗

采用综合治疗，原则为控制炎症、改善通气功能、对症治疗、防止和治疗并发症。

1. 一般治疗及护理　空气流通，饮食丰富，注意隔离，注意水、电解质的补充。

2. 抗感染治疗

（1）抗菌药物治疗：<u>明确为细菌或病毒感染继发细菌感染者使用抗菌药物</u>。

（2）药物选择（表 10-8-2）。

表 10-8-2　肺炎的药物选择

病原菌	药物选择
肺炎链球菌	青霉素敏感者首选青霉素或阿莫西林；青霉素中介者，首选大剂量青霉素或阿莫西林；耐药者首选头孢曲松、头孢噻肟、万古霉素；青霉素过敏者选用大环内酯类抗生素
金黄色葡萄球菌	甲氧西林敏感者首选苯唑西林钠或氯唑西林，耐药者选用万古霉素或联用利福平
流感嗜血杆菌	首选阿莫西林/克拉维酸、氨苄西林/舒巴坦
大肠埃希菌和肺炎克雷伯杆菌	不产超广谱 β 内酰胺酶菌首选头孢他啶
铜绿假单胞菌	首选替卡西林/克拉维酸
卡他莫拉菌	首选阿莫西林/克拉维酸
肺炎支原体和衣原体	首选大环内酯类抗生素

3. 对症治疗　氧疗、气道管理、腹胀的治疗、退热（药物降温）。

4. 糖皮质激素

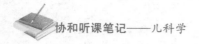

（1）减少渗出，解除支气管痉挛，降低颅内压。

（2）使用指征

1）严重喘憋或呼吸衰竭。

2）全身中毒症状明显。

3）合并感染中毒性休克。

4）出现脑水肿。

5）胸腔短期有较大量渗出。

5. 并发症及并存症的治疗

（1）肺炎合并心力衰竭：吸氧、镇静、利尿、强心、用血管活性药物。

（2）肺炎合并缺氧中毒性脑病：脱水疗法、改善通气、扩血管、止痉、糖皮质激素，促进脑细胞恢复：脱水疗法（甘露醇）、扩血管药（酚妥拉明、山莨菪碱）、止痉（地西泮）、糖皮质激素（治脑水肿）。

（3）SIADH 治疗：限制水入量，补充高渗盐水。

（4）脓胸和脓气胸者应穿刺引流。

6. 生物制剂　重症患儿可给予血浆和静脉注射免疫球蛋白等。

主治语录： 支气管肺炎严重评估与治疗为难点，应熟记。

第九节　几种不同病原体所致肺炎的特点

一、病毒性肺炎

1. 呼吸道合胞病毒（RSV）肺炎（最常见）

（1）本病多见于婴幼儿，尤多见于 1 岁以内儿童。

（2）临床上轻症患者发热、呼吸困难等症状不重；中、重症者有较明显的呼吸困难、喘憋、口唇发绀、鼻翼扇动及三凹征。肺部听诊多有中、细湿啰音。

（3）胸部 X 线检查表现为两肺可见小点片状、斑片状阴影，部分患儿有不同程度的肺气肿。

2. 腺病毒肺炎

（1）病原体：腺病毒（ADV），引起儿童肺炎最常见的为腺病毒 3、7 型。

（2）临床表现：6 个月至 2 岁儿童多见，起病急骤、高热持续时间长、中毒症状重、啰音出现较晚、X 线改变较肺部体征出现早，易合并心肌炎和多器官功能障碍。

（3）体征：肺部啰音出现较晚（发热 3~7 天后），肝脾大，麻疹样皮疹，心率加快等。

（4）X 线特点

1）肺部 X 线检查改变较肺部啰音出现早，故强调早期摄片。

2）大小不等的片状阴影或融合成大病灶，甚至一个大叶。

3）病灶吸收较慢，需数周或数月。

3. 流感病毒肺炎

（1）2 岁以下的婴幼儿易感，以呼吸道症状为主，喘息明显，重者可有呼吸衰竭、心力衰竭表现。

（2）合并或继发细菌感染常见，以肺炎链球菌、流感嗜血杆菌等多见。

（3）胸部 X 线检查可见点片影或大片影，呈支气管肺炎或大叶性肺炎表现；少数可为肺间质病变。

（4）血常规示白细胞数正常或轻度增多，重症白细胞数减少。合并细菌感染时，CRP 明显升高。

二、细菌性肺炎

1. 肺炎链球菌肺炎

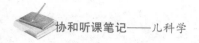

（1）病原体：肺炎链球菌，革兰阳性菌，机会致病菌。

（2）表现为大叶性肺炎，病变以纤维素渗出和肺泡炎为主。

（3）起病急，寒战、高热，呼吸急促。轻者神志清楚，重者有缺氧性中毒性脑病。

（4）早期叩诊浊音或呼吸音减弱，肺实变后有典型叩诊浊音，语颤增强和管状呼吸音等。

（5）X线胸片可见大片阴影占全肺叶或一个节段，少数可有肺大疱或胸腔积液。

（6）外周血白细胞总数及中性粒细胞均增多，ERS、CRP、PCT增加。

2. 金黄色葡菌球菌肺炎

（1）金黄色葡萄球菌致病力强，病理以广泛出血性坏死和多发性小脓肿形成为主。

（2）起病急、进展快、全身中毒症状重、弛张高热。

（3）肺部体征出现较早，两肺散在中、细湿啰音。

（4）皮疹常见，易并发脓胸、脓气胸，肺脓肿、皮下气肿等。

（5）外周血白细胞多明显增多、中性粒细胞占比高并有中毒颗粒。

（6）X线胸片可有小片状影，病变发展迅速，在短期内应重复摄片。病变吸收较一般细菌性肺炎缓慢，重症病例在2个月时可能还未完全消失。

3. 革兰阴性杆菌肺炎

（1）病原菌以流感嗜血杆菌和肺炎杆菌为多。

（2）伴免疫缺陷者常有铜绿假单胞菌肺炎，新生儿时期易患大肠杆菌肺炎。

（3）多有数日呼吸道感染症状，呈亚急性，全身中毒症状明显。

（4）发热、精神萎靡、嗜睡、咳嗽、呼吸困难、面色苍白、口唇发绀，病重者甚至休克。

（5）肺部听诊可听到湿啰音，病变融合有实变体征。

（6）病理改变以肺内浸润、实变、出血性坏死为主。

（7）肺部X线检查改变多种多样，如肺炎杆菌肺炎为肺段或大叶性致密实变阴影，边缘往往膨胀凸出，流感嗜血杆菌肺炎可呈粟粒状阴影等。

三、其他微生物所致肺炎

1. 肺炎支原体肺炎

（1）病原体为肺炎支原体。

（2）发热（热程1～3周）、咳嗽（刺激性干咳为突出表现），肺部体征不明显。

（3）两大特点

1）体征与剧咳、发热等临床症状不一致。

2）体征轻而X线改变明显。

（4）婴幼儿起病急、病程长，表现为呼吸困难、喘憋、喘鸣音、肺部啰音较年长儿多。

（5）治疗应用红霉素。

2. 衣原体肺炎

（1）沙眼衣原体

1）主要见于婴儿，多为1~3个月小儿。

2）起病慢，多不发热或仅有低热，一般状态良好。

3）开始有鼻塞、流涕等上呼吸道感染症状，1/2患儿有结膜炎。

4）呼吸系统表现为呼吸增快、有特征性明显阵发性不连贯咳嗽，一阵急促咳嗽后继一短促吸气，无百日咳样回声。阵咳可引起发绀和呕吐，亦可有呼吸暂停。

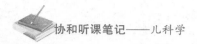

5）肺部偶闻及干、湿啰音，甚至捻发音和哮鸣音。

6）X线检查可显示双侧间质性或小片状浸润，双肺过度充气。

✐ **主治语录：CT 肺炎也可急性发病，迅速加重，造成死亡。**

（2）肺炎衣原体肺炎

1）多见于学龄儿童。

2）多为轻症，发病常隐匿。

3）无特异临床表现，早期多为上呼吸道感染症状，咽痛、声音嘶哑、发热。

4）呼吸系统最多见咳嗽，1~2 周后上呼吸道感染症状渐消退，而咳嗽渐加重，并有下呼吸道感染征象。未经有效治疗，咳嗽可持续 1~2 个月或更长。

5）肺部偶闻干、湿啰音或哮鸣音。

6）X线检查可见肺炎病灶，多单侧下叶浸润，也可广泛单侧或双侧性病灶。

 历年真题

1. 支气管肺炎与支气管炎的主要区别点是
   A. 发热、频咳
   B. 气促、喘憋
   C. 呼吸音减弱
   D. 肺部可闻及固定湿啰音
   E. 白细胞增多

2. 男孩，8 岁。2 天前因"感冒"诱发咳嗽，口服糖皮质激素无缓解。3~8 岁类似喘息发作 10 余次，曾查肺功能明显降低，支气管舒张实验阳性。查体：呼吸困难，大汗淋漓，不能平卧，面色青灰，三凹征，双肺呼吸音降低，无哮鸣音，心音低钝。此时不合适的治疗是
   A. 使用吸入型速效 β_2 受体激动药

B. 必要时辅以机械通气

C. 使用吸入型糖皮质激素

D. 氧疗

E. 补液，纠正酸中毒

3. 男孩，5个月。体温38℃，咳嗽、喘憋明显。查体：呼吸急促，鼻翼扇动，三凹征明显，双肺听诊满布哮鸣音，偶可闻及中、小水泡音。X线胸片：双侧肺纹理增强，可见小片状阴影，肺气肿改变明显。可诊断为

A. 呼吸道合胞病毒肺炎

B. 肺炎支原体肺炎

C. 腺病毒肺炎

D. 金黄色葡萄球菌肺炎

E. 衣原体肺炎

参考答案：1. D　2. C　3. A

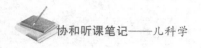

第十一章　心血管系统疾病

核心问题

1. 房室间隔缺损、动脉导管未闭、法洛四联症的病理解剖及临床表现。

2. 病毒性心肌炎的临床表现及诊断。

3. 感染性心内膜炎的临床表现及诊断。

内容精要

1. 原始心脏于第 4 周起有循环作用，第 8 周内部分隔基本完成，成为四腔心脏。先天性心血管畸形形成主要是在这一时期。

2. 动脉导管在足月儿约 80% 在生后 10~15 小时形成功能性关闭。约 80% 婴儿于生后 3 个月、95% 婴儿于生后 1 年内形成解剖性关闭。若动脉导管持续开放，即为动脉导管未闭。

第一节　正常心血管解剖生理

一、心脏的胚胎发育

1. 发育

（1）第 2 周末：其腹面咽喉下部两侧心脏原基形成左、右 2 个纵形管状结构。

（2）第 22 天：2 个内皮管移向正中融合为原始心管。

（3）第22~24天：原始心管由头至尾，发育成了动脉干、心球、心室、心房与静脉窦。

（4）第29天：心脏外形基本形成，但此时仍为单一管道。

（5）第3周末：心房左右分开，长出第一房间隔。

（6）第5~6周：第一房间隔右侧长出第二房间隔。

（7）第7周时：室间隔上缘结缔组织、漏斗及心内膜垫融合成膜部室间隔，室间孔完全闭合。

2. 心室间隔的形成来源

（1）肌隔：原始心室底壁向上生长，部分地将左右二室分开。

（2）心内膜垫向下生长与肌隔相合，完成室间隔。

（3）小部分为动脉总干及心球分化成主动脉与肺动脉时的中隔向下延伸的部分。

主治语录：原始心脏出口包括由心球发育形成的近端圆锥部和远端动脉总干，该部位也称圆锥动脉干，是复杂性心血管畸形的好发部位。

二、胎儿新生儿循环转换

1. 正常胎儿循环　胎儿时期营养代谢和气体交换是通过脐血管连接胎盘与母体之间以弥散方式完成的。

2. 生后血液循环变化　出生后脐血管被阻断，呼吸建立，肺泡扩张，肺小动脉管壁肌层逐渐退化，管壁变薄并扩张，肺循环压力下降从右心经肺动脉流入肺的血液增多，使肺静脉回流至左心房的血量也增多，左心房压力因而增高。

第二节　儿童心血管系统疾病诊断方法

一、病史与体格检查

1. 儿童心血管系统疾病常见症状　喂养困难、活动耐力减低、呼吸急促、呼吸困难、青紫、生长发育迟缓、缺氧发作，有时可出现水肿、晕厥、心悸、胸痛等症状。

2. 年龄<3 岁婴幼儿心血管病以先天性心脏病最常见。

3. 婴幼儿的心功能不全以呼吸浅促、喂养困难、易出汗为主要症状。

4. 左心房或肺动脉扩张压迫喉返神经可引起声音嘶哑。

5. 有青紫者应注意排除呼吸系统疾病，询问有无蹲踞、缺氧发作。

6. 风湿性心脏病多见于年长儿，注意有无咽痛、游走性关节痛、舞蹈病等病史。

7. 对胸闷、心悸、心前区疼痛者，注意心律失常、心肌疾病。

8. 川崎病为发达国家和地区后天性心脏病常见病因，主要累及冠状动脉，多小于 5 岁发病，皮肤、黏膜、淋巴结等部位有独特症状。

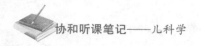主治语录：

（1）病史询问需注意母孕早期病毒感染、放射线接触、有害物质、药物应用史及家族遗传性疾病。

（2）许多先天性心脏病与遗传性疾病有关，肥厚型心肌病常有阳性家族史。

二、体格检查

1. 全身检查

（1）注意特殊面容及全身合并畸形、精神状态、体位和呼吸频率。

（2）检查口唇、鼻尖、指端毛细血管丰富部位有无发绀，青紫 6 个月至 1 年后可有杵状指。

（3）皮肤黏膜瘀点是感染性心内膜炎血管栓塞的表现。

（4）皮下小结、环形红斑是风湿热的主要表现之一。

（5）注意颈动脉搏动，肝颈静脉回流征，肝脾大小、质地及有无触痛，下肢有无水肿。

2. 心脏检查

（1）视诊：心前区有无隆起，心尖搏动的位置、强弱及范围。

1）心前区隆起者多示有心脏扩大，应注意与佝偻病引起的鸡胸相鉴别。

2）正常<2岁小儿，心尖搏动见于左侧第4肋间，其左侧最远点可达锁骨中线外1cm。

3）5~6岁时左侧第5肋间，锁骨中线上。

4）正常的心尖搏动范围不超过$2~3cm^2$。若心尖搏动强烈、范围扩大提示心室肥大。

5）左心室肥大时，心尖搏动最强点向左下偏移。

6）右心室肥大时，心尖搏动弥散，有时扩散至剑突下。

7）心尖搏动减弱见于心包积液和心肌收缩力减弱。

8）右位心的心尖搏动见于右侧。

（2）触诊：进一步确定心尖搏动位置、强弱及范围，心前区有无抬举感及震颤。

1）左侧第5~6肋间锁骨中线外抬举感为左心室肥大佐证。

2）胸骨左缘第3~4肋间和剑突下抬举感提示右心室肥大。

3）震颤位置有助于判断杂音来源。

（3）叩诊：可粗略估计心脏的位置及大小。

（4）听诊：注意心率快慢、节律是否整齐，第一、二心音强弱亢进、减弱或是消失，有无分裂，特别是肺动脉瓣区第二心音（P_2）意义更大。

1）P_2亢进提示肺动脉高压，而减弱则支持肺动脉狭窄的诊断。

2）正常儿童在吸气时可有生理性P_2分裂，固定性分裂是房间隔缺损的重要体征。

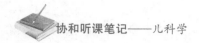

3）杂音对鉴别先天性心脏病的类型有重要意义，需注意其位置、性质、响度、时相及传导方向。

3. 周围血管征

（1）股动脉搏动减弱或消失，下肢血压低于上肢，提示主动脉缩窄。

（2）脉压增宽，伴毛细血管搏动和股动脉枪击音，提示动脉导管未闭或主动脉瓣关闭不全。

三、辅助检查

1. 经皮脉搏血氧饱和度测定

（1）普通 X 线检查：小儿先天性心脏病诊断常用手段，包括胸部透视和摄片。

（2）分析 X 线片时，应注意摄片质量要求、确定心脏位置、测量心胸比值、肺血管阴影，充血或缺血，有无侧支血管形成、心脏形态、位置及各房室增大，血管异位，肺动脉段突出或凹陷，主动脉结增大缩小。

2. 心电图检查

（1）对心脏病诊断有一定帮助，对各种心律失常有特异性。

（2）对房室肥大、传导阻滞、电解质紊乱及药物中毒有提示意义。

（3）对心脏位置及心肌病变也有重要的参考价值。

主治语录：

（1）年龄越小，心率越快，各间期及各波时限较短，有些指标的正常值与成人有差别。

（2）QRS 波以右心室占优势，随着年龄增长逐渐转为左心室占优势。

（3）生后第 1 天，V_1 导联 T 波直立，4~5 天后 T 波转为倒置或双相。

3. 超声心动图检查　M 型超声心动图、二维超声心动图、多普勒超声、三维超声。

4. 心导管检查　先天性心脏病进一步明确诊断和决定手术前重要检查方法之一。据检查部位不同分右心导管检查、左心导管检查两种。

5. 心血管造影、磁共振成像、计算机断层扫描及放射性核素心血管显像。

第三节　先天性心脏病

一、概述

1. 本病是胚胎期心脏及大血管发育异常所致先天性畸形，是儿童最常见的心脏病。

2. 发病率在活产新生儿中为 6‰~10‰。若未治疗，1/3 患儿生后 1 年内可因严重缺氧、心力衰竭、肺炎等严重并发症而死亡。

二、病因

先天性心脏病发病与遗传、母体和环境因素有关。

三、分类

根据左、右两侧及大血管之间有无分流进行分类（表 11-3-1）。

表 11-3-1　先天性心脏病的分类

分　　类	举　　例
左向右分流型（潜伏青紫型）	如房间隔缺损、室间隔缺损和动脉导管未闭等
右向左分流型（青紫型）	如法洛四联症、大动脉换位和三尖瓣闭锁等
无分流型（无青紫型）	如肺动脉狭窄、主动脉瓣狭窄和主动脉缩窄等

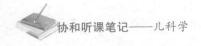

四、房间隔缺损

（一）概述

1. 因原始心房间隔发育异常所致，占先天性心脏病发病总数 5%~10%。

2. 是成人最常见的先天性心脏病之一，男女比例为 1：2。

（二）病理解剖

根据胚胎发生，分型如下。

1. 原发孔型　也称为 I 孔型房间隔缺损，常合并二尖瓣或三尖瓣裂缺损，又称部分型房室间隔缺损。

2. 继发孔型　最常见，亦称为中央型。

3. 静脉窦型　分上腔型和下腔型。

4. 冠状静脉窦型　此型缺损常合并左侧上腔静脉残存、左右侧房室瓣狭窄或闭锁、完全性房室间隔缺损、无脾综合征、多脾综合征等。

（三）临床表现

症状出现的早晚和轻重取决于缺损的大小。

1. 缺损小可无症状，仅体格检查时有胸骨左缘第 2~3 肋间有收缩期杂音。

2. 缺损较大

（1）分流量也大，致肺充血，因肺循环血流增多而易反复发生呼吸道感染，严重者早期发生心力衰竭。

（2）体循环血流不足，表现为体形瘦长、面色苍白、乏力、多汗、活动后气促和生长发育迟缓。

3. 婴幼儿期多无明显体征，以后心脏增大，前胸饱满，搏动活跃，少数大缺损分流量大者可触及震颤。听诊特点如下。

（1）第一心音亢进，肺动脉第二心音增强。

（2）因右心室容量增加，收缩时喷射血流时间延长，肺动脉瓣关闭落后于主动脉瓣，且不受呼吸影响，因而第二心音固定分裂。

（3）因右心室增大，大量血流通过正常肺动脉瓣时形成相对狭窄，故在左侧第 2 肋间近胸骨旁可闻及 Ⅱ～Ⅲ 级喷射性收缩期杂音。

（4）当肺循环血流量超过体循环>1 倍时，三尖瓣听诊区可出现三尖瓣相对狭窄的短促与低频的舒张早中期杂音。

4. 随肺动脉高压进展，左向右分流减少，第二心音增强，固定性分裂消失，收缩期杂音缩短，舒张期杂音消失，可有肺动脉瓣及三尖瓣关闭不全杂音。

（四）辅助检查

1. X 线表现　对分流较大房间隔缺损有诊断价值。

（1）心脏轻至中度增大，右心房及右心室为主，心胸比>0.5。

（2）肺动脉段明显突出，肺野充血明显，主动脉影缩小，有肺门"舞蹈"征。

（3）肺野充血，主动脉影小。

（4）伴有二尖瓣关闭不全者，左心室亦增大。

2. 心电图　多为窦性心律，年龄较大者可有交界性心律或室上性心律失常。

（1）电轴右偏，右心房和右心室肥大。

（2）多有右心室增大伴不完全性右束支传导阻滞的图形。

主治语录：原发孔型房间隔缺损常见电轴左偏及左心室肥大。

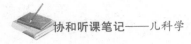

3. 超声心动图

（1）M型超声心动图可显示右心房、右心室增大及室间隔的矛盾运动。

（2）二维超声可显示房间隔缺损位置及大小，结合彩超可提高诊断可靠性、判断分流方向。

（3）多普勒彩色血流显像可观察到分流的位置、方向，且能估测分流大小。

（4）食管超声可更清楚地显示房间隔缺损。

（5）多普勒超声可估测分流量大小，估测右心室收缩压及肺动脉压力。

（6）年龄大的肥胖患者用经食管超声心动图进行诊断。

4. 心导管检查　一般不需做心导管检查，当合并肺动脉高压、肺动脉瓣狭窄或肺静脉异位引流时可行右心导管检查。

（五）治疗

1. 小型继发孔型房间隔缺损有 15% 自然闭合率，大多在 4 岁之前、特别<1 岁。

2. >2 岁，缺损边缘至上腔静脉、下腔静脉、冠状静脉窦、右上肺静脉之间距离≥5mm，至房室瓣距离≥7mm，可选择介入治疗。

主治语录：房间隔缺损宜在学龄前予以手术修补。

五、室间隔缺损

（一）概述

由胚胎期室间隔发育不全所致，是小儿最常见的先天性心脏病，约占我国先天性心脏病的 50%。约 40% 合并其他先天性心血管畸形。

（二）病理解剖

常根据室间隔缺损部位及其与房室瓣、主动脉瓣关系分类。

1. 膜周型　最常见，60%~70%，位于室上嵴下室间隔膜部。

2. 肌部型　10%~20%，缺损边缘均为肌部，膜部完整，位于肌小梁部、流入道肌部或流出道肌部。

3. 双动脉下型　少见，缺损在流出道部，上缘为主动脉瓣环和肺动脉瓣环连接部。

主治语录：肺动脉压超过体循环动脉压，可右向左分流而出现发绀，称艾森门格综合征，特点为肺动脉主支增粗，而肺外周血管影很少，宛如枯萎的秃枝，此时心影可基本正常或轻度增大。

（三）病理生理

取决于缺损大小及肺血管阻力。

1. 小型室间隔缺损　直径<5mm 或面积<0.5cm^2/m^2（体表面积），左向右分流量少，可无症状。

2. 中型室间隔缺损　直径 5~10mm 或面积 0.5~1.0cm^2/m^2（体表面积），分流量多，肺循环血流量可达体循环的 1.5~3.0 倍以上，肺动脉收缩压和肺血管阻力可在较长时期不增高。

3. 大型室间隔缺损　直径>10mm 或缺损>1.0cm^2/m^2（体表面积），随肺血管病变进行性发展则渐变为不可逆阻力性肺动脉高压。

（四）临床表现

1. 症状

（1）小型缺损，可无症状，仅可听到胸骨左缘第3、4肋间响亮全收缩期杂音，常伴震颤，肺动脉第二心音正常或稍增强。

（2）缺损大时，左向右分流量多，多生长迟缓，体重不增，消瘦，喂养困难，活动后乏力、气短、多汗，易患反复呼吸道感染，易致充血性心力衰竭等。

2. 体征

（1）胸骨左缘第3、4肋间可闻Ⅲ～Ⅳ级粗糙全收缩期杂音，向四周传导，可触及收缩期震颤。

（2）分流量大时，心尖区可闻及二尖瓣相对狭窄较柔和的舒张中期杂音。

（3）大型缺损伴有明显肺动脉高压时（多见于儿童或青少年），右心室压力显著升高，逆转为右向左分流，有青紫，并加重，此时心脏杂音轻而肺动脉第二心音显著亢进。

（五）辅助检查

1. X线和心电图表现　见表11-3-2。

表 11-3-2　室间隔缺损的X线和心电图表现

分类	X线表现	心电图
小型缺损	无明显改变，或肺动脉段延长或轻微突出，肺野轻度充血	可正常或轻度左心室肥
中型缺损	心影轻度到中度增大，左、右心室增大，左心室增大为主，主动脉弓影小，肺动脉段扩张，肺野充血	左心室肥大为主。左心室舒张期负荷增加，V_5、V_6导联R波升高伴深Q波，T波直立高尖对称
大型缺损	心影中度以上增大，左、右心室增大，多右心室增大为主，肺动脉段明显突出，肺野明显充血	为双心室肥大或右心室肥厚，可伴心肌劳损

2. 超声心动图

（1）可准确诊断室间隔缺损部位、大小和数目。

（2）彩色多普勒超声显示分流束起源、部位、数目、大小及方向。

（3）频谱多普勒超声可测量分流速度，估测肺动脉压。

3. 心导管检查

（1）可准确评价肺动脉高压程度、计算肺血管阻力及分流量。

（2）显示心腔形态、大小及心室水平分流束情况，除外并发畸形。

（六）治疗

1. 20%~50%膜周部和肌部小梁部缺损 5 岁内有自然闭合可能，但大多在 1 岁内闭合。

2. 双动脉下型和流出道肌部缺损很少自然闭合，易发生主动脉脱垂致主动脉瓣关闭不全，应早期处理。

3. 大中型缺损和难以控制充血性心力衰竭者，肺动脉压力持续升高超过体循环压的 1/2 或肺循环/体循环血流量比>2：1时，或年长儿童合并主动脉瓣脱垂或反流等应手术处理。

主治语录：易并发呼吸道感染、充血性心力衰竭及感染性心内膜炎等。

六、动脉导管未闭

（一）概述

1. 是小儿先天性心脏病常见类型之一，占先天性心脏病发病人数的 10%。

2. 胎儿期动脉导管开放是血液循环重要通道，约生后 15 小

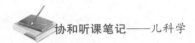

时发生功能性关闭，80%在生后3个月解剖性关闭。生后1年，完全关闭。若持续开放即称动脉导管未闭。

3. 未闭多单独存在，10%合并其他心脏畸形，如主动脉缩窄、室间隔缺损、肺动脉狭窄。

4. 某些先天性心脏病，如肺动脉闭锁，未闭的动脉导管是患儿生存的必需血流通道，关闭可死亡。

5. 未成熟儿动脉导管未闭发生率高，占早产儿的20%，常伴呼吸窘迫综合征。

主治语录：多数婴儿于出生后3个月左右，动脉导管在解剖上也完全关闭。

（二）病理解剖

未闭的动脉导管的大小、长短和形态不一，分3型。

1. 管型　导管连接主动脉和肺动脉两端，粗细一致。
2. 漏斗型　近主动脉端粗大，向肺动脉端变窄，临床多见。
3. 窗型　导管很短，直径往往较大。

（三）病理生理

主要是通过导管引起的分流，分流量的大小与导管的直径以及主、肺动脉的压差有关。

（四）临床表现

1. 导管口径较细者，临床可无症状。
2. 导管粗大者婴幼儿期有咳嗽、气急、喂养困难、体重不增、生长发育落后等，分流量大者可有心前区突出、鸡胸等现象。
3. 胸骨左缘上方闻及连续性"机器"样杂音，常伴震颤，向左锁骨下、颈部和背部传导。

4. 分流量大者可闻及较短的舒张期杂音。

5. 肺动脉瓣区第二心音增强，新生儿期仅闻及收缩期杂音，合并肺动脉高压或心力衰竭时，多仅有收缩期杂音。

6. 可有周围血管征，如水冲脉、枪击音、指甲床毛细血管搏动等。

（五）辅助检查

1. X 线检查

（1）导管细者可发现。

（2）分流量大者左心室、左心房增大，肺动脉段突出，肺门血管影增粗，肺野充血。

（3）婴儿有心力衰竭时，有肺淤血表现，透视下左心室和主动脉搏动增强。

（4）肺动脉高压时，左心室有扩大肥厚征象。主动脉结正常或突出。

2. 心电图

（1）分流量较大者常有不同程度的左心室肥大，电轴左偏，偶有左心房肥大。

（2）肺动脉压力显著增高者，左、右心室肥厚，后期甚至仅见右心室肥厚。

3. 超声心动图

（1）左心房和左心室内径增宽，主动脉内径亦增宽。

（2）二维超声切面可显示导管的位置和粗细。

（3）多普勒彩色血流显像可直接显示分流的方向和大小。

4. 心导管检查

（1）二维超声心动图可直接探到未闭合动脉导管。

（2）脉冲多普勒在动脉导管开口处可探测到典型收缩期与

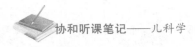

舒张期连续性湍流频谱。

（六）治疗

1. 目前大多首选介入治疗，可选螺旋弹簧圈或蘑菇伞等封堵器关闭动脉导管。

2. 完全性大血管转位、肺动脉闭锁、三尖瓣闭锁、严重的肺动脉狭窄中，应用前列腺素 E_2 或放支架维持动脉导管开放。

3. 为防止心内膜炎，有效治疗、控制心功能不全和肺动脉高压，一般主张应及时手术或介入方法予以关闭。

4. 症状明显者，需抗心力衰竭治疗，生后 1 周内使用吲哚美辛治疗，10%患者需手术治疗。

七、肺动脉狭窄

（一）概述

是一种常见先天性心脏病，单纯性肺动脉狭窄约占先天性心脏病的 10%。约 20%的先天性心脏病合并肺动脉瓣狭窄。

（二）病理解剖

广义肺动脉狭窄有漏斗部、瓣膜、肺动脉干及肺动脉分支狭窄，可分 2 种类型。

1. 典型肺动脉瓣狭窄

（1）肺动脉瓣 3 个瓣叶交界处互相融合，使瓣膜开放受限，瓣口狭窄。

（2）只有 2 个瓣叶的交界处融合为肺动脉瓣二瓣化畸形。

（3）瓣叶无交界处，仅中心部留一小孔，为单瓣化畸形。

（4）瓣环正常，肺动脉干呈狭窄后扩张，有时可延伸到左肺动脉。

2. 发育不良型肺动脉瓣狭窄

（1）瓣叶形态不规则且明显增厚或结节状，瓣叶间无粘连，瓣叶启闭不灵活，瓣环发育不良，肺动脉干不扩张或发育不良。

（2）常有家族史，努南（Noonan）综合征大多合并此病变。

（三）临床表现

1. 特点

（1）轻度狭窄：可完全无症状。

（2）中度狭窄：2~3 岁内无症状，年长后劳力时易疲乏及气促。

（3）严重狭窄：中度体力劳动时有呼吸困难和乏力及晕厥，甚至猝死。

（4）狭窄严重者可有青紫，多因卵圆孔的右向左分流所致，如伴有大型房间隔缺损，可有严重青紫，并有杵状指（趾）及红细胞增多，有蹲踞者少见。

（5）颈静脉有明显的搏动者提示狭窄严重。该收缩期前搏动在肝区亦可触及。

2. 体征

（1）心前区饱满、搏动弥散，左侧胸骨旁可触及右心室抬举搏动，胸骨左缘第 2、3 肋间可闻及 Ⅳ/Ⅵ 级以上喷射性收缩期杂音，向左上胸、心前区、颈部、腋下及背面传导。

（2）第一心音正常，轻中度狭窄者可听到收缩早期喀喇音，狭窄越重，喀喇音出现越早，甚至与第一心音相重。

（3）第二心音分裂，分裂程度与狭窄严重程度成比例。

（四）辅助检查

1. X 线检查

（1）轻度狭窄时心脏大小正常。

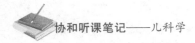

（2）重度狭窄时如心功能尚可，心脏仅轻度增大。

（3）有心力衰竭，心脏明显增大，主要为右心室和右心房扩大。

（4）狭窄后肺动脉扩张为本病特征性改变。有时扩张延伸到左肺动脉，婴儿期多不明显。

2. 心电图

（1）电轴右偏、右心房扩大、P波高耸、右心室肥大。

（2）右胸前导联显示R波高耸，狭窄严重时出现T波倒置、ST段压低。

3. 超声心动图

（1）二维超声：可显示肺动脉瓣数目、厚度、收缩时开启情况及狭窄后扩张。

（2）多普勒超声：可检测肺动脉口血流速度，较可靠地估测肺动脉瓣狭窄严重程度，彩色血流显像还可观察心房水平有无分流。

4. 心导管检查

（1）右心室压力明显增高，与体循环压力相等，肺动脉压力明显降低。

（2）右心室造影见"射流征"，同时可显示肺动脉瓣叶增厚和发育不良及肺动脉总干狭窄后扩张。

（五）治疗

1. 右心室收缩压超过50mmHg时，可致心肌损害，需行狭窄解除手术，球囊瓣膜成形术是多数患儿首选治疗方法。

2. 严重肺动脉瓣狭窄（右心室收缩压超过体循环压力）治疗也首选球囊瓣膜成形术。如无该术适应证，则应接受外科瓣膜切开术。

3. 严重狭窄可伴漏斗部狭窄，多数一旦肺动脉瓣狭窄解除，漏斗部肥厚将自行消退。

八、法洛四联症

（一）概述

1. 是婴儿期后最常见的青紫型先天性心脏病，占所有先天性心脏病 12%。

2. 25% 为右位主动脉弓。

3. 可合并其他心血管畸形，如左上腔静脉残留、冠状动脉异常、房间隔缺损、动脉导管未闭、肺动脉瓣缺如等。

（二）病理解剖

法洛四联症由以下 4 种畸形组成（图 11-3-1）。

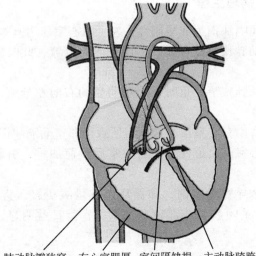

肺动脉瓣狭窄　右心室肥厚　室间隔缺损　主动脉骑跨

图 11-3-1　法洛四联症的病理解剖示意图

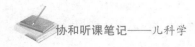

1. 右心室流出道梗阻

（1）狭窄范围可自右心室漏斗部入口至左、右肺动脉分支。

（2）可为漏斗部狭窄、动脉瓣狭窄或两者同时存在。

（3）常有肺动脉瓣环、肺动脉总干发育不良和肺动脉分支非对称性狭窄。

（4）狭窄严重程度差异较大。

2. 室间隔缺损　为膜周型缺损，向流出道延伸，多位于主动脉下，可向肺动脉下方延伸，为对位不良型室间隔缺损。

3. 主动脉骑跨　主动脉根部粗大顺钟向旋转右移、骑在室间隔缺损上，骑跨范围 15%~95%。

4. 右心室肥厚　一般认为其属于继发性病变。

　　主治语录：右心室流出道狭窄是决定患儿病理生理、病情严重程度及预后主要因素，狭窄可随时间推移逐渐加重。

（三）病理生理

1. 室间隔缺损为非限制性，左、右心室压力基本相等。

2. 肺动脉狭窄较轻者，可由左向右分流，此时患者可无明显青紫。

3. 肺动脉狭窄严重时，出现明显的右向左分流，临床出现明显的青紫。

4. 杂音由右心室流出道梗阻所致而非室间隔缺损所致。

5. 右心室流出道梗阻使右心室后负荷加重，引起右心室代偿性肥厚。

6. 动脉导管关闭前，肺循环血流量减少轻，青紫不明显，随动脉导管关闭和漏斗部狭窄加重，青紫日益明显，并出现杵状指（趾）。

（四）临床表现

1. 青紫

（1）是主要表现。程度和出现早晚与肺动脉狭窄程度及动脉导管是否关闭有关。

（2）多见于毛细血管丰富浅表部位，如唇、指（趾）甲床、球结膜等。

（3）啼哭、情绪激动、体力劳动、寒冷等，即可有气急及青紫加重。

2. 蹲踞症状

（1）患儿多有，每行走、游戏时，主动下蹲片刻。

（2）蹲踞时下肢屈曲，静脉回心血量减少，减轻了心脏负荷，同时下肢动脉受压，体循环阻力增加，使右向左分流量减少，缺氧症状暂时得以缓解。

（3）不会行走小婴儿喜欢大人抱起，双下肢屈曲状。

3. 杵状指（趾） 发绀>6 个月出现，长期缺氧使指（趾）端毛细血管扩张增生，局部软组织和骨组织增生肥大，表现为指（趾）端膨大如鼓槌状。

4. 阵发性缺氧发作

（1）婴儿多见，因吃奶、哭闹、情绪激动、贫血、感染等发生。

（2）表现：阵发性呼吸困难，严重者可有突然晕厥、抽搐，甚至死亡。

（3）原因：肺动脉漏斗部狭窄基础上突然发生该处肌部痉挛，引起一过性肺动脉梗阻，使脑缺氧加重。

（4）年长儿则常诉头痛、头晕。

5. 心前区略隆起，胸骨左缘 2~4 肋间可闻Ⅱ~Ⅲ级粗糙喷射性收缩期杂音，为肺动脉狭窄所致，一般无收缩期震颤。

（五）并发症

脑血栓、脑脓肿及感染性心内膜炎。

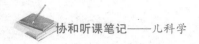

（六）辅助检查

1. 血液检查　红细胞数 $[（5.0~8.0）×10^{12}/L]$ 和血红蛋白浓度（$170~200g/L$）增高、血细胞比容也增高、血小板数降低、凝血酶原时间延长。

2. X 线检查

（1）心脏大小正常或稍增大，典型者前后位心影呈"靴状"，肺门血管影缩小，两侧肺纹理减少，透亮度增加。

（2）年长儿可因侧支循环形成，肺野呈网状纹理，25% 可见右位主动脉弓。

3. 心电图　电轴右偏，右心室肥大，狭窄严重者有心肌劳损，见右心房肥大。

4. 超声心动图

（1）二维超声可判断主动脉骑跨程度、右心室流出道及肺动脉狭窄。

（2）右心室、右心房内径增大，左心室内径缩小。

（3）彩色多普勒血流显像可见右心室直接将血液注入骑跨的主动脉内。

5. 心导管检查　可进一步了解左心室发育的情况及冠状动脉的走向。

（七）治疗

1. 内科治疗

（1）一般护理：饮水、补液、预防感染。

（2）缺氧发作的治疗。

（3）轻者使其取胸膝位即可缓解。

（4）重者应立即吸氧，给去氧肾上腺素。

（5）以往有缺氧者，可口服普萘洛尔。

2. 外科治疗

（1）轻症患者可考虑在学龄前行一期根治手术，但临床症状明显者，应在生后 6 个月内行根治术。

（2）对重症患儿也可先行姑息手术，待一般情况改善，肺血管发育好转后，再行根治术。目前常用的姑息手术有锁骨下动脉-肺动脉分流术（改良 Blalock-Taussig 手术）。

九、完全型大动脉换位

（一）概述

完全型大动脉换位是新生儿期最常见青紫型先天性心脏病，占先天性心脏病总数 5%~7%。男女患病之比为 4∶1~2∶1。

（二）病理解剖

常见的合并畸形有房间隔缺损或卵圆孔未闭、室间隔缺损、动脉导管未闭、肺动脉狭窄、冠状动脉畸形等。

（三）病理生理

本病血流动力学改变取决于是否伴随其他畸形，通常包括以下 3 种情况。

1. 完全性大动脉换位伴室间隔完整

（1）右心室扩大肥厚，随正常肺血管阻力下降，左心室压力降低，室间隔常偏向左心室。

（2）两者仅靠未闭卵圆孔及动脉导管沟通混合，故青紫、缺氧严重。

2. 完全性大动脉换位伴室间隔缺损　使青紫减轻，肺血流量增加可致心力衰竭。

3. 完全性大动脉换位合并室间隔缺损及肺动脉狭窄　血流

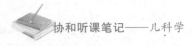

动力学改变类似法洛四联症。

（四）临床表现

1. 青紫

（1）出现早，半数出生即存在，绝大多数始于 1 个月。

（2）随年龄增长及活动量增加，青紫逐渐加重。

（3）为全身性，若合并动脉导管未闭，则有差异性发绀，上肢青紫较下肢重。

2. 充血性心力衰竭　生后 3～4 周婴儿出现喂养困难、多汗、气促、肝大和肺部细湿啰音等进行性充血性心力衰竭等症状。

3. 体格检查

（1）检查患儿常发育不良。

（2）生后心脏无明显杂音，有单一、响亮的第二心音，是出自靠近胸壁主动脉瓣关闭音。

（3）若伴大的室间隔缺损或大动脉导管或肺动脉狭窄等，可听到相应畸形所产生的杂音。

（4）如合并动脉导管未闭，在胸骨左缘第 2 肋间听到连续性杂音。

（5）合并室间隔缺损，在胸骨左缘第 3、4 肋间听到全收缩期杂音。

（6）合并肺动脉狭窄，在胸骨左缘上方听到收缩期喷射性杂音，杂音较响时，常伴震颤。

（7）伴大型室间隔缺损者早期有心力衰竭伴肺动脉高压，伴肺动脉狭窄者则发绀，心力衰竭少见。

（五）辅助检查

1. X 线检查

（1）正位片见大动脉阴影狭小，肺动脉略凹陷，心蒂小而心影呈"蛋形"。

（2）心影进行性增大。

（3）大多患者肺纹理增多，合并肺动脉狭窄者肺纹理减少。

2．心电图

（1）新生儿期可无特殊改变。

（2）婴儿期电轴右偏，右心室肥大，有时有右心房肥大。

（3）肺血流量明显增加时可有电轴正常或左偏，左、右心室肥大等。

3．超声心动图

（1）二维超声：房室连接正常，心室大动脉连接不一致，肺动脉位于左后，发自左心室。

（2）彩色及频谱多普勒超声：有助于心内分流方向、大小判定及合并畸形的检出。

4．心导管检查

（1）选择性右心室造影可见主动脉发自右心室，左心室造影可见肺动脉发自左心室。

（2）选择性升主动脉造影可见大动脉位置关系，判断是否合并冠状动脉畸形。

（六）治疗

1．完全性大动脉换位若不治疗，约90%患者在1岁内死亡。

2．诊断明确后先纠正低氧血症和代谢性酸中毒等，如无适当大小房间隔缺损，可保持动脉导管开放直到手术。

3．姑息性治疗方法　包括球囊房间隔造口术及肺动脉环缩术。

4．根治性手术　包括解剖纠正手术及生理纠治术。

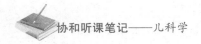

第四节　病毒性心肌炎

一、概述

病毒性心肌炎指由病毒感染引起的心肌间质炎症细胞浸润和邻近心肌细胞坏死、变性，有时病变也可累及心包或心内膜。

二、病因

引起儿童心肌炎常见病毒有柯萨奇病毒（B组和A组）、埃可病毒、脊髓灰质炎病毒、腺病毒、传染性肝炎病毒、流感和副流感病毒、麻疹病毒、单纯疱疹病毒及流行性腮腺炎病毒等。

主治语录：新生儿期柯萨奇病毒B组感染可致群体流行，其死亡率可>50%。

三、临床表现

1. 表现轻重不一，取决于年龄和感染的急性或慢性过程。
2. 部分起病隐匿，有乏力、活动受限、心悸、胸痛等症状。
3. 少数重症者可有心力衰竭并发严重心律失常、心源性休克，死亡率高。
4. 部分患者慢性进程，演变为扩张型心肌病。
5. 新生儿病情进展快，常高热、反应低下、呼吸困难和发绀，常有神经、肝和肺并发症。
6. 心脏轻度扩大，伴心动过速、心音低钝及奔马律。
7. 反复心力衰竭者，心脏明显扩大，肺部出现湿啰音及肝、脾大，呼吸急促和发绀。
8. 重症患者可突然发生心源性休克，脉搏细弱，血压下降。

四、辅助检查

1. 心肌损害的血生化指标

（1）心肌肌钙蛋白变化对心肌炎诊断特异性更强，但敏感度相对不高。

（2）血清乳酸脱氢酶（SLDH）同工酶增高在心肌炎早期诊断有提示意义。

2. X 线检查　心影增大，无特异性。心力衰竭时有肺淤血、水肿征象。

3. 心电图

（1）有严重心律失常，包括各种期前收缩、室上性和室性心动过速、心房（室）颤动、高度房室传导阻滞。

（2）心肌受累明显时可见 T 波降低、倒置，ST 段下移等。

4. 超声心动图　显示心房、心室扩大、心室壁水肿增厚，心室收缩功能受损程度，探查有无心包积液以及瓣膜功能。

5. 病毒学诊断　疾病早期可从咽拭子、咽冲洗液、粪便、血液中分离出病毒，需结合血清抗体测定才更有意义。

主治语录：心肌活体组织检查被认为是诊断的金标准。

五、诊断

1. 临床指标

（1）心功能不全、心源性休克或心脑综合征。

（2）X 线、超声心动图检查显示心脏扩大。

（3）心电图改变。

（4）肌酸激酶同工酶（CK-MB）或心肌肌钙蛋白增高。

2. 病原学指标

（1）确诊指标：自心内膜、心肌、心包或心包穿刺液检查发现以下之一者可确诊。

1）分离到病毒。

2）用病毒核酸探针查到病毒核酸。

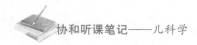

3）特异性病毒抗体阳性。

（2）参考依据：有以下之一者结合临床表现可考虑心肌炎由病毒引起。

1）自粪便、咽拭子或血液中分离到病毒，且恢复期血清同型抗体效价较第一份血清升高或降低>4倍。

2）病程早期血中特异性 IgM 抗体阳性。

3）用病毒核酸探针自患儿血中查到病毒核酸。

3. 确诊依据

（1）具备两项临床指标者可临床诊断。发病时或发病前1~3周有病毒感染证据支持诊断。

（2）同时有病原学确诊依据之一者，可确诊病毒性心肌炎；具备病原学参考依据之一者，可诊断为病毒性心肌炎。

（3）不具备确诊依据，应给必要治疗或随诊，据病情变化，确诊或除外心肌炎。

（4）应除外风湿性心肌炎、中毒性心肌炎、先天性心脏病、由风湿性疾病以及代谢性疾病（如甲状腺功能亢进症）引起的心肌损害、原发性心肌病、原发性心内膜弹力纤维增生症、先天性房室传导阻滞、心脏自主神经功能异常、β 受体功能亢进及药物引起的心电图改变。

六、治疗

1. 休息　急性期需卧床休息，减轻心脏负荷。

2. 药物治疗

（1）处于病毒血症阶段早期患者，可选抗病毒治疗。

（2）改善心肌营养。

（3）大剂量免疫球蛋白。

（4）皮质激素。

（5）心律失常、心力衰竭治疗。

第五节　心内膜弹力纤维增生症

一、概述

1. 以心内膜下弹力纤维及胶原纤维增生、心室壁和心内膜增厚为主要病理特征。

2. 表现为心脏扩大、心室收缩和舒张功能下降。

3. 大多数于 1 岁以内发病。

二、临床表现

主要表现为充血性心力衰竭，按症状轻重缓急可分 3 型。

1. 暴发型

（1）起病急骤，突然有呼吸困难、口唇发绀、面色苍白、烦躁不安、心动过速、心音减低，可闻及奔马律，肺部常闻及干湿性啰音，肝脏增大。

（2）少数出现心源性休克，甚至于数小时内猝死。

（3）小于 6 个月婴儿多见。

2. 急性型

（1）起病快，心力衰竭发展不如暴发型急剧。

（2）部分患儿因心腔内附壁血栓的脱落而发生脑栓塞。

（3）此型发病年龄同暴发型。

（4）如不及时治疗，多数死于心力衰竭。

3. 慢性型

（1）症状同急性型，但进展慢。

（2）患儿生长发育多落后。

（3）治疗可缓解，存活至成年期，仍可因反复发生心力衰竭而死亡。

三、辅助检查

1. X 线检查　左心室扩大明显，左心缘搏动多减弱，肺纹

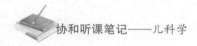

理增多。

2. 心电图检查

（1）有重要价值。

（2）多数有左心室肥大，少数右心室肥大或左、右心室均肥大，可同时出现 ST 段、T 波改变以及房室传导阻滞。

3. 超声心动图检查　左心房、左心室增大，左心室后壁和室间隔增厚，左心室心内膜增厚、反光增强是特征性表现。

4. 心导管检查

（1）左心室舒张压增高，其波形有诊断意义。

（2）选择性造影则可见左心室增大、室壁增厚及排空延迟。

四、诊断

除发病年龄特点和临床表现以充血性心力衰竭为主外，实验室检查，尤其是超声心动图检查有诊断意义。

五、治疗

1. 如不治疗，多 2 岁前死亡。

2. 对洋地黄反应好，且能长期坚持治疗者预后较好，且有痊愈可能。

3. 正性肌力药物，如洋地黄可控制心力衰竭，反应较好，使用时间最少 2 年左右。

4. 无禁忌证情况下可同时选用血管紧张素转换酶抑制剂、β 受体阻滞剂。

第六节　感染性心内膜炎

一、概述

1. 感染性心内膜炎（IE）>80% 由链球菌和葡萄球菌所致，

其他有真菌、衣原体、立克次体及病毒等。

2. IE 是指病原微生物经血流直接侵犯心内膜、心瓣膜和血管内膜所引起的感染性炎症。

3. 多发于先天性或风湿性心脏病患者，尤其在心脏手术后，亦可发于无心脏病变的正常人。

二、病因

1. 基础心脏病变

（1）90% IE 有基础性心脏病变，以先天性心脏病最多见，占 80%，室间隔缺损、动脉导管未闭、主动脉瓣狭窄较常见。

（2）继发性心脏病，如风湿性瓣膜病、二尖瓣脱垂综合征等也可并发 IE。

（3）心内补片、人造心脏瓣膜是近年 IE 常见易患因素。

2. 病原体

（1）几乎所有的细菌均可导致 IE，链球菌、葡萄球菌多见。

（2）少数情况，IE 由>1 种病原体引起，常见人工瓣膜手术者。

3. 诱发因素

（1）常见诱发因素为纠治牙病和扁桃体摘除术。

（2）心导管检查和介入性治疗、人工瓣膜置换也是 IE 的重要诱发因素之一。

（3）其他诱发因素有长期使用抗生素、糖皮质激素和免疫抑制剂等。

三、病理

基本病理改变是心瓣膜、心内膜及大血管内膜面附着疣状感染性赘生物。

四、临床表现

临床表现及严重程度与并发症及病原微生物关系密切。

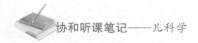

1. 发热　最常见，体温多>38℃，热型可不规则或低热，少数体温正常。

2. 心功能不全及心脏杂音

（1）部分呈现心功能不全或原有心功能不全加重。

（2）体温正常患儿多伴心功能不全。

（3）瓣膜损伤反流可有相应心脏杂音，或使原有杂音性质、响度发生改变，但有时难察觉。

3. 血管征象

（1）瘀斑及 Janeway 斑少见。

（2）主要血管（肺、脑、肾、肠系膜、脾动脉）栓塞是 IE 重要并发症，有相关部位缺血、出血症状（胸痛、偏瘫、血尿和腹痛）。

4. 免疫征象

（1）指（趾）甲下出血（暗红、线状）、Osler 小结及 Roth 斑不是特有症状，临床少见。

（2）免疫复合物性肾小球肾炎可见于部分 IE 病例，可表现为血尿、肾功能不全。

主治语录：

（1）Janeway 斑：手掌及足底红斑或无压痛出血性瘀点。

（2）欧氏小结（Osler 小结）：指、趾掌面红色皮下结节。

（3）Roth 斑：眼底椭圆形出血斑，中央苍白。

（4）新生儿临床表现不典型，与脓毒症及其他原因引起的心功能不全难以区别，病死率高。

五、实验室检查

1. 血培养

（1）血细菌培养阳性是确诊 IE 的重要依据。凡原因未明发热、体温持续>1周，且原有心脏病者，均应反复多次进行血培养，提高阳性率。

（2）最常见病原菌为草绿色链球菌与金黄色葡萄球菌，占阳性血培养80%以上。

2. 超声心动图

（1）赘生物、腱索断裂、瓣膜穿孔、心内修补材料部裂开，心内脓肿及人工瓣膜瓣周脓肿。

（2）小儿IE中，超声心动图可见心内膜受损征象者占85%。

3. CT 怀疑有颅内病变应及时CT检查，了解病变部位和范围。

4. 其他

（1）血常规：有进行性贫血、白细胞数增多、中性粒细胞比例升高、血沉加快、CRP阳性、血清球蛋白常增多、免疫球蛋白升高、循环免疫复合物及类风湿因子阳性。

（2）尿常规：有红细胞，发热期可有蛋白尿。

六、诊断

1. 病理学指标

（1）赘生物或心脏感染组织经培养或镜检发现微生物。

（2）赘生物或心脏感染组织经病理检查证实伴活动性心内膜炎。

2. 临床指标

（1）主要指标

1）血培养阳性：分2次血培养有相同的IE常见微生物。

2）心内膜受累证据（超声心动图征象）。

（2）次要指标

1）易感染条件：基础心脏疾病，心脏手术、心导管术或中心静脉内插管。

2）较长时间的发热（≥38℃），伴贫血。

3）原有心脏杂音加重，出现新的反流杂音，或心功能不全。

4）血管征象：瘀斑，脾大，颅内出血，结膜出血，镜下血尿，Janeway 斑。

5）免疫学征象：肾小球肾炎，Osler 结，Roth 斑，或类风湿因子阳性。

6）微生物学证据：血培养阳性，但未符合主要指标中的要求。

3. 诊断依据

（1）具备以下 1~5 项任何之一者可诊断为 IE。

1）临床主要指标 2 项。

2）临床主要指标 1 项和次要指标 3 项。

3）心内膜受累证据和临床次要指标 2 项。

4）临床次要指标 5 项。

5）病理学指标 1 项。

（2）有以下情况时可排除 IE 诊断

1）有明确的其他诊断解释心内膜炎表现。

2）经抗生素治疗≤4 天临床表现消除。

3）抗生素治疗≤4 天手术或尸解无 IE 的病理证据。

（3）临床考虑 IE，但无确诊依据时仍应进行治疗，据临床观察及进一步检查结果确诊或排除感染性心内膜炎。

七、治疗

总原则是积极抗感染、加强支持疗法，用抗生素前先做几次血培养和药物敏感试验。

1. 一般治疗　患者充足热量供应，可少量多次输新鲜血或血浆，或输注免疫球蛋白。

2. 抗生素治疗 原则是早期、联合、足量、足疗程、选择敏感的抗生素。抗生素用4~8周，至体温正常，栓塞现象消失，周围血象、血沉正常，血培养阴性。

3. 手术治疗指征

（1）瓣膜功能不全引起的中重度心力衰竭。

（2）抗生素使用1周以上仍高热，赘生物增大。

（3）反复发生栓塞。

（4）真菌感染。

（5）瓣膜穿孔破损。

第七节 小儿心律失常

一、期前收缩

（一）概述

1. 心脏异位兴奋灶发放的冲动所致，是小儿时期最常见的心律失常。

2. 异位起搏点可位于心房、房室交界或心室组织，分别引起房性、交界性及室性期前收缩，其中以室性期前收缩为多见。

（二）病因

1. 常见于无器质性心脏病小儿。

2. 可由疲劳、精神紧张、自主神经功能不稳定引起，也可发生于心肌炎、先天性心脏病或风湿性心脏病。

3. 药物（洋地黄、奎尼丁）中毒及缺氧、酸碱失衡、电解质紊乱（低血钾）、心导管检查、心脏手术均可引起期前收缩。

主治语录：健康学龄儿童中1%~2%有期前收缩。

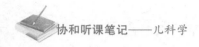

（三）临床表现

1. 小儿症状较成人为轻，常缺乏主诉。

2. 个别年长儿可诉心悸、胸闷、不适。

（四）诊断

1. 诊断要点

（1）心电图可明确诊断。

（2）根据心电图有无 P′波存在、P′波形态、PR 间期长短及 QRS 波形态来判断期前收缩属于何种类型。

2. 确诊（心电图特征）

（1）房性期前收缩

1）P′波提前；P′R 间期正常。

2）期前收缩后不完全代偿间歇。

3）心室内差异传导可见变形 QRS 波。

（2）交界性期前收缩

1）QRS 波提前，但形态、时限基本正常。

2）可见逆行 P′波，P′R 间期小于 0.10s。

3）不完全代偿间歇。

（3）室性期前收缩

1）QRS 波提前，无异位 P 波。

2）QRS 波宽大、畸形，T 波与主波方向相反。

3）期前收缩后多为完全性代偿间歇。

（五）治疗

1. 期前收缩次数少，无自觉症状，期前收缩形态一致，活动后减少或消失则不需要治疗。

2. 器质性心脏病基础上出现期前收缩或自觉症状、心电图呈多源性，应予抗心律失常药物治疗，可用普罗帕酮或普萘洛尔等β受体阻滞剂，无效可改用洋地黄类。

二、阵发性室上性心动过速

（一）概述

1. 阵发性室上性心动过速指异位激动在希氏束以上的心动过速，是小儿最常见的异位快速心律失常。

2. 主要由折返机制造成，少数为自律性增高或平行心律。

3. 可发生于任何年龄，容易反复发作，初次发病以婴儿多见。

（二）病因

1. 可发生于先天性心脏病、预激综合征、心肌炎、心内膜弹力纤维增生症疾病基础上。

2. 但多数患儿无器质性心脏疾患。

3. 感染为常见诱因，因疲劳、精神紧张、过度换气、心脏手术时（后）、心导管检查诱发。

（三）临床表现

1. 小儿常突然烦躁不安、面色青灰、皮肤湿冷、呼吸增快、脉搏细弱。

2. 常伴干咳，偶呕吐，年长儿还可自诉心悸、心前区不适、头晕等。

3. 发作时心率突增快至 160～300 次/分，可持续数秒至数天。

4. 发作停止时心率突然减慢，恢复正常。

5. 发作持续超过 24 小时易引发心力衰竭。

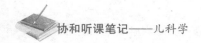

主治语录：第一心音强度完全一致，发作时心率较固定规则为本病特征。

（四）诊断

1. 心电图特征

（1）P 波形态异常，较正常时小，常与前一心动 T 波重叠，致无法辨认。

（2）QRS 波形态同窦性心律。

（3）发作时间久者，有暂时性 ST 段及 T 波改变。

（4）部分在发作间歇期可有预激综合征表现。

2. 有时需与窦性心动过速及室性心动过速相鉴别。

（五）治疗

对药物反应良好，若不及时治疗，可致心力衰竭。

1. 兴奋迷走神经终止发作　对无器质性心脏病、无明显心力衰竭先用此方法刺激咽部。

2. 药物治疗

（1）洋地黄类药物：适用于病情较重，发作>24h，有心力衰竭表现。

（2）β 受体阻滞剂：重度房室传导阻滞，伴哮喘及心力衰竭者禁用。

（3）选择性钙通道阻滞剂：抑制钙离子进入细胞内，疗效显著，<1 岁婴儿禁用。

（4）钠通道阻滞剂：对终止室上性心动过速有良好的效果，且不良反应少。

3. 电学治疗。

4. 射频消融术。

三、室性心动过速

（一）概述

室性心动过速指起源于希氏束分叉处以下的 3~5 个宽大畸形 QRS 波组成的心动过速。

（二）临床表现

1. 与阵发性室上性心动过速相似，但症状比较严重。
2. 小儿烦躁不安、苍白、呼吸急促。
3. 年长儿主诉心悸、心前区疼痛，重者有晕厥、休克、充血性心力衰竭等。
4. 发作短暂者血流动力学改变较轻，持续>24 小时则可有显著血流动力学改变。
5. 体格检查心率增快（>150 次/分），节律整齐，心音可有强弱不等现象。

（三）诊断（心电图特征）

1. 心室率常为 150~250 次/分，QRS 波宽大畸形，时限增宽。
2. T 波与 QRS 波主波方向相反，P 波与 QRS 波间无固定关系。
3. QT 期多正常，可伴 QT 间期延长，多见于多形性室性心动过速。
4. 心房较心室率慢，有时可见室性融合波或心室夺获。

主治语录：心电图是诊断室性心动过速重要手段，但与室上性心动过速伴心室内差异传导鉴别较难，必须综合临床病史、体格检查、心电图特点对治疗措施反应等仔细加以区别。

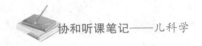

（四）治疗

1. 利多卡因可控制心动过速，但作用时间短，剂量过大可引起惊厥、传导阻滞等毒性反应。

2. 伴血压下降或心力衰竭者首选同步直流电复律，转复后再用利多卡因维持。

3. 预防复发可用口服普罗帕酮、胺碘酮和索他洛尔等。

4. 先天性因素所致首选 β 受体阻滞剂，禁忌应用 Ⅰa、Ⅰc 及 Ⅲ 类药物和异丙肾上腺素。

5. 后天性因素所致者，可用异丙肾上腺素，必要时用利多卡因。

> 📝 **主治语录：** 室性心动过速是一种严重的快速心律失常，可发展为心室颤动、猝死，且同时有心脏病者病死率可>50%。

四、房室传导阻滞

（一）概述

房室传导阻滞（AVB）因房室传导系统某部不应期异常延长，激动心房向心室传播，过程中传导延缓或部分甚至全部不能下传现象。临床上分三度，分度及原因见表 11-7-1。

表 11-7-1 AVB 的分度及原因

分　度	表　现	原　因
一度 AVB	心电图 PR 间期超过正常范围，但每个心房激动都能传到心室	可见于健康儿，也可由风湿性心脏炎、病毒性心肌炎、发热、肾炎、先天性心脏病引起。用洋地黄时也能延长 PR 间期

分 度	表 现	原 因
二度 AVB	窦房结冲动不能全部达心室，造成不同程度漏搏 莫氏Ⅰ型：又称文氏现象。特点是 PR 间期延长，终 P 波后无 QRS 波，PR 间期延长同时，RR 间期逐步缩短，脱漏的前后 2 个 R 波距离 <最短 RR 间期 2 倍 莫氏Ⅱ型：特点为 PR 间期固定不变，心房搏动不能传到心室，发生间歇性心室脱漏，常伴 QRS 波增宽	风湿性心脏病、心肌炎、严重缺氧、心脏手术后及先天性心脏病（大动脉换位）等引起
三度 AVB	又称完全性房室传导阻滞。有效不应期极度延长，P 波全落在有效不应期内，完全不能传到心室，心房与心室独立活动。心室率较心房率慢	先天性：50% 心脏无形态学改变，部分合并先天性心脏病或心内膜弹力纤维增生等 获得性：因心脏手术常见，病毒性心肌炎，新生儿低血钙与酸中毒可引起暂时性三度 AVB

（二）临床表现

1. 一度 AVB

（1）对血流动力学无不良影响。

（2）第一心音较低钝外，无其他特殊体征。

（3）主要通过心电图诊断。

2. 二度 AVB

（1）心室率过缓时有胸闷、心悸，甚至眩晕和晕厥。

（2）除原心脏疾患听诊改变外，尚有心律不齐、脱漏搏动。

（3）莫氏Ⅰ型比Ⅱ型常见，Ⅱ型预后严重，易发展为完全性房室传导阻滞，导致阿-斯综合征。

3. 三度 AVB

（1）小儿无主诉，重者觉乏力、眩晕、活动时气短。

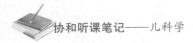

（2）最严重表现为阿-斯综合征发作，知觉丧失，甚至死亡。

（3）某些小儿表现为心力衰竭及对应激状态耐受力降低。

（4）体格检查时脉率缓慢而规则，第一心音强弱不一，可闻第三或第四心音。

（5）大多数心底部可闻I~II级喷射性杂音及舒张中期杂音。

（6）X线检查发现不伴其他心脏疾患的三度房室传导阻滞中，60%有心脏增大。

（三）治疗

1. 一度 AVB　病因治疗，不需特殊治疗，预后好。

2. 二度 AVB　针对原发疾病。心室率过缓、心排血量减少可用阿托品、异丙肾上腺素。预后与心脏基本病变有关。

3. 三度 AVB

（1）纠正缺氧与酸中毒可改善心脏传导功能。

（2）心肌炎或手术暂时性损伤引起者，肾上腺皮质激素可消除局部水肿。

（3）可口服阿托品、麻黄碱，或异丙肾上腺素舌下含服，重症者阿托品皮下或静脉注射。

主治语录：

（1）二度 AVB 临床表现取决于基本心脏病变以及由传导阻滞引起的血流动力学改变。

（2）先天性三度 AVB 如心室率过低（<40 次/分）发生阿-斯综合征或心力衰竭者应植入永久性心脏起搏器。

第八节　心力衰竭

一、概述

充血性心力衰竭指心脏工作能力（心肌收缩或舒张功能）

下降，即心排血量绝对或相对不足，不能满足全身组织代谢需要的病理状态，是儿童时期危重症之一。

二、病因

1. 小儿时期<1 岁发病率最高，尤以先天性心脏病引起者多见。

2. 可继发于病毒性心肌炎、川崎病、风湿性心脏病、心肌病、心内膜弹力纤维增生症等。

3. 贫血、营养不良、电解质紊乱、严重感染、心律失常和心脏负荷过重都是其诱因。

三、病理生理

1. 心脏功能从正常到心力衰竭，有一段代偿过程，心脏心肌肥厚、心脏扩大和心率增快。

2. 心力衰竭时心排血量减少到低于正常休息时的心排血量，称为低输出量心力衰竭。

3. 心力衰竭时由于心室收缩期排血量减少，心室内残余血量增多。

4. 心室负荷过重可分为容量负荷过重和压力负荷过重。

主治语录：主动脉缩窄伴动脉导管未闭兼有收缩期和舒张期负荷过重，新生儿期可致死。

四、临床表现

1. 年长儿

（1）症状与成人相似，表现为乏力、食欲缺乏、活动后气急和咳嗽。

（2）安静时心率快，呼吸浅快、颈静脉怒张，肝大、有压

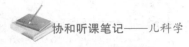

痛，肝颈反流试验阳性。

（3）病情重者有端坐呼吸、肺底可闻及湿啰音，并有水肿，尿量减少。

（4）除原有心脏杂音和异常心音外，可听到心尖区第一心音减低和奔马律。

2. 婴幼儿

（1）常见症状：呼吸浅快（50~100 次/分）、喂养困难、体重增长慢、烦躁多汗，哭声低弱、肺部可闻干啰音或哮鸣音。

（2）水肿首先见于颜面、眼睑等部，严重时鼻唇三角区青紫。

五、诊断

1. 临床诊断依据

（1）安静时心率增快，婴儿>180 次/分，幼儿>160 次/分，不能用发热或缺氧解释。

（2）呼吸困难：青紫突然加重，静息时呼吸>60 次/分。

（3）肝大，达肋下 3cm 以上，或短时间内增大，不能以横膈下移等原因解释。

（4）心音低钝，或出现奔马律。

（5）突然烦躁不安、面色苍白或发灰，不能用原有疾病解释。

（6）尿少，下肢水肿，除外其他原因所致。

2. 其他检查

（1）胸部 X 线检查：心影扩大、心搏动减弱、肺纹理增粗，肺淤血或肺水肿表现。

（2）心电图：有助于病因诊断及指导洋地黄应用。

六、治疗

1. 一般治疗　减轻心脏负担，吸氧，纠正水、电解质、酸碱平衡。

2. 洋地黄类药物

（1）仍是儿科临床上广泛使用的强心药。

（2）对合并心率增快、心房扑动、心房颤动者更有效。

（3）对贫血、心肌炎引起者疗效较差。

（4）早产儿对洋地黄比足月儿敏感，后者又比婴儿敏感。

（5）婴儿的有效浓度为 2～4ng/ml，大年龄儿童为1～2ng/ml。

（6）洋地黄化

1）病重或不能口服者，用毛花苷 C 或地高辛静脉注射，首次给洋地黄化总量的1/2，余量分2次，每隔4~6小时给予，多数患儿可于8~12小时内达到洋地黄化。

2）能口服者口服地高辛，首次给洋地黄化总量1/3或1/2，余量分2次，隔6~8小时给予。

（7）维持量：洋地黄化后12小时可给予维持量，每次给负荷量的1/10~1/8，每天2次。

（8）洋地黄毒性反应

1）心力衰竭越重、心功能越差者，其治疗量和中毒量越接近，易发生中毒。

2）肝肾功能障碍、电解质紊乱、低钾、高钙、心肌炎和大剂量利尿后均易有洋地黄中毒。

主治语录：洋地黄中毒时应立即停用洋地黄和利尿剂，同时补充钾盐。

3. 利尿剂

（1）水钠潴留为心力衰竭重要病理生理改变。

（2）慢性心力衰竭一般联用噻嗪类与保钾利尿剂，间歇疗法维持治疗，防止电解质紊乱。

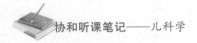

4. 血管扩张剂　血管紧张素转换酶抑制剂、酚妥拉明（苄胺唑啉）、多巴胺（心力衰竭伴有血压下降时）。

5. 病因治疗　应重视病因治疗，手术治疗往往是解除先天性心脏病患者心力衰竭的根本措施。

 历年真题

1. 不符合左向右分流先天性心脏病共同特征的是
   A. 胸骨左缘收缩期杂音
   B. 容易并发肺部感染
   C. 生长发育落后
   D. 肺动脉区第二心音增强
   E. 蹲踞现象

2. 室间隔缺损伴艾森门格综合征的临床表现为
   A. 全身性青紫
   B. 暂时性青紫
   C. 持续性青紫
   D. 不出现青紫
   E. 差异性青紫

3. 室间隔缺损的先天性心脏病的主要杂音是
   A. 第2肋间Ⅱ级柔和的收缩期杂音
   B. 第4肋间Ⅱ级柔和的舒张期杂音
   C. 第2肋间Ⅱ级柔和的舒张期杂音
   D. 第4肋间Ⅳ级粗糙的收缩期杂音
   E. 第4肋间Ⅳ级粗糙的舒张期杂音

参考答案：1. E　2. C　3. D

第十二章 泌尿系统疾病

核心问题

1. 肾小球肾炎的发病机制、诊断和治疗。
2. 泌尿道感染的诊断和治疗原则。

内容精要

儿童泌尿系统疾病是儿童常见病，起病常隐匿，有其自身特点。部分患儿表现为慢性临床过程，病程反复或迁延，是成人期终末期肾病的高危人群。应给予积极诊治。

第一节 儿童泌尿系统解剖生理特点

一、解剖特点

见表 12-1-1。

表 12-1-1 儿童泌尿系统的解剖特点

肾脏	（1）年龄越小，肾脏相对越重
	（2）位置低，下至髂嵴下第 4 腰椎，2 岁后达髂嵴以上
	（3）右肾稍低于左肾
	（4）<2 岁儿童易腹部触诊肾脏
	（5）表面分叶状，2~4 岁时，完全消失

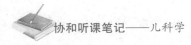

续 表

输尿管	长而弯曲，管壁肌肉和弹力纤维发育不良，易受压及扭曲致梗阻，发生尿潴留而感染
膀胱	（1）位置比年长儿高 （2）尿液充盈时，顶部常在耻骨联合之上，顶入腹腔而容易触到 （3）随年龄增长逐渐下降至盆腔
尿道	（1）女婴仅 1cm（性成熟期 3~5cm），且外口暴露又接近肛门，易受细菌污染 （2）男婴尿道长，但有包茎和包皮过长，尿垢积聚易引起上行性细菌感染

二、生理特点

1. 肾脏重要功能

（1）排泄功能：排出体内代谢终末产物，如尿素、有机酸。

（2）调节机体水、电解质、酸碱平衡，维持内环境相对稳定。

（3）内分泌功能：产生激素和生物活性物质，如促红细胞生成素、肾素、前列腺素。

主治语录：

（1）肾脏完成其生理活动，主要通过肾小球滤过和肾小管重吸收、分泌及排泄。

（2）胎儿生后肾脏重要功能已基本具备，36 周时肾单位数量达成人水平，但调节能力较弱，贮备能力差，至 1~2 岁时才接近成人水平。

2. 胎儿肾功能　胎儿于 12 周末，已能形成尿液，但此时主要通过胎盘来完成机体的排泄和调节内环境稳定，故无肾的胎儿仍可存活。

3. 肾小球滤滤过率（GFR）

（1）新生儿出生时肾小球滤过率为成人 1/4；早产儿更低；3~6 个月时为成人 1/2；6~12 个月时为成人 3/4，2 岁时达成人水平。

（2）血肌酐为反映肾小球滤过功能常用指标，受身高和肌肉发育影响，不同年龄有不同参考值。

4. 肾小管重吸收及排泄功能

（1）新生儿钠的重吸收很低，易致水肿。

（2）早产儿肾功能不成熟，葡萄糖肾阈低，易出现糖尿病。

（3）低出生体重儿排钠多，若摄入量过低，可有钠负平衡而致低钠血症。

（4）新生儿头 10 天对钾排泄能力差，故有高钾血症倾向。

5. 浓缩和稀释功能

（1）婴儿排出 1mmol 溶质时，需水 1.4 ~ 2.4ml，成人仅需 0.7ml。

（2）脱水时幼婴尿渗透压 < 700mmol/L，而成人可达 1400mmol/L，故易发生脱水，甚至诱发急性肾功能不全。

6. 酸碱平衡　易酸中毒，原因有如下。

（1）肾保留 HCO_3^- 能力差，碳酸氢盐的肾阈仅为 19 ~ 22mmol/L。

（2）泌 NH_3 和 H^+ 能力低。

（3）尿中排磷酸盐量少，排出可滴定酸能力受限。

7. 肾脏的内分泌功能　新生儿的肾脏已具有内分泌功能，其血浆肾素、血管紧张素和醛固酮均等于或高于成人，生后数周内逐渐降低。

8. 儿童排尿及尿液特点

（1）排尿次数：生后几天内仅 4 ~ 5 次/天；1 周后 20 ~ 25 次/天；1 岁时 15 ~ 16 次/天；学龄前、学龄期 6 ~ 7 次/天。

（2）每日尿量

1）生后 48 小时一般为 1 ~ 3ml/（kg·h）。

2）2 天内平均量 30~60ml/d。

3）3~10 天为 100~300ml/d。

4）10 天至 2 个月为 250~400ml/d。

5）2 个月至 1 岁为 400~500ml/d。

6）1~3 岁为 500~600ml/d。

7）3~5 岁为 600~700ml/d。

8）5~8 岁为 600~1000ml/d。

9）8~14 岁为 800~1400ml/d。

10）>14 岁为 1000~1600ml/d。

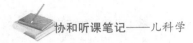 主治语录：

（1）若新生儿尿量每小时 < 1.0ml/kg 为少尿，每小时 <0.5ml/kg 为无尿。

（2）学龄儿童排尿量<400ml/d，学龄前儿童<300ml，婴幼儿<200ml 时为少尿；每日尿量<50ml 为无尿。

（3）尿的性质（表 12-1-2）。

表 12-1-2　尿的性质

尿色	生后 2~3 天尿色深、稍浑浊，放后有红褐色沉淀；数日后尿色变淡
酸碱度	生后几天因含尿酸盐呈强酸性，以后近中性或弱酸性，pH 多 5~7
尿渗透压、尿比重	新生儿：渗透压 240mmol/L，尿比重 1.006~1.008 婴儿：渗透压 50~600mmol/L，1 岁后近成人水平 儿童：渗透压 500~800mmol/L，尿比重 1.003~1.030，常为 1.011~1.025
尿蛋白	（1）正常≤100mg/（m²·24h），为阴性，随意尿蛋白（mg/dl）/尿肌酐（mg/dl）<0.2 （2）若>150mg/d 或>4mg/（m²·h）或>100mg/L、定性检查阳性：异常 （3）主要来自血浆蛋白，2/3 为清蛋白，其余为 Tamm-Horsfall 蛋白和球蛋白
尿细胞与管型	红细胞<3 个/HP，白细胞<5 个/HP，偶见透明管型 12 小时尿细胞计数：红细胞<50 万、白细胞<100 万、管型<5000 个为正常

第二节　儿童肾小球疾病的临床分类

一、原发性肾小球疾病

1. 肾小球肾炎

（1）急性肾小球肾炎（AGN）可分为急性链球菌感染后肾小球肾炎及非链球菌感染后肾小球肾炎。

（2）急进性肾小球肾炎（RPGN）：起病急，进行性肾功能减退。若缺乏积极有效治疗，预后严重。

（3）慢性肾小球肾炎：病程超过3个月不能恢复者。

2. 肾病综合征（NS）

（1）有以下4项之一或多项者属于肾炎型肾病

1）2周内>3次离心尿检红细胞多10个/HP，并证实为肾小球源性血尿者。

2）反复或持续高血压（多3次于不同时间点测量的收缩压和/或舒张压大于同性别、年龄和身高的儿童青少年血压的第95百分位数），并除外糖皮质激素等原因所致。

3）肾功能不全，排除因血容量不足等所致。

4）持续低补体血症。

（2）按糖皮质激素反应分为激素敏感型肾病、激素耐药性肾病、激素依赖型肾病、肾病复发与频复发。

3. 孤立性血尿或蛋白尿

（1）孤立性血尿：指肾小球源性血尿，分为持续性和再发性。

（2）孤立性蛋白尿：分为体位性和非体位性。

4. 其他。

二、继发性肾小球疾病

包括紫癜性肾炎、狼疮性肾炎及乙肝病毒相关性肾炎等。

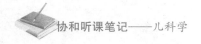

三、遗传性肾小球疾病

包括先天性肾小球疾病、遗传性进行性肾炎、家族性良性血尿、甲–髌综合征等。

第三节　急性肾小球肾炎

一、概述

1. 急性肾小球肾炎（AGN）简称急性肾炎。

2. 急性肾小球肾炎指一组病因不一，临床急性起病，多有前驱感染，以血尿为主，伴不同程度蛋白尿，可有水肿、高血压或肾功能不全等特点的肾小球疾病。

3. 可分为急性链球菌感染后肾小球肾炎（APSGN）和非链球菌感染后肾小球肾炎。

4. 本病多见于儿童和青少年，以 5~14 岁多见，<2 岁少见，男女比为 2:1。

二、病因

1. 大多数属 A 组 β 溶血性链球菌急性感染后引起的免疫复合物性肾小球肾炎。

2. 溶血性链球菌感染后，肾炎发生率在 0~20%。

3. 我国上呼吸道感染或扁桃体炎最常见，占 51%，脓皮病或皮肤感染次之，占 25.8%。

三、发病机制

主要与 A 组溶血性链球菌中的致肾炎菌株感染有关，所有致肾炎菌株均有共同的致肾炎抗原性，包括菌壁上的 M 蛋白内链球菌素和"肾炎菌株协同蛋白"（图 12-3-1）。

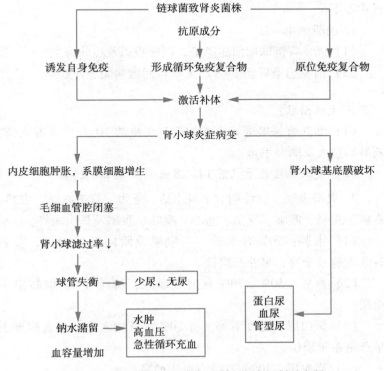

图 12-3-1　急性链球菌感染后肾炎发病机制示意图

四、病理

1. 疾病早期的典型肾脏病变呈毛细血管内增生性肾小球肾炎改变。

2. 光镜下肾小球表现为程度不等的弥漫性增生性炎症及渗出性病变。

五、临床表现

轻重悬殊，轻者仅有镜下血尿，重者呈急进性，短期内有肾功能不全。

1. 前驱感染

（1）90%有链球菌前驱感染，以呼吸道及皮肤为主。

（2）前驱感染后经1~3周无症状间歇期而急性起病。

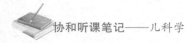主治语录：

（1）咽炎为诱因者病前6~12天（平均10天）多有发热、颈淋巴结大及咽部渗出。

（2）皮肤感染见于病前14~28天（平均20天）。

2. 典型表现　急性期常全身不适、乏力、食欲缺乏、发热、头痛、头晕、咳嗽、气急、恶心、呕吐、腹痛及鼻出血等。

（1）水肿：70%有水肿，一般累及眼睑及颜面部，重者2~3天遍及全身，呈非凹陷性。

（2）血尿：50%~70%有肉眼血尿，持续1~2周转镜下血尿。

（3）蛋白尿：程度不等。有20%达肾病水平。患者病理上呈严重系膜增生。

（4）高血压：30%~80%有血压增高。

（5）尿量减少：肉眼血尿严重者可伴排尿困难。

3. 严重表现

（1）严重循环充血

1）常在起病1周内发生，因水钠潴留、血浆容量增加而有循环充血。

2）患儿呼吸急促和肺部有湿啰音时，应警惕循环充血可能，严重者可有呼吸困难、端坐呼吸、颈静脉怒张、频咳、咳粉红色泡沫痰、两肺满布湿啰音、心脏扩大，甚至奔马律、肝大而硬、水肿加剧。

3）少数可突然发生，病情急剧恶化。

（2）高血压脑病

1）因脑血管痉挛，导致缺血、缺氧、血管渗透性增高而脑水肿。

2）常在疾病早期血压突然上升后，血压>（150～160）/（100～110）mmHg。

3）年长儿诉剧烈头痛、呕吐、复视或一过性失明，严重者突然有惊厥、昏迷。

（3）急性肾功能不全：初期尿少、尿闭，引起暂时性氮质血症、电解质紊乱和代谢性酸中毒，持续3~5天，≤10天。

4. 非典型表现

（1）无症状性：亚临床病例。患儿仅镜下血尿或血C3水平降低，无其他表现。

（2）肾外症状性：部分患儿水肿、高血压明显，甚至严重循环充血及高血压脑病，此时尿改变轻微或尿常规检查正常，但链球菌前驱感染和血C3水平明显降低。

（3）以肾病综合征表现的急性肾炎：少数患儿以急性肾炎起病，水肿和蛋白尿突出，伴轻度高胆固醇血症及低蛋白血症，表现似肾病综合征。

六、实验室检查

1. 尿蛋白可在+~+++，且与血尿程度平行。

2. 外周血白细胞一般轻度升高或正常，血沉加快。

3. 咽炎患者抗链球菌溶血素O（ASO）效价增加，10~14天升高，3~5周达高峰，3~6个月恢复正常。

4. 肾小管功能正常。

5. 明显少尿时血尿素氮和肌酐水平可升高。

6. 持续少尿无尿者，血肌酐升高，内生肌酐清除率降低，尿浓缩功能也受损。

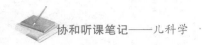

主治语录：80%～90%患者血清 C3 下降，94%至第 8 周恢复正常。

七、诊断及鉴别诊断

1. 根据前期链球菌感染史，急性起病，血尿、蛋白和管型尿、水肿及高血压等特点，急性期血清 ASO 效价升高，C3 降低，可诊断，进一步诊断 APSGN 多不困难。

2. 肾穿刺活检只在考虑急进性肾炎或临床、化验不典型或病情迁延者进行，确定诊断。

3. 鉴别诊断

（1）其他病原体感染的肾小球肾炎：可从原发感染灶及各自临床特点相区别。

（2）IgA 肾病

1）血尿为主要症状，表现反复性肉眼血尿。

2）多于上呼吸道感染后 24～48 小时出现血尿，无水肿、高血压、血 C3 正常。

3）确诊靠肾活检免疫病理诊断。

（3）慢性肾炎急性发作

1）无明显前期感染，有肾炎症状外。

2）常贫血，肾功能异常，低比重尿或固定低比重尿，尿改变以蛋白增多为主。

（4）原发性肾病综合征

1）有肾病综合征表现的急性肾炎需与此病鉴别。

2）若患儿急性起病，有明确链球菌感染证据，血清 C3 水平降低，肾活检病理为毛细血管内增生性肾炎者有助急性肾炎诊断。

（5）其他：急进性肾炎或其他系统性疾病引起的肾炎，如紫癜性肾炎、狼疮性肾炎等。

八、治疗

本病无特异治疗。

1. 休息

（1）急性期需卧床 2~3 周，至肉眼血尿消失，水肿减退，血压正常，可下床作轻微活动。

（2）血沉正常可上学，但应避免重体力活动。

（3）尿沉渣细胞绝对计数正常后可恢复体力活动。

2. 饮食

（1）低盐饮食，以 $<60mg/(kg \cdot d)$ 为宜。有严重水肿、高血压者，无盐饮食。

（2）氮质血症者应限蛋白，给优质动物蛋白 $0.5g/(kg \cdot d)$。

3. 抗感染　有感染灶时用青霉素 10~14 天。

4. 对症治疗

（1）利尿：经控制水、盐入量后仍水肿、少尿用氢氯噻嗪 $1~2mg/(kg \cdot d)$。无效时用呋塞米，口服 $2~5mg/(kg \cdot d)$，静脉注射 $1~2（mg \cdot kg）/次$。

（2）降血压：使用降压药，包括硝苯地平、卡托普利。

（3）对难治病例可采用连续血液净化治疗或透析治疗。

5. 严重循环充血的治疗

（1）纠正水钠潴留，恢复正常血容量，可用呋塞米注射。

（2）有肺水肿者除一般对症治疗可加硝普钠，5~20mg 加入 5% 葡萄糖液 100ml 中。

（3）难治者可用腹膜透析或血液滤过治疗。

6. 高血压脑病的治疗　原则为选用降压力强而迅速的药物。首选硝普钠。惊厥者及时止痉。

7. 急性肾衰竭治疗。

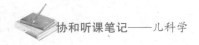

九、预后和预防

1. 急性期预后好。95% APSGN 完全恢复，<5%持续尿异常，死亡<1%，主因是急性肾衰竭。

2. 防治感染是预防急性肾炎的根本。

主治语录：

（1）减少呼吸道及皮肤感染，对急性扁桃体炎、猩红热及脓疱患儿应尽早、彻底地用青霉素或其他敏感抗生素治疗。

（2）A 组溶血性链球菌感染后 1~3 周内应随时检查尿常规，及时发现和治疗本病。

第四节　肾病综合征

一、概述

1. 肾病综合征（NS）是一组由多种原因引起的肾小球基膜通透性增加，致血浆内大量蛋白质尿中丢失的临床综合征。

2. 临床特点

（1）大量蛋白尿、低蛋白血症、高脂血症、明显水肿。以上第一、二两项为必备条件。

（2）小儿肾脏疾病中发病率次于急性肾炎。

（3）多见于学龄前儿童，3~5 岁为高峰。

（4）NS 按病因可分原发性、继发性和先天性 3 种。

（5）原发性约占儿童时期肾病综合征 90%。

二、病理生理

基本病变为肾小球通透性增加，致蛋白尿，低蛋白血症、水肿和高胆固醇血症是继发改变。

三、病理

1. 原发性肾病综合征病理改变　微小病变（76.4%）、局灶性节段性肾小球硬化（6.9%）、膜性增生性肾小球肾炎（7.5%）、单纯系膜增生（2.3%）、增生性肾小球肾炎（2.3%）、局灶性球性硬化（1.7%）、膜性肾病（1.5%）、其他（1.4%）。

2. 儿童肾病综合征最主要的病理变化是微小病变型。

四、临床表现

1. 水肿最常见，始于眼睑，后及全身，呈凹陷性，重者有腹水或胸腔积液。

2. 多起病隐匿，无明显诱因。

3. 常伴尿量减少，颜色变深，无并发症者无肉眼血尿，短暂镜下血尿可见于约15%患者。

4. 多血压正常，轻度高血压见于15%患者，严重高血压不支持微小病变型肾病综合征诊断。

5. 约30%患者因血容量减少而有短暂肌酐清除率下降，一般肾功能正常，急性肾衰竭少见。

6. 部分晚期有肾小管功能障碍，有低血磷性佝偻病、肾性糖尿、氨基酸尿和酸中毒等。

7. 约30%有病毒或细菌感染发病史70%复发与病毒感染有关。

五、并发症

1. 感染 呼吸道、皮肤、泌尿道感染和原发性腹膜炎，尤以上呼吸道感染最多见。

2. 电解质紊乱和低血容量

（1）常见低钠、低钾、低钙血症。

（2）有厌食、乏力、懒言、嗜睡、血压下降，甚至休克、抽搐。

（3）因低蛋白血症，血浆胶体渗透压下降、显著水肿、常

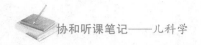

血容量不足，尤在各种诱因引起低钠血症时易有低血容量性休克。

3. 血栓形成　除肾静脉血栓外，可出现以下表现。

（1）两侧肢体水肿程度差别固定，不随体位改变，多见下肢深静脉血栓形成。

（2）皮肤突发紫斑并迅速扩大。

（3）阴囊水肿呈紫色。

（4）顽固性腹水。

（5）下肢痛伴足背动脉搏动消失时，考虑下肢动脉血栓形成。股动脉血栓形成是小儿肾病综合征并发急症之一，不及时溶栓治疗可导致肢端坏死而需截肢。

（6）不明原因咳嗽、咯血或呼吸困难而无肺部阳性体征时警惕肺栓塞。

（7）突发偏瘫、面瘫、失语或神志改变等神经系统症状在排除高血压脑病、颅内感染性疾病时考虑脑栓塞。血栓缓慢形成者其临床症状多不明显。

4. 急性肾衰竭　5%微小病变型肾病可并发急性肾衰竭。

5. 肾小管功能障碍　因大量尿蛋白重吸收，致肾小管（近曲小管）功能损害，可有肾性糖尿或氨基酸尿，严重者呈Fanconi 综合征。

主治语录：

（1）呼吸道感染中病毒感染常见。

（2）NS 高凝状态易致各种动、静脉血栓形成，以肾静脉血栓形成常见，表现为突发腰痛、出现血尿或血尿加重，少尿，甚至发生肾衰竭。

六、实验室检查

1. 尿液分析

（1）常规检查：15%有短暂镜下血尿，大多可见透明管型、颗粒管型和卵圆脂肪小体。

（2）蛋白定量：24小时尿蛋白定量检查>50mg/（kg·d）为肾病范围的蛋白尿。尿蛋白/尿肌酐（mg/mg），正常儿童上限为0.2，肾病常≥3.0。

2. 血清蛋白、胆固醇和肾功能测定　血清清蛋白浓度≤25g/L可诊断为肾病综合征的低蛋白血症。

3. 血清补体测定　微小病变型或单纯性NS补体正常，肾炎性NS补体下降。

4. 系统性疾病的血清学检查　对新诊断的肾病患者需检测抗核抗体（ANA），抗-dsDNA抗体，Smith抗体等。

5. 高凝状态和血栓形成的检查　疑有血栓形成者彩色多普勒B型超声明确诊断。

6. 经皮肾穿刺组织病理学检查　肾病综合征肾活检指征：①对糖皮质激素治疗耐药或频繁复发者；②临床或实验室支持肾炎性肾病或慢性肾小球肾炎者。

七、诊断与鉴别诊断

1. 根据有无血尿、高血压、氮质血症和低补体血症，将原发性肾病综合征分单纯性和肾炎性肾病综合征。

2. 原发性还需与继发于全身性疾病的肾病综合征鉴别。

八、治疗

1. 一般治疗

（1）休息：水肿、并发感染或严重高血压外，一般不需卧床休息。

（2）饮食：显著水肿和严重高血压时应短期限制水钠摄入，病情缓解后不必继续限盐。

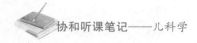
（3）防治感染。

（4）利尿：未使用糖皮质激素或对其耐药，水肿重伴尿少者可配用利尿剂，但需密切观察出入水量、体重变化及电解质紊乱。

（5）对家属的教育。

2. 糖皮质激素

（1）初治病例诊断确定后应尽早选用泼尼松治疗。

（2）复发和糖皮质激素依赖性肾病的其他激素治疗

1）调整糖皮质激素的剂量和疗程。

2）更换糖皮质激素制剂。

3）甲泼尼龙冲击治疗。

（3）激素治疗不良反应

1）代谢紊乱：有明显库欣貌、肌肉萎缩无力、蛋白质营养不良、高血糖、高血压、高尿钙和骨质疏松。

2）消化性溃疡和精神欣快感、失眠，甚至呈精神病、癫痫发作，还有白内障、生长停滞等。

3）易发生感染或诱发结核灶活动。

4）急性肾上腺皮质功能不全、戒断综合征。

3. 免疫抑制剂

（1）用于肾病综合征频繁复发，糖皮质激素依赖、耐药或出现严重不良反应者。

（2）小剂量糖皮质激素隔日使用同时可用环磷酰胺。其可致白细胞减少、秃发、肝功能损害、出血性膀胱炎等，需小剂量、短疗程，间断用药，避免青春期前和青春期用药。

（3）其他免疫抑制剂，包括苯丁酸氮芥、环孢素、硫唑嘌呤、霉酚酸酯。

4. 抗凝及纤溶药物疗法

（1）肾病多有高凝状态和纤溶障碍，易并发血栓形成，需加抗凝和溶栓治疗。

（2）肝素：1mg/（kg·d），加入10%葡萄糖液50~100ml中静脉点滴。

（3）尿激酶：有直接激活纤溶酶溶解血栓作用。3万~6万U/d，加入10%葡萄糖液100~200ml中静脉滴注。

（4）口服抗凝药：双嘧达莫5~10mg/（kg·d），分3次饭后服，6个月为1个疗程。

5. 免疫调节剂　适用常伴感染、频复发或糖皮质激素依赖者。左旋咪唑25mg/kg。

6. 血管紧张素转换酶抑制剂　用于伴高血压的肾病综合征。常用卡托普利、依那普利、福辛普利。

九、预后

1. 肾病综合征预后转归与其病理变化密切。

2. 微小病变型90%~95%首次用糖皮质激素有效，85%可有复发。

3. 微小病变型发展成尿毒症极少，可死于感染或糖皮质激素严重不良反应。

🖊 主治语录：微小病变型预后最好，灶性肾小球硬化和系膜毛细血管性肾小球肾炎预后最差。

【附1】　先天性肾病综合征

一、概述

1. 先天性肾病综合征（CNS）常指生后3个月内发病，临床符合肾病综合征，并除外继发所致者。

2. 包括典型芬兰型肾病综合征、弥漫性系膜硬化和生后早期发生的原发性肾病综合征。

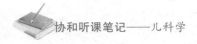

3. 遗传性是 CNS 主体，依据是否伴其他系统疾病，可分非综合征性、单发型和综合征型。

二、发病机制

1. 由构成肾小球滤过屏障的重要分子基因突变或调节这些基因的转录因子突变引起。

2. 常见 CNS 致病基因有 *NPHS*1、*NPHS*2、*WT*1、*LAMB*2、*PLCE*1 及 *COQ*2 等。

三、病理

1. 肾脏体积及重量是正常儿肾脏 2~3 倍，肾单位也明显增多。

2. 生后 1 个月肾脏可有皮质小管囊性改变和增生性肾脏损害。

3. 系膜区有少量 IgM 或 C3 沉积。电镜示内皮细胞肿胀、足细胞足突广泛融合、基膜皱缩。

四、临床表现

1. 多数生后 3 个月已有典型肾病综合征，可有阳性家族史。

2. 芬兰型 CNS 患儿有早产、窒息史和大胎盘（胎盘>胎儿体重 25%）。

（1）水肿：半数于生后 1~2 周内见水肿，重者宫内有水肿，伴胸腹腔积液。

（2）蛋白尿：患儿有明显低蛋白血症和高脂血症。

（3）生长发育落后。

（4）继发性改变：免疫力低下、甲状腺功能减退、血栓、栓塞、肾功能减退。

（5）综合征型 CNS 表现。

五、实验室检查

1. 除大量蛋白尿外，常有显微镜下血尿。

2. 可见轻度氨基酸尿和糖尿。

3. 母血和羊水中甲胎蛋白阳性。

六、诊断和鉴别诊断

1. 诊断主要根据阳性家族史、大量蛋白尿、巨大胎盘，出生 6 个月内肾功能正常，必要时肾穿刺活体组织检查。

2. 临床上需与下列类型先天性肾病综合征鉴别

（1）弥漫性系膜硬化。

（2）婴儿肾病综合征继发于全身疾病（先天性梅毒伴肾病综合征）、伴生殖器畸形肾病综合征、肾胚胎瘤及肾静脉栓塞。

（3）其他类型肾病综合征。

主治语录：本病预后差，不能及时行透析或肾移植则病死率高。

【附 2】 IgA 肾病

一、概述

1. 是我国常见的原发性肾小球疾病。

2. 临床表现多样，肾小球系膜区 IgA 沉积或以 IgA 为主的免疫复合物沉积为主要特征。

二、病理

光镜下系膜细胞增生和基质增多引起系膜增宽，局灶节段性系膜增生性肾小球肾炎最常见，其次为肾小球轻微病变，少数呈弥漫性增生性肾小球肾炎伴灶性新月体形成。

三、临床表现

1. 发病年龄为 10 岁左右。

2. 持续镜下血尿或反复肉眼血尿和蛋白尿为特征，少数表现肾病综合征和肾功能损害。

3. 起病前多有感染史，常为上呼吸道感染，其次为消化道、肺部和泌尿道感染。

4. 血尿同时可伴或不伴轻度蛋白尿，血尿间歇期蛋白尿可消失。

5. 4%~10%患儿以急性肾炎综合征起病，可同时伴不同程度水肿和高血压。

6. 发现晚或治疗不佳者可有肾功能严重损害。

四、诊断和鉴别诊断

1. 诊断　需肾脏病理学检查，光镜常见局灶节段性增生或弥漫性系膜增生性肾小球肾炎，免疫荧光可见系膜区 IgA 或以 IgA 为主的免疫球蛋白沉积。

2. 鉴别诊断

（1）急性链球菌感染后肾小球肾炎：病前 1~3 周有链球菌感染前驱病史，以血尿、水肿及高血压为主要症状。持续肉眼血尿时间较长，补体 C3 下降、ASO、血沉升高。

（2）家族性良性血尿：90% 表现为持续性镜下血尿，仅少数伴间歇性发作性血尿。

（3）Alport 综合征：多持续性镜下血尿，男重于女，呈进行性肾功能减退，50% 伴神经性高频区耳聋，15% 有眼部异常，男性死亡率高。

（4）非 IgA 系膜增生性肾炎：靠肾活检病理检查鉴别。

五、治疗

1. 孤立性镜下血尿型　无须特殊治疗。

2. 反复发作肉眼血尿型不伴蛋白尿　治疗的关键在于去除感染诱发因素，肉眼血尿反复发作>2 次或>2 周，可考虑用免疫抑制剂。

3. 血尿型伴有少量蛋白尿　长期服用肾素-血管紧张素系统阻滞药。

4. 血尿型伴有中重度蛋白尿或肾病综合征型　可给予糖皮质激素治疗，或联合使用免疫抑制剂。

5. 病理提示新月体型肾炎　多采用环磷酰胺（CTX）和激素的双冲击治疗。

6. 慢性肾炎型　在 ACEI/ARB 基础上选择激素联合 CTX 治疗。

7. 其他药物治疗　维生素 E、鱼油和多聚不饱和脂肪酸等。

主治语录：儿童 IgA 肾病预后不容乐观，少数呈进展性发展，并最终发展为终末期肾病。

第五节　泌尿道感染

一、概述

1. 泌尿道感染（UTI）指病原体侵入尿路，在尿液中繁殖，侵犯尿路黏膜或组织引起损伤。

2. 按病原体侵袭部位不同，分肾盂肾炎、膀胱、尿道炎。

3. 肾盂肾炎又称上尿路感染，膀胱炎和尿道炎合称下尿路感染；根据有无临床症状，分症状性泌尿道感染和无症状性菌尿。

4. 女性 UTI 发病率普遍高于男性，但新生儿或婴幼儿早期，男性发病率高于女性。

二、病因

1. 任何致病菌均可引起，但大多为革兰阴性杆菌，少数为肠球菌和葡萄球菌。

2. 初次患 UTI 新生儿、所有年龄的女孩和 1 岁以下的男孩，主要致病菌是大肠杆菌。

3. 在 1 岁以上男孩主要致病菌多是变形杆菌。

4. 10~16 岁的女孩，白色葡萄球菌亦常见。

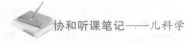

5. 克雷伯杆菌和肠球菌多见于新生儿 UTI。

三、发病机制

1. 感染途径

（1）上行性感染：泌尿道感染最主要途径，致病菌主要是大肠埃希菌。

（2）血行感染：致病菌主要是金黄色葡萄球菌。

（3）淋巴感染和直接蔓延。

2. 细菌毒力　微生物毒力是决定细菌能否引起上行性感染主要因素。

四、临床表现

1. 急性 UTI

（1）新生儿

1）症状极不典型，全身症状为主，发热或体温不升、苍白、吃奶差、呕吐、腹泻等。

2）多有生长发育停滞，体重增长慢或不增，伴黄疸者多见。

3）部分可有嗜睡、烦躁甚至惊厥等神经系统症状。

4）新生儿 UTI 常伴败血症。

（2）婴幼儿

1）症状也不典型，常以发热最突出。

2）拒食、呕吐、腹泻等全身症状明显。

3）局部排尿刺激可不明显，排尿时哭闹不安，尿布有臭味和顽固性尿布疹等。

（3）年长儿

1）以发热、寒战、腹痛等全身症状突出，常伴腰痛和肾区叩击痛，肋脊角压痛等。

2）尿路刺激明显，患儿可有尿频、尿急、尿痛、尿液混浊，偶见肉眼血尿。

2. 慢性 UTI　指病程迁延或反复发作伴贫血、消瘦、生长迟缓、高血压或肾功能不全者。

3. 无症状性菌尿

（1）常规尿筛检中，可发现健康儿童有菌尿，但无任何尿路感染症状。

（2）可见于各年龄组，儿童中以学龄女孩常见。

（3）患儿常同时伴尿路畸形和既往尿路感染史。

（4）病原体多数是大肠杆菌。

五、实验室检查

1. 尿常规检查及尿细胞计数

（1）尿常规检查：清洁中段尿离心沉渣中白细胞≥5 个/HP，可怀疑尿路感染。

（2）1 小时尿白细胞排泄率测定：白细胞>$30×10^4$/h 为阳性，可怀疑尿路感染；<$20×10^4$/h 为阴性，可排除尿路感染。

2. 尿培养细菌学检查

（1）尿细菌培养及菌落计数是诊断尿路感染主要依据。

（2）通常认为中段尿培养菌落数>10^5/ml 可确诊。10^4 ~ 10^5/ml 为可疑，<10^4/ml 为污染。

（3）耻骨上膀胱穿刺获取尿培养，发现有细菌生长，即有诊断意义。

3. 尿液直接涂片法找细菌　油镜下每个视野都有一个细菌，表明尿内细菌数>10^5/ml。

4. 亚硝酸盐试纸条试验　大肠杆菌、副大肠杆菌和克雷伯杆菌呈阳性，产气杆菌、变形杆菌、铜绿假单胞菌和葡萄球菌为弱阳性，粪链球菌、结核菌阴性。采用晨尿，可提高阳性率。

六、影像学检查

目的如下。

1. 检查泌尿系有无发育畸形。

2. 了解慢性肾损害或肾瘢痕发生和进展情况。

3. 辅助上尿路感染的诊断。

七、诊断与鉴别诊断

1. 年长儿泌尿道感染症状与成人相似，尿路刺激症状明显常是就诊主诉。结合实验室检查，可立即确诊。

2. 清洁中段尿定量培养菌落数 $\geq 10^5/ml$ 或球菌 $\geq 10^3/ml$，或耻骨上膀胱穿刺尿定性培养有细菌生长，即可确立诊断。

3. 完整 UTI 诊断除了评定泌尿系被细菌感染外，还应包括以下内容。

（1）本次感染系初染、复发或再感。

（2）确定致病菌类型并做药敏试验。

（3）有无尿路畸形如膀胱输尿管反流、尿路梗阻等，如有膀胱输尿管反流，进一步了解"反流"严重程度和有无肾脏瘢痕形成。

（4）感染定位诊断，即上尿路感染或下尿路感染。

4. UTI 需与肾小球肾炎、肾结核及急性尿道综合征鉴别。急性尿道综合征表现为尿频、尿急、尿痛、排尿困难等尿路刺激症状，但清洁中段尿培养无细菌生长或为无意义性菌尿。

八、治疗

目的是控制症状，根除病原体，去除诱发因素，预防再发。

1. 一般处理　急性期需卧床休息，鼓励患儿多饮水及进食，对症治疗。

2. 抗菌药物治疗　选用抗生素的原则如下。

（1）感染部位：对肾盂肾炎应选择血浓度高的药物，对膀胱炎应选择尿浓度高的药物。

（2）感染途径：对血源性感染，多用青霉素类或头孢菌素类药物。

（3）根据尿培养及药敏试验结果，同时结合临床疗效选用抗生素。

（4）选用对肾功能损害小的药物。

3. 积极矫治尿路畸形。

4. UTI 局部治疗　常用膀胱内药液灌注治疗，主要治疗顽固性慢性膀胱炎经全身给药治疗无效者。

【附1】膀胱输尿管反流和反流性肾病

一、病因及分类

导致膀胱输尿管反流主要机制是膀胱输尿管连接部异常。按发生原因可分 2 类。

1. 原发性　最常见，为先天性膀胱输尿管瓣膜机制不全。53% 为膀胱逼尿肌功能异常所致。

2. 继发性　导致 Waldeyer 鞘功能紊乱的因素有泌尿道感染、膀胱颈及下尿路梗阻、创伤，儿童泌尿道感染并发反流者高达 30%~50%。

二、发病机制

膀胱输尿管反流引起肾损害为多因素所致，包括菌尿、尿动力学改变、尿液漏入肾组织、肾内血管狭窄、肾小球硬化及遗传因素。

三、临床表现

1. 反流性肾病　最常见表现为反复发作的泌尿道感染，可有不同程度血尿、蛋白尿和高血压。

2. 无症状性反流　无任何症状及体征。

3. 泌尿系感染 常合并泌尿道感染，且易反复。

4. 反流性肾病 蛋白尿为反流性肾病首发症状，亦可在瘢痕形成数年后才出现。

5. 其他 夜尿、多尿等。

四、辅助检查

1. 实验室检查 泌尿道感染时尿常规有脓尿，尿细菌培养阳性。

2. 超声检查 B超可有输尿管扩张、蠕动及膀胱基底部的连续性。

3. X线检查

（1）排泄性膀胱尿路造影：常用确诊膀胱输尿管反流基本方法及分级"金标准"。

（2）膀胱输尿管反流分级（表12-5-1）。

表 12-5-1　膀胱输尿管反流分级

Ⅰ级	反流仅至输尿管
Ⅱ级	反流至输尿管、肾盂、肾盏，无输尿管扩张，肾盏穹隆正常
Ⅲ级	反流伴轻-中度输尿管扩张、扭曲，轻-中度肾盂扩张，无或仅轻微肾盏变钝
Ⅳ级	输尿管中度扩张、扭曲，伴肾盂和肾盏中度扩张，肾盏穹隆锐角完全消失
Ⅴ级	输尿管扩张和扭曲，肾盂和肾盏扩张，大部分肾盏的肾乳头印迹消失

4. 放射性核素检查

（1）放射性核素膀胱显像：分直接和间接测定法。

（2）DMSA扫描技术：是诊断儿童反流性肾病唯一"金标准"。

五、诊断

因诊断膀胱输尿管反流时症状多不明显或仅有非特异性表现，确诊需依赖影像学检查。

1. 下列情况应考虑反流存在的可能性

（1）反复复发和迁延泌尿道感染。

（2）长期尿频、尿淋漓或遗尿。

（3）年龄<2岁和/或男孩泌尿道感染。

（4）中段尿培养持续阳性。

（5）泌尿道感染伴尿路畸形。

（6）家族一级亲属有膀胱输尿管反流、反流性肾病患者。

（7）胎儿或婴儿期有肾盂积水。

2. 反流性肾病诊断　确诊依赖影像学检查，表现和肾活体组织检查病理改变有助诊断。

六、治疗

1. 目标是控制感染和改善反流，防止肾功能进一步损害。

2. 发热性泌尿道感染，先用第三代头孢菌素或广谱青霉素静脉给药。

3. 无发热泌尿道感染者口服抗生素治疗7~10天。

4. 小于3个月患儿预防可选阿莫西林、氨苄西林或头孢氨苄。

5. 反流级别高或反复感染难以控制者可考虑外科手术治疗。

第六节　肾小管酸中毒

一、概述

1. 肾小管酸中毒（RTA）是因近端肾小管对 HCO_3^- 重吸收障碍和远端肾小管排泌氢离子障碍所致的一组临床综合征。

2. 其主要表现为慢性高氯性酸中毒、电解质紊乱、肾性骨病、尿路症状等。

3. RTA 分类

（1）远端肾小管酸中毒（RTA-Ⅰ）。

（2）近端肾小管酸中毒（RTA-Ⅱ）。

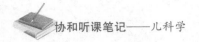

（3）混合型或Ⅲ型肾小管酸中毒（RTA-Ⅲ）。

（4）高钾型肾小管酸中毒（RTA-Ⅳ）。

二、远端肾小管酸中毒（Ⅰ型）

（一）概述

远端肾小管酸中毒（dRTA）因远端肾小管排泌 H^+ 障碍，尿 NH_4^+ 及可滴定酸排出减少所致。

（二）临床表现

1. 原发性病例　生后即有临床表现。

2. 慢性代谢性酸中毒　厌食、恶心、呕吐、腹泻、便秘、生长发育迟缓。尿 pH>6。

3. 电解质紊乱　主要为高氯血症和低钾血症，患儿有全身肌无力和周期性瘫痪。

4. 骨病　有软骨病或佝偻病，出牙迟或牙齿早脱，常骨痛和骨折，小儿有骨畸形和侏儒。

5. 尿路症状　因肾结石和肾钙化，可有血尿、尿痛表现，易致继发感染与梗阻性肾病。肾脏浓缩功能受损时，有多饮、多尿、烦渴等症状。

（三）实验室检查

1. 血液生化检查

（1）血浆 pH、HCO_3^- 或 CO_2 结合力降低。

（2）血氯升高，血钾、血钠降低，血钙和血磷偏低，阴离子间隙正常。

（3）血 ALP 升高。

2. 尿液检查　包括尿比重低；尿 pH>6；尿钠、钾、钙、磷增加；尿氨显著减少。

3. HCO$_3^-$ 排泄分数 （FE HCO$_3^-$） 正常值<5%。

4. NH$_4$Cl 负荷试验 血 HCO$_3^-$ 降至 < 20mmol/L 时，尿 pH>6，有诊断价值。尿 pH<5.5，可排除本病。

5. 肾功能检查 肾结石、肾钙化致梗阻性肾病时，有肾小球滤过率下降，血肌酐和尿素氮升高。

6. X 线检查 佝偻病表现、陈旧性骨折。腹部平片可见泌尿系结石影和肾钙化。

（四）诊断与鉴别诊断

1. 根据临床表现，排除其他原因所致代谢性酸中毒，尿 pH>5.5 者，可诊断 dRTA。

2. 确定诊断应具有

（1）即使严重酸中毒时，尿 pH 也不会<5.5。

（2）有显著的钙、磷代谢紊乱及骨骼改变。

（3）尿铵显著降低。

（4）FE HCO$_3^-$<5%。

（5）氯化铵负荷试验阳性。

（五）治疗

1. 纠正酸中毒 常口服碳酸氢钠或用复方枸橼酸溶液。

2. 纠正电解质紊乱 低钾血症可服 10% 枸橼酸钾。不宜用氯化钾，以免加重高氯血症。

3. 肾性骨病的治疗 可用维生素 D、钙剂。应注意：

（1）小剂量开始，缓慢增量。

（2）监测血药浓度及血钙、尿钙浓度及时调整剂量，防止高钙血症发生。

4. 利尿剂 噻嗪类利尿剂可减少尿钙排泄，促进钙回吸收，防止钙在肾内沉积。

5. 补充营养 非常重要。

三、远端肾小管酸中毒（Ⅱ型）

（一） 概述

近端肾小管酸中毒（pRTA）是因近端肾小管重吸收 HCO_3^- 功能障碍所致。

（二） 临床表现

1. 本型多见于男性。

2. 症状与Ⅰ型肾小管酸中毒相似，但较轻，其特点如下。

（1） 生长发育落后，但多数严重的骨骼畸形，肾结石、肾钙化少见。

（2） 明显低钾表现。

（3） 高氯性代谢性酸中毒。

（4） 可同时有其他近端肾小管功能障碍表现。有多尿、脱水、烦渴症状。

（5） 少数病例只有尿的改变，无代谢性酸中毒，呈不完全型，但可进一步发展为完全型。

（三） 实验检查

1. 血液生化检查

（1） 血 pH、HCO_3^- 或 CO_2 结合力降低。

（2） 血氯升高，血钾降低。

2. 尿液检查

（1） 尿比重和渗透压降低。

（2） 尿 pH>6，当酸中毒加重，血 HCO_3^-<16mmol/L 时，尿 pH<5.5。

3. HCO_3^- 排泄分数（FE HCO_3^-） >15%。

4. 氯化铵负荷试验 尿 pH<5.5。

（四）诊断与鉴别诊断

1. 临床上有多饮、多尿、恶心、呕吐和生长迟缓。

2. 血液检查有持续性低钾高氯性代谢性酸中毒特征者应考虑 pRTA，确定诊断应具有：

（1）当血 HCO_3^-<16mmol/L 时，尿 pH<5.5。

（2）FE HCO_3^->15%。

（3）尿钙不高，临床无明显骨骼畸形、肾结石和肾钙化。

（4）氯化铵试验阴性。

3. 当患儿伴有其他近端肾小管功能障碍时须与下列疾病鉴别

（1）原发性范科尼（Fanconi）综合征。

（2）胱氨酸尿。

（3）肝豆状核变性。

（4）毒物或药物中毒等引起的继发性 RTA。

（五）治疗

1. 纠正酸中毒 给碳酸氢钠或复方枸橼酸溶液口服。

2. 纠正低钾血症。

3. 重症者可予低钠饮食并加用氢氯噻嗪，可减少尿 HCO_3^- 排出，促进 HCO_3^- 重吸收。

第七节 溶血尿毒综合征

一、概述

1. 溶血尿毒综合征（HUS）是由多种病因引起血管内溶血的微血管病。

2. 以溶血性贫血、血小板减少和肾衰竭为特点。

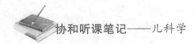

3. 可发生于各年龄，主见于婴幼儿及学龄儿童，是小儿急性肾衰竭常见原因之一。

4. 可分典型和非典型 2 型，典型常有前驱胃肠道症状，非典型多有家族史，且易复发。

5. 尚无特殊疗法，死亡率高。

二、病因与分型

1. 感染、遗传因素、药物和系统性疾病均可致 HUS 或其他血栓性微血管病。

2. 分为典型 HUS、非典型 HUS（见于感染诱导、补体调节的异常、维生素 B_{12} 代谢缺陷等）。

三、病理

1. 以多脏器微血管病变，微血栓形成为特点。
2. 肾脏是主要的受累器官。

四、临床表现

1. 主要发生于婴幼儿和儿童，男性多见。
2. 典型临床表现

（1）近 90% 有前驱症状，多为胃肠炎表现如腹痛、腹泻、呕吐及食欲缺乏，伴中度发热。

（2）腹泻可为严重血便，极似溃疡性结肠炎。

（3）1/3 以呼吸道感染症状为前驱症。

（4）前驱期持续数天至 2 周，后常有一无症状间歇期。

3. 溶血性贫血

（1）前驱期后 5~10 天突然发病，以溶血性贫血和出血为突出表现。

（2）患儿突然面色苍白、黄疸（15%~30%）、头昏、乏力、皮肤黏膜出血、呕血、便血或血尿，部分患儿有贫血性心力衰竭及水肿，可有肝脾大、皮肤瘀斑及皮下血肿等症。

4. 急性肾衰竭 少尿、无尿、水肿、血压增高、尿毒症症状、水电解质紊乱和酸中毒。

5. 大多有中枢神经系统症状，如头痛、嗜睡、性格异常、抽搐、昏迷、共济失调等。

五、实验室检查

1. 血液学改变

（1）血红蛋白下降明显，至 30~50g/L，末梢血网织红细胞明显增高。

（2）血涂片可见红细胞形态异常，呈三角形、芒刺形、盔甲形及红细胞碎片等。

（3）白细胞数大多增高。

（4）90%患儿血小板减少低至 $10×10^9$/L，持续 1~2 周后升高。

（5）骨髓检查见巨核细胞数目增多、形态正常，

（6）Coomb 试验阴性，但肺炎链球菌感染引起者 Coomb 试验常阳性。

2. 尿常规 见不同程度血尿、红细胞碎片，严重溶血者有血红蛋白尿，还可有不同程度蛋白尿、白细胞及管型。

3. 肾组织活检 是确诊的依据，肾活检表现为肾脏微血管病变、微血管栓塞。

4. 粪培养或病原学检查。

六、诊断和鉴别诊断

本症应与血栓性血小板减少性紫癜相鉴别，还需与免疫性溶血性贫血、特发性血小板减少症、败血症、阵发性睡眠性血红蛋白尿（PNH）、急性肾小球肾炎、各种原因所致的急性肾衰

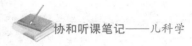

竭等相鉴别。

主治语录：

（1）凡有前驱症状后突然有溶血性贫血、出血、血小板减少及急性肾衰竭三大特征者考虑本病的诊断。

（2）症状不典型者可做肾活检，如有显著小血管病变和血栓形成有助诊断。

七、治疗

1. 一般治疗　抗感染、补充营养、维持水电解质平衡等。

2. 急性肾衰竭的治疗　尽早进行透析治疗。

3. 纠正贫血　尽可能少输血，以免加重微血管内凝血。

4. 抗凝与纤溶治疗　包括肝素、尿激酶、链激酶、双嘧达莫（潘生丁）、阿司匹林等。

5. 血浆治疗　包括输注新鲜冻血浆和血浆置换治疗。

6. 肺炎链球菌所致的 HUS 患者禁用血浆治疗。

7. 抗菌药物（会增加毒素释放）。

8. 肾移植　上述治疗不佳，逐渐有慢性肾衰竭，可行肾脏移植手术，但可复发。

主治语录：尽早进行腹膜透析和血液透析是治疗的关键。

第八节　血　尿

一、概述

1. 是儿科泌尿系统疾病常见症状，指尿液中红细胞排泄超过正常，分为镜下和肉眼血尿。

2. 仅在显微镜下发现红细胞增多者称为镜下血尿。

3. 肉眼即能见尿呈"洗肉水"色或血样，甚至有凝块者称为"肉眼血尿"。

4. 镜下血尿常用标准有离心尿高倍镜下 RBC>3 个/HP；尿沉渣红细胞计数>8×10^6/L（8000 个/毫升）。

主治语录：尿红细胞>2.5×10^9/L（1000ml 尿中含 1ml 血液）即可出现肉眼血尿，其颜色与尿液酸碱度有关，中性或弱碱性尿颜色鲜红或呈洗肉水样，酸性尿呈浓茶样或烟灰水样。

二、病因与临床分类

各种致病因素引起的肾小球基膜完整性受损或通透性增加、肾小球毛细血管腔内压增高、尿道黏膜的损伤、全身凝血机制障碍等均可导致血尿。

1. 肾脏疾病

（1）各种原发性肾小球病：急性肾小球肾炎、慢性肾小球肾炎、薄基膜肾病、肺出血-肾炎综合征、IgA 肾病等。

（2）感染：肾结核、肾盂肾炎。

（3）畸形：肾血管畸形、先天性多囊肾、游走肾、肾下垂、肾盂积水等。

（4）肿瘤：肾胚胎瘤、肾盏血管肿瘤等。

（5）肾血管病变：肾静脉血栓形成，左肾静脉受压综合征（胡桃夹现象）。

（6）损伤：肾挫伤及其他损伤。

（7）药物：肾卡那霉素、庆大霉素、杆菌肽、水杨酸制剂、磺胺类、苯妥英钠、环磷酰胺。

2. 尿路疾病

（1）感染：膀胱炎、尿道炎、结核。

（2）结石：输尿管结石、膀胱结石。

（3）肿瘤、息肉、憩室、异物等。

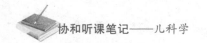

3. 全身性疾病

（1）出血性疾病：弥散性向管内凝血、血小板减少性紫癜、血友病、新生儿自然出血症、再生障碍性贫血、白血病等。

（2）心血管疾病：充血性心力衰竭，感染性心内膜炎。

（3）感染性疾病：猩红热，伤寒，流行性出血热，传染性单核细胞增多症，暴发型流脑以及肺炎支原体、结核杆菌、肝炎病毒、钩端螺旋体等所致感染后肾炎。

（4）风湿性疾病：系统性红斑狼疮，结节性多动脉炎，风湿性肾炎。

（5）营养性疾病：维生素 C、维生素 K 缺乏症。

（6）过敏性疾病：过敏性紫癜。

（7）其他疾病。

三、诊断与鉴别诊断

1. 真性血尿与假性血尿　血尿诊断首先要排除以下能产生假性血尿的情况。

（1）摄入含大量人造色素（苯胺）、食物（蜂蜜）或药物（利福平、苯妥英钠）可引起红色尿。

（2）血红蛋白尿或肌红蛋白尿。

（3）卟啉尿。

（4）初生新生儿尿内之尿酸盐可使尿布呈红色。

（5）血便或月经血污染。

（1）～（4）虽有尿色异常，但尿沉渣检查无红细胞可资鉴别。

2. 肾小球性与非肾小球性血尿

（1）尿沉渣红细胞形态学检查：见红细胞管型和肾小管上皮细胞，表明血尿为肾实质性，多提示肾小球疾病。

（2）来源于肾小球的血尿呈棕色、可乐样或茶色、葡萄酒色，尿试纸蛋白检测>100mg/dl。来源于下尿路的血尿常呈鲜红色、粉红色，可有血丝或血块，尿试纸蛋白检测一般<100mg/dl。

3. 肾小球性血尿诊断步骤

（1）临床资料分析

1）伴水肿、高血压、尿液中发现管型和蛋白尿，考虑原发性或继发性肾小球疾病。

2）新近有皮肤感染，咽喉炎后出现血尿，首先要考虑急性链球菌感染后肾小球肾炎，其次为 IgA 肾病。

3）发作性肉眼血尿，常见于 IgA 肾病、Alport 综合征、薄基膜肾病。

4）伴皮疹和关节症状者，考虑紫癜性肾炎、狼疮性肾炎。

5）有血尿家族史，考虑薄基膜病。

6）伴感觉异常，应考虑法布里（Fabry）病。

7）伴肺出血应想到肺出血-肾炎综合征。

（2）血和尿生化分析

1）血 ASO 升高伴有 C3 下降应考虑急性链球菌感染后肾炎。

2）伴血 HBsAg（+）和/或 HBeAg（+），肾组织中有乙肝病毒抗原沉积，可诊断为乙肝病毒相关性肾炎。

3）血清补体持续性下降，考虑原发性膜增生性肾炎、狼疮性肾炎、乙肝病毒相关性肾炎、慢性肾小球肾炎。

4）ANA、Anti-dsDNA、ANCA 等阳性应考虑狼疮性肾炎。

5）血清 IgA 增高，则有 IgA 肾病可能；IgG、IgM、IgA 增高，可考虑狼疮性肾炎、慢性肾炎。

6）尿蛋白多见于急、慢性肾小球肾炎及肾病综合征，小分子蛋白尿，提示间质性肾炎。

（3）肾活检分析：肾活检病理检查对血尿的病因诊断具有极为重要价值，儿童最为常见是 IgA 肾病、薄基膜病、轻微病变型肾病及局灶节段性肾小球硬化。

4. 非肾小球性血尿诊断步骤

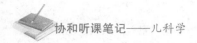

（1）尿三杯试验。

（2）临床资料分析和辅助检查分析。

主治语录：

尿三杯试验

（1）第一杯红细胞增多为前尿道出血。

（2）第三杯红细胞增多则为膀胱基底部、前列腺、后尿道或精囊出血。

（3）三杯均有出血，则为膀胱颈以上部位出血。

第九节　急性肾衰竭

一、概述

1. 已被急性肾损伤（AKI）概念取代，多种原因引起短期肾功能急剧下降或丧失的综合征。

2. 患儿有氮质血症、水及电解质紊乱和代谢性酸中毒等症状。

3. 儿童 AKI 诊断标准　48 小时血肌酐升高绝对值 > 26.5μmol/L（0.3mg/dl）；或血肌酐较原水平升高>50%~99%；或尿量减少［尿量<0.5ml/（kg·h），时间>8 小时］。

二、含义

见表 12-9-1。

表 12-9-1　急性肾衰竭的含义

分类	含义
肾前性	任何原因引起有效血循环量急剧降低，使肾血流量不足、肾小球滤过率显著降低所致的急性肾衰竭
肾实质性	亦称肾性肾衰竭，指各种肾实质病变所导致的肾衰竭，或由于肾前性肾衰竭未能及时去除病因、病情进一步发展所致
肾后性肾衰竭	各种原因所致泌尿道梗阻引起的急性肾衰竭

三、发病机制

包括肾小管损伤、肾血流动力学改变、缺血-再灌注肾损伤、非少尿型 ATN 的发病机制。

四、病理

1. **肉眼检查** 肾脏体积增大、苍白色，剖面皮质肿胀、髓质呈暗红色。

2. **光镜检查** 主要部位在近端小管直段，早期小管上皮细胞肿胀、脂肪变性和空泡变性。

五、临床表现

1. **水钠潴留** 全身水肿、高血压、心力衰竭与肺、脑水肿，有时有稀释性低钠血症。

2. **电解质紊乱** 常见高钾、低钠、低钙、高镁、高磷和低氯血症。

3. **代谢性酸中毒** 恶心、呕吐、疲乏、嗜睡、呼吸深快、食欲缺乏、昏迷，血 pH 降低。

4. **全身各系统中毒症状**（表 12-9-2） 严重程度与血中尿素氮及肌酐增高浓度一致。

表 12-9-2 急性肾衰竭的全身各系统中毒症状

消化系统	食欲缺乏、恶心、呕吐和腹泻，重者消化道出血（可加重氮质血症）或黄疸
心血管系统	表现为高血压和心力衰竭，还可发生心律失常、心包炎等
神经系统症状	嗜睡、神志混乱、焦虑不安、抽搐、昏迷和自主神经功能紊乱如多汗或皮肤干燥，还可表现为意识、行为、记忆、感觉、情感等多种功能障碍
血液系统	出血倾向（牙龈出血、鼻出血、皮肤瘀点及消化道出血）多因血小板减少、血小板功能异常和 DIC 引起

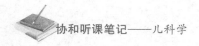

六、实验室检查

1. 尿液检查　有助于鉴别肾前性和肾实质性 AKI。

2. 血生化检查　注意监测电解质浓度变化及血肌酐和尿素氮。

3. 影像学检查。

4. 肾活检　对原因不明 AKI，肾活检是可靠诊断手段，可帮助诊断和评估预后。

七、诊断和鉴别诊断

1. 诊断依据

（1）尿量显著减少、肾功能急剧恶化时，应考虑 AKI 的可能。

（2）AKI 诊断标准：48 小时血肌酐升高绝对值>26.5μmo/L（0.3mg/dl）；或血肌酐较原水平升高>50%~99%；或尿量减少［尿量<0.5ml/（kg·h），时间超过 8 小时］。

2. AKI 分期标准　见表 12-9-3。

表 12-9-3　急性肾损伤分期表

分期（级）	估计肌酐清除率	血清肌酐（Gr）标准	尿　　量
1 期	eGFR 下降超过 25%	48 小时内 Cr 绝对值升高 > 26.5μmol（0.3mg/d）；或 7 天内 Gr 较原水平升高>50%~99%	<0.5m/（kg·h），时间超过 8 小时
2 期	eGFR 下降超过 50%	7 天内 Cr 较原水平升高>100%~199%	小于 0.5ml/（kg·h），时间超过 16 小时
3 期	eGFR 下降超过 75% 或 eGFR < 35ml/（min·1.73m²）	7 天内 Cr 较原水平升高>200%	<0.3m（kg·h），时间超过 24 小时或无尿 12 小时

3. 病因诊断。

主治语录：患儿尿量急剧减少、肾功能急剧恶化时，应考虑 ARF 可能。ARF 诊断一旦确定，须进一步鉴别是肾前性、肾性还是肾后性 ARF。

八、治疗

1. 去除病因和治疗原发病 肾前性 ARF 应注意及时纠正全身循环血流动力学障碍。

2. 饮食和营养 选高糖、低蛋白、富含维生素食物，供给足够能量。

3. 控制水和钠摄入 坚持"量入为出"原则，严格限制水、钠摄入，可短期试用髓袢利尿剂呋塞米。

4. 纠正代谢性酸中毒 血浆 HCO_3^-<12mmol/L 或动脉血 pH<7.2，补 5%碳酸氢钠 5ml/kg，提高 CO_2CP 5mmol/L。

5. 纠正电解质紊乱 包括高钾血症、低钠血症、低钙血症和高磷血症处理。

6. 透析治疗 保守治疗无效，应进行透析。

（1）透析指征

1）严重水潴留，有肺水肿、脑水肿的倾向。

2）血钾≥6.5mmol/L。

3）严重酸中毒，血浆 HCO_3^-<12mmol/L 或动脉血 pH<7.2。

4）严重氮质血症，特别是高分解代谢的患儿。

（2）透析方法：腹膜透析、血液透析和连续动静脉血液滤过。

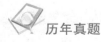 历年真题

1. 女孩，13 岁。双下肢及颜面水 肿 2 周，查尿蛋白 5.2g/d，尿

红细胞 0~2 个/HP，血清蛋白 28g/L，Scr 90μmol/L，抗核抗体阴性。应首选的治疗措施是

A. 低分子肝素抗凝

B. 静脉点滴清蛋白

C. 口服 ACEI 药物

D. 泼尼松联合环磷酰胺

E. 泼尼松足量足疗程

2. 男孩，2 岁。因颜面及四肢凹陷性水肿 1 周来诊。查体：血压 85/55mmHg。尿蛋白（＋＋＋），红细胞 1~2 个/HP，血浆总蛋白 40g/L，清蛋白 20g/L，胆固醇 6.2mmol/L，尿素氮 5.5mmol/L。最可能的诊断是

A. 单纯性肾病综合征

B. 急进性肾小球肾炎

C. IgA 肾病

D. 肾炎型肾病综合征

E. 急性肾小球肾炎

3. 患儿，9 岁。诊断为肾病综合征，因水肿、尿少，给予利尿消肿治疗，患儿发生腹胀、乏力，膝反射减弱，心音低钝，心电图出现 U 波。治疗中需及时补充

A. 钠盐

B. 钾盐

C. 钙剂

D. 镁剂

E. 维生素 B_1

参考答案：1. E 2. A 3. B

第十三章　造血系统疾病

核心问题

1. 小儿贫血的分类、临床表现、治疗原则及诊断要点。

2. 缺铁性贫血、营养性巨幼细胞性贫血的病因及临床表现。

3. 免疫性血小板减少症的诊断及治疗。

内容精要

1. 血液病亦称为造血系统疾病，包括原发于造血系统疾病（如白血病原发于骨髓组织等）和主要累及造血系统疾病（如缺铁性贫血等）。

2. 常见的血液病

（1）红细胞疾病：缺铁性贫血、巨幼细胞性贫血、溶血性贫血、地中海贫血。

（2）白细胞疾病：嗜酸性粒细胞增多症、急性白血病、慢性白血病。

（3）出血性疾病：过敏性紫癜、血栓性血小板减少性紫癜、血友病、获得性凝血机制障碍性疾病等。

（4）骨髓增生性疾病。

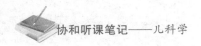

第一节 小儿造血和血象特点

一、小儿造血特点

1. 胚胎期造血 见表 13-1-1。

表 13-1-1 胚胎期造血的阶段及特点

期 别		开始造血（胚胎）	特 点	消 退
中胚叶造血期		第 3 周	中胚叶组织中有广泛原始造血成分，主要是原始有核红细胞	胚胎第 6 周后
脾肝造血期	肝脏	6~8 周	4~5 个月时达高峰 胎儿中期主要造血部位 主要产生有核红细胞，胎盘也是造血部位	6 个月后
	脾脏	第 8 周	生成红细胞占优势，后粒系造血活跃 12 周时有淋巴细胞和单核细胞 出生时成为终生造血淋巴器官	5 个月后，造红细胞和粒细胞功能减退
	胸腺	6~7 周	胚胎期胸腺有短暂生成红细胞和粒细胞功能	
	淋巴结	第 11 周	淋巴结成为终生造淋巴细胞和浆细胞的器官；胎儿期淋巴结亦有短暂红系造血功能	
骨髓造血期		第 6 周	胎儿 4 个月才开始造血活动，并迅速成为主要的造血器官；出生 2~5 周后成为唯一造血场所	

2. 生后造血

（1）骨髓造血

1）生后主要是骨髓造血。

2）婴幼儿期所有骨髓均为红骨髓，全部参与造血。

3）5~7岁，黄髓逐渐代替长骨中的造血组织。

4）小儿生后前几年缺少黄髓，造血代偿潜力小。造血需增加时，会出现髓外造血。

（2）骨髓外造血

1）骨髓外造血极少。

2）生后，尤其婴儿期，感染性贫血或溶血性贫血等造血需要增加时，肝、脾和淋巴结可恢复到胎儿时造血状态，有肝、脾、淋巴结肿大。

3）外周血中可有核红细胞或/和幼稚中性粒细胞，是小儿造血器官一种特殊反应，称"骨髓外造血"。感染及贫血纠正后恢复正常。

二、血象特点

1. 红细胞和血红蛋白量

（1）出生时红细胞数（$5.0 \sim 7.0$）$\times 10^{12}$/L，血红蛋白量 $150 \sim 220$g/L。

（2）2~3个月时（早产儿较早）红细胞数降至 3.0×10^{12}/L，血红蛋白量降至 100g/L，有轻度贫血，称"生理性贫血"。

（3）"生理性贫血"呈自限性，3个月后，红细胞与血红蛋白量增加，12岁达成人水平。

（4）初生时外周血中有少量有核红细胞，生后1周内消失。

主治语录：网织红细胞数在初生3天内为 $0.04 \sim 0.06$，生后第7天降至 <0.02，并维持在 0.003，后随生理性贫血恢复而上升，婴儿期后约与成人相同。

2. 白细胞数与分类

（1）初生时（$15 \sim 20$）$\times 10^9$/L，生后6~12小时达（$21 \sim 28$）$\times 10^9$/L，后下降，1周时为 12×10^9/L。

（2）婴儿期白细胞数维持在 $10×10^9$ 左右，8 岁后接近成人水平。

（3）出生时中性粒细胞约占 0.65，淋巴细胞占 0.30，至生后 4~6 天时两者比例约相等。

（4）1~2 岁时淋巴细胞约占 0.60，中性粒细胞约占 0.35，至 4~6 岁时两者比例又相等。

主治语录：粒细胞和淋巴细胞 4~6 天、4~6 岁 2 次交叉为重点应熟记。

3. 血小板计数 $(100~300)×10^9/L$。

4. 血红蛋白种类 胎儿期的胎儿血红蛋白（HbF，$α_2γ_2$）；成人血红蛋白分为 HbA（$α_2β_2$）和 HbA_2（$α_2δ_2$）2 种。

5. 血容量 小儿相对成人较多，新生儿占体重 10%，平均 300ml；儿童占体重的 8%~10%；成人占体重 6%~8%。

第二节 儿童贫血概述

一、概述

1. 贫血指外周血中单位容积内红细胞数或血红蛋白量低于正常。

2. 我国建议血红蛋白（Hb）在新生儿期<145g/L，1~4 个月时<90g/L，4~6 个月时<100g/L 为贫血。

二、分类

1. 贫血按程度分类

（1）根据外周血 Hb 含量或红细胞数分 4 度

1）Hb 从正常下限至 90g/L 为轻度。

2）60~90g/L 为中度。

3）30~60g/L 为重度。

4）<30g/L 为极重度。

（2）新生儿 Hb：120~144g/L 为轻度；90~120g/L 为中度；60~90g/L 为重度；<60g/L 为极重度。

2. 贫血按病因分类　见表 13-2-1。

表 13-2-1　贫血的细胞病因的分类

红细胞和血红蛋白生成不足	（1）造血原料缺乏，包括巨幼红细胞性贫血、缺铁性贫血等 （2）骨髓造血功能障碍，再生障碍性贫血等 （3）慢性病性贫血，包括感染性、免疫性、肾性及癌性
溶血性贫血	（1）红细胞内在异常：红细胞膜缺陷（遗传性球形红细胞增多症）、酶缺陷（G-6-PD 缺乏症）、血红蛋白合成或结构异常（地中海贫血） （2）红细胞外在因素：免疫性疾病（自身免疫性溶血性贫血）、非免疫性因素（药物、化学物质、感染等）、脾功能亢进等
失血性贫血	急性、慢性

3. 贫血按形态分类　见表 13-2-2。

表 13-2-2　贫血的细胞形态分类

类　　别	MCV（fl）	MCH（pg）	MCHC（g/L）
正常值	80~94	28~32	320~380
大细胞性	>94	>32	320~380
正细胞性	80~94	28~32	320~380
单纯小细胞性	<80	<28	320~380
小细胞低色素性	<80	<28	<320

主治语录：溶血性贫血可由红细胞内在异常或红细胞外在因素引起。

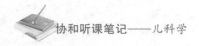
三、临床表现

与其病因、程度轻重、发生急慢等因素有关。

1. 一般表现

（1）皮肤、黏膜苍白为突出表现。

（2）贫血时皮肤（面、耳轮、手掌）、黏膜（睑结膜、口腔黏膜）及甲床呈苍白色。

（3）重度贫血时皮肤呈蜡黄色，易误诊为轻度黄疸。

（4）伴黄疸、青紫或其他皮肤色素改变时可掩盖贫血表现。

（5）病程较长者易疲倦、毛发干枯、营养低下、体格发育迟缓等。

2. 造血器官反应　婴幼儿期的骨髓几乎全是红髓，表现为肝脾和淋巴结肿大，外周血中可有核红细胞、幼稚粒细胞。

3. 各系统症状

（1）循环和呼吸系统

1）贫血时可有呼吸加速、心率加快、脉搏加强、动脉压增高，有时有毛细血管搏动。

2）重度贫血失代偿时，有心脏扩大、心前区收缩期杂音，甚至有充血性心力衰竭。

（2）消化系统：胃肠蠕动及消化酶分泌功能受影响，有食欲减退、恶心、腹胀或便秘，偶有舌炎、舌乳头萎缩。

（3）神经系统

1）常精神不振、注意力不集中、情绪易激动等。

2）年长儿有头痛、昏眩、眼前有黑点或耳鸣等。

四、诊断要点

1. 病史　包括发病年龄、病程经过和伴随症状、喂养史、过去史、家族史。

2. 体格检查

（1）生长发育：慢性贫血往往有生长发育障碍。

（2）营养状况：营养不良常伴有慢性贫血。

（3）皮肤、黏膜：苍白程度与贫血程度成正比。

1）长期慢性贫血者皮肤呈苍黄，甚至呈古铜色。

2）反复输血者皮肤常有色素沉着。

3）如贫血伴皮肤、黏膜出血点或瘀斑，应排除出血性疾病和白血病。

4）伴黄疸时提示溶血性贫血。

（4）指甲和毛发：缺铁性贫血的患者指甲菲薄、脆弱，重者扁平甚至呈匙状甲。巨幼红细胞性贫血患者头发细黄、干稀、无光泽，有时呈绒毛状。

（5）肝脾和淋巴结肿大：是婴幼儿贫血的重要体征。

3. 实验室检查

（1）外周血象

1）红细胞小、染色浅、中央淡染色区扩大，多提示缺铁性贫血。

2）红细胞球形、染色深，提示遗传性球形红细胞增多症。

3）红细胞大小不等、染色浅并有异形、靶形和碎片者，提示珠蛋白生成障碍性贫血（地中海贫血）。

4）红细胞形态正常则见于急性溶血或骨髓造血功能障碍。

（2）骨髓检查：骨髓活检对白血病、转移瘤等骨髓病变具有诊断价值。

（3）血红蛋白分析检查：对地中海贫血和异常血红蛋白病的诊断有重要意义。

（4）红细胞脆性试验：脆性增高见于遗传性球形红细胞增多症，减低则见于地中海贫血。

（5）特殊检查

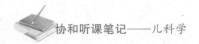

1）抗人球蛋白试验可诊断自身免疫性溶血。

2）基因诊断对遗传性溶血性贫血不但有诊断意义，还有产前诊断价值。

主治语录：

（1）血液检查是贫血鉴别诊断不可缺少的措施，临床上应由简而繁进行。

（2）网织红细胞计数可反映骨髓造红细胞的功能。增多提示骨髓造血功能活跃（见于急慢性溶血或失血性贫血）；减少提示造血功能低下（见于再生障碍性贫血、营养性贫血）。

五、治疗原则

去除病因是治疗贫血关键。

1. 一般治疗

2. 药物治疗

（1）铁剂治疗缺铁性贫血。

（2）维生素 B_{12} 和叶酸治疗巨幼细胞贫血。

（3）肾上腺皮质激素治疗自身免疫性溶血性贫血和先天性纯红细胞再生障碍性贫血。

（4）"强化"免疫抑制（抗胸腺球蛋白、环孢素）治疗再生障碍性贫血等。

3. 输红细胞　贫血引起心功能不全时，输红细胞是抢救措施。

（1）贫血越严重，一次输注量越少且速度宜慢。

（2）一般选红细胞悬液，每次 5~10ml/kg，速度不宜过快，以免引起心力衰竭和肺水肿。

（3）贫血合并肺炎者，每次输红细胞量更应减少，速度减慢。

4. 造血干细胞移植　是目前根治严重遗传性溶血性贫血、再生障碍性贫血和"高危"白血病的有效方法。

5. 并发症治疗。

第三节　营养性贫血

营养性贫血是一组由于各种原因致造血原料供应不足，表现为红细胞及血红蛋白低于"正常"的血液系统疾病。其临床表现并不局限于血液系统。

一、缺铁性贫血

（一）概述

1. 缺铁性贫血是体内铁缺乏导致血红蛋白合成减少。

2. 以小细胞低色素性贫血、血清铁蛋白减少和铁剂治疗有效为特点的贫血症。

3. 本病以婴幼儿发病率最高。

（二）铁的代谢

1. 人体内铁元素的含量及分布

（1）正常成人男性体内总铁量约 50mg/kg，女性约 35mg/kg，新生儿约 75mg/kg。

（2）总铁中 64% 合成血红蛋白，32% 以铁蛋白及含铁血黄素形式贮存于骨髓、肝和脾内；3.2% 合成肌红蛋白；<1% 存在于含铁酶内和以运转铁的形式存在于血浆中。

2. 铁的来源

（1）外源性铁多来自食物，占人体摄入量 1/3；分为血红素铁和非血红素铁，前者吸收率高于后者。

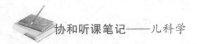

（2）内源性铁：红细胞衰老或破坏所释放血红蛋白铁占人体摄入量2/3，几乎全被再利用。

3. 铁的吸收和运转　食物中铁多以 Fe^{2+} 的形式在十二指肠和空肠上段吸收。进入肠黏膜细胞的 Fe^{2+} 被氧化成 Fe^{3+}，一部分与细胞内的去铁蛋白结合形成铁蛋白，暂时保存在肠黏膜细胞中；另一部分与细胞质中载体蛋白结合后移出胞外进入血液，与血浆中的转铁蛋白结合，随血液循环将铁运送到需铁和贮铁组织，供给机体利用。

4. 铁的利用与储存　铁到达骨髓造血组织后进入幼红细胞，在线粒体中与原卟啉结合形成血红素，血红素与珠蛋白结合形成血红蛋白。

5. 铁的排泄　正常情况下每日仅有极少量的铁排出体外。

6. 铁的需要量　足月儿自生后4个月至3岁每天约需铁1mg/kg；早产儿需铁2mg/kg；各年龄每天摄入量<15mg。

7. 胎儿和儿童期铁代谢特点

（1）胎儿期：孕后3个月获铁量最多，为4mg/d，够其生后4~5个月需要。

（2）婴幼儿期：足月新生儿体内总铁约75mg/kg，25%为贮存铁。6个月~2岁小儿缺铁性贫血发生率高。

（3）儿童期和青春期：初潮后少女如月经过多造成铁丢失是此期缺铁原因。

主治语录：

（1）已经用了：血红蛋白、肌红蛋白、含铁的酶。

（2）储存的：铁蛋白、含铁血黄素。

（3）转运的：血浆中的血清铁（与转铁蛋白结合）。

（三）病因

1. 先天储备不足　早产、双胎或多胎、胎儿失血和孕母严重缺铁等。

2. 摄入不足　这是缺铁性贫血的主要原因。

3. 生长发育因素　婴儿期生长发育较快，如不及时添加含铁丰富的食物，则易致缺铁。

4. 铁的吸收障碍　食物搭配不合理可影响铁吸收。

5. 铁的丢失过多　正常婴儿每天排泄铁量相比成人多。

（四）发病机制

包括缺铁对血液系统及其他系统的影响。

（五）临床表现

1. 6 个月至 2 岁最多见。

2. 一般表现

（1）皮肤黏膜苍白、乏力、头晕。

（2）消化系统：食欲缺乏、异食癖。

（3）神经系统：萎靡不振、烦躁不安、精神不集中、记忆力减退、智力低下。

（4）心血管系统：心率快、心脏扩大、心力衰竭。

（六）诊断

1. 铁剂治疗有效可证实诊断。

2. 有关铁代谢生化检查有确诊意义，必要时可骨髓检查。

3. 地中海贫血、异常血红蛋白病、维生素 B_6 缺乏性贫血、铁粒幼红细胞性贫血和铅中毒表现为小细胞低色素性贫血。

（七）实验室检查

1. 外周血象　平均红细胞容积（MCV）<80fl、平均红细胞血红蛋白量（MCH）< 26Pg、平均红细胞血红蛋白浓度

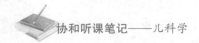

（MCHC）<310g/L。白细胞、血小板一般无改变。

2. 骨髓象　呈增生活跃，中、晚幼红细胞增生为主。

3. 有关铁代谢检查

（1）血清铁蛋白：诊断缺铁铁减少期（ID期）敏感指标。

（2）红细胞游离原卟啉。

（3）血清铁、总铁结合力和转铁蛋白饱和度：反映血浆中铁含量，常在缺铁性贫血期有异常，即血清铁（SI）和转铁蛋白饱和度（TS）降低，血清总铁结合力（TIBC）升高

4. 骨髓可染铁　普鲁士蓝染色镜检，胞外铁减少。

（八）治疗

1. 一般治疗　充足睡眠，避免感染。

2. 去除病因　纠正饮食。

3. 铁剂治疗

（1）口服铁剂：治疗缺铁性贫血特效药，常用二价铁盐制剂。

（2）注射铁剂：山梨醇柠檬酸铁复合物肌内注射；右旋糖酐铁复合物肌内注射或静脉注射；葡萄糖氧化铁静脉注射。

（3）输红细胞：①贫血严重，尤其有心力衰竭者。②合并感染者。③急需外科手术者。

🖊主治语录：Hb<30g/L用等量换血法；Hb30~60g/L可每次输注红细胞悬液4~6ml/kg；Hb>60g/L不必输红细胞。

（九）预防

1. 提倡母乳喂养。

2. 做好喂养指导。

3. 婴幼儿食品加入适量铁剂加以强化。

4. 早产儿，尤其低体重早产儿，宜 2 个月左右给予铁剂预防。

二、营养性巨幼细胞贫血

（一）概述

1. 因维生素 B_{12} 和/或叶酸缺乏所致的一种大细胞性贫血。

2. 特点为贫血、神经精神症状、红细胞的胞体变大、骨髓中出现巨幼细胞。

3. 用维生素 B_{12} 和/或叶酸治疗有效。

（二）病因

摄入量不足、需要量增加、吸收或代谢障碍。

（三）发病机制

维生素 B_{12} 和叶酸缺乏，致四氢叶酸减少使 DNA 合成减慢，红细胞生成变慢，进入血液循环的红细胞寿命短，从而出现贫血。

（四）临床表现

1. 6 个月至 2 岁多见，起病缓慢。

2. 一般表现 虚胖、颜面轻度水肿，毛发细、稀、黄，重者皮肤有出血点或瘀斑。

3. 贫血表现 皮肤蜡黄，睑结膜、口唇、指甲苍白，偶轻度黄疸；疲乏，常伴肝脾大。

4. 神经精神症状

（1）烦躁、易怒等。

（2）维生素 B_{12} 缺乏：表情呆滞、目光发直、反应迟钝、嗜

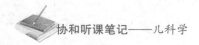

睡、少哭不笑，发育落后。

（3）重者：不规则性震颤、手足抽搐、感觉异常、共济失调、踝阵挛和巴宾斯基（Babinski）征阳性。

（4）叶酸缺乏（精神异常）。

5. 消化系统 症状出现早，厌食、恶心、呕吐、腹泻及舌炎。

（五）实验室检查

1. 外周血象 大细胞性贫血；$MCV>94fl$，$MCH>32pg$，白细胞、血小板减少；血涂片见巨幼变的有核红细胞。

2. 骨髓象 增生明显活跃，以红系增生为主，粒系、红系均出现幼变。

3. 血清维生素 B_{12} 和叶酸测定 协助确诊。

（六）治疗

1. 一般治疗 注意营养、加强护理、防止感染。

2. 去除病因。

3. 维生素 B_{12} 和叶酸治疗

（1）维生素 B_{12} 500～1000μg 1 次肌内注射；或肌内注射100 微克/次，每周 2~3 次，连用数周。

（2）叶酸口服 5mg，3 次/天。

（3）神经精神症状者，维生素 B_{12} 治疗为主，单用叶酸有加重可能。

✎ 主治语录：治疗早期可引起低血钾，甚至低血钾性婴儿猝死，应预防性补钾。

第四节 溶血性贫血

1. 多种病因引起红细胞寿命缩短或过早破坏，且超过了骨髓代偿造红细胞能力的疾病。

2. 红细胞寿命约 120 天，每天约 1% 衰老红细胞在脾脏清除。

3. 溶血也未必黄疸，与肝细胞处理胆红素的能力有关。

一、遗传性球形红细胞增多症

（一）概述

1. 遗传性球形红细胞增多症是红细胞膜先天性缺陷的溶血性贫血。

2. 以不同程度贫血、反复黄疸、脾大、球形红细胞增多及红细胞渗透脆性增加为特征。

（二）病因与发病机制

大多数为常染色体显性遗传，少数为常染色体隐性遗传。

（三）临床表现

1. 一般特点

（1）贫血、黄疸、脾大为三大特征，且慢性溶血性贫血中易有急性溶血发作。

（2）年龄越小，症状越重。

（3）大多可见黄疸，多轻度，间歇性。

（4）所有患者均有脾大，随年龄增长显著，溶血危象时肿大明显。

（5）肝脏多轻度大。

（6）未切除脾年长儿可并发色素性胆石症，<10 岁发生率5%。

（7）长期贫血可致骨骼改变，但程度较地中海贫血轻。

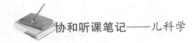
（8）偶见踝部溃疡。

2. 慢性病程患者的特点

（1）常因感染、劳累或情绪紧张等因素诱发"溶血危象"。

（2）贫血和黄疸突然加重，伴发热、寒战、呕吐，脾大显著并疼痛。

（3）可有以红系造血受抑为主的骨髓造血功能暂时性抑制，出现严重贫血，不同程度白细胞和血小板减少的"再生障碍危象"。

（四）实验室检查

1. 外周血象　外周血涂片见胞体小、染色深、中心浅染区消失的球形红细胞增多，是本病特征，占红细胞数 0.2~0.4。

2. 红细胞渗透脆性试验　大多数病例红细胞渗透脆性增加，0.5%~0.75%氯化钠溶液开始溶血，0.40%完全溶血。24 小时孵育脆性试验则 100%病例阳性。

（五）诊断与鉴别诊断

1. 自身免疫性溶血者有溶血表现，球形红细胞亦明显增多，易与本病混淆，Coombs 试验阳性、肾上腺皮质激素治疗有效等可资鉴别。

2. 轻型遗传性球形细胞增多症溶血发作时可误诊为黄疸型肝炎，注意鉴别。

主治语录：根据贫血、黄疸、脾大表现，球形红细胞增多，红细胞渗透脆性增加或孵育后红细胞渗透脆性试验增加可作初步诊断，阳性家族史即可确诊。

（六）治疗

1. 一般治疗　防治感染、避免劳累、补充叶酸。

2. 防治高胆红素血症 见于新生儿发病者。

3. 输注红细胞 轻者无须输血，重者或有溶血危象应输红细胞。再生障碍危象时除输红细胞外，必要时输血小板。

4. 脾切除 5 岁后进行，因过早切脾可降低机体的免疫功能。

二、红细胞葡萄糖-6-磷酸脱氢酶（G-6-PD）缺乏症

（一）概述

1. 本病是一种 X 连锁不完全显性红细胞酶缺陷病。

2. 因 G-6-PD 基因突变所致。

（二）临床表现

1. 伯氨喹型药物性溶血性贫血

（1）常于服药后 1~3 天有急性血管内溶血。

（2）头晕、食欲缺乏、呕吐、疲乏、黄疸、血红蛋白尿，重者少（无）尿、酸中毒和急性肾衰。

（3）溶血呈自限性是本病特点，轻症溶血持续 1~2 天或 1 周。

2. 蚕豆病

（1）常见 10 岁以下儿童，男孩多见，常在蚕豆成熟期流行。

（2）常于进食蚕豆后 24~48 小时内发病。

（3）表现为急性血管内溶血，表现与伯氨型药物性溶血性贫血相似。

3. 新生儿黄疸 多出生 2~4 天后达高峰，半数肝脾大，贫血多轻度或中度，重者可致胆红素脑病。

4. 感染诱发的溶血 细菌、病毒感染可诱发 G-6-PD 缺乏者发生溶血，一般于感染后几天之内突然发生溶血，程度大多较

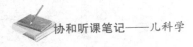
轻，黄疸多不显著。

（三）实验室检查

1. 红细胞 G-6-PD 缺乏的筛选试验 高铁血红蛋白还原试验、荧光斑点试验、硝基四氮唑蓝纸片法（正常呈紫蓝色，中间型呈淡蓝色，显著缺乏者呈红色）。

2. 红细胞 G-6-PD 活性测定（特异性直接诊断方法）。

3. 变性珠蛋白小体生成试验（不稳定血红蛋白病患者此实验亦可为阳性）。

4. G-6-PD 基因检测。

（四）诊断

病史有急性溶血特征，有食蚕豆或服药物史、新生儿黄疸、自幼有原因未明的慢性溶血者，均应考虑本病。结合实验室检查即可确诊。

（五）治疗

1. 新生儿黄疸可用蓝光治疗，重者考虑换血疗法，防止胆红素脑病发生。

2. 贫血轻者不需输血，重者可输 G-6-PD 正常的红细胞。

三、地中海贫血

（一）概述

1. 又称海洋性贫血、珠蛋白生成障碍性贫血，是遗传性溶血性贫血的一组疾病。

2. 共同特点是珠蛋白基因的缺陷使一种或几种珠蛋白肽链合成减少或不能合成，致血红蛋白组成成分改变。

（二）临床表现

1. β 地中海贫血

（1）重型，又称 Cooley 贫血。

1）患儿出生时无症状，3～12 个月开始发病，呈慢性进行性贫血。

2）面色苍白、肝脾大、发育不良、黄疸轻，症状随年龄增长明显，并发支气管炎或肺炎。需每 4 周左右输红细胞以纠正严重贫血。

3）长期中度以上贫血者，将导致骨骼变大、髓腔增宽。

4）1 岁后颅骨改变明显，头颅变大、额部隆起、颧高、鼻梁塌陷，两眼距增宽。

5）如不输红细胞纠正严重贫血，多 5 岁前死亡。

（2）轻型

1）患者无症状或轻度贫血，脾不大或轻度大。

2）实验室检查：成熟红细胞有轻度形态改变，红细胞渗透脆性正常或减低，血红蛋白电泳显示 HbA_2 含量增高（0.035～0.060），这是本型的特点。

（3）中间型：多于幼童期出现症状，中度贫血，脾脏轻度或中度大，黄疸可有可无，骨骼改变较轻。

2. α 地中海贫血

（1）静止型

1）无症状，也可为正常血红蛋白量。

2）出生时脐带血中 Hb Bart 含量 0.01～0.02，3 个月后即消失，故易漏诊。

（2）轻型

1）患者无症状。红细胞形态有轻度改变。

2）变性珠蛋白小体阳性；HbA2 和 HbF 含量正常或稍低。

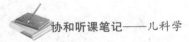

3）脐血 Hb Bart 含量为 0.034～0.140，生后 6 个月时完全消失。

（3）中间型（又称血红蛋白 H 病）

1）出生时无明显症状；婴儿期后渐有贫血、疲乏无力、肝脾大、轻度黄疸。

2）学龄期后可有重型 β 地中海贫血特殊面容。

3）合并呼吸道感染或用氧化性药物、抗疟药物可诱发急性溶血加重贫血，甚至溶血危象。

4）外周血象和骨髓象的改变类似重型 β 地中海贫血。

5）红细胞渗透脆性减低。

6）变性珠蛋白小体阳性；HbA2、HbF 含量正常。

7）包涵体生成试验阳性。

（4）重型（又称 Hb Bart 胎儿水肿综合征）

1）胎儿 30～40 周时流产、死胎或娩出后半小时内死亡。

2）呈重度贫血、黄疸、水肿、肝脾大、腹水、胸腔积液。

3）胎盘巨大且质脆。

4）外周血成熟红细胞形态改变如重型 β 地中海贫血。

5）有核红细胞和网织红细胞明显增高。

（三）诊断和鉴别诊断

1. 根据临床特点和实验室检查，结合阳性家族史，可作出诊断。

2. 鉴别诊断

（1）缺铁性贫血

1）轻型地中海贫血表现和红细胞形态改变与此病相似，易被误诊。

2）常有缺铁诱因，血清铁蛋白减低，骨髓外铁粒幼红细胞减少，红细胞游离原卟啉升高，铁剂治疗有效等可资鉴别。

3）可疑病例可借助血红蛋白碱变性试验和血红蛋白电泳鉴别。

（2）遗传性球形红细胞增多症。

（3）传染性肝炎或肝硬化

1）因 HbH 病贫血轻，肝脾大、黄疸，少数有肝功能损害，易误诊为黄疸型肝炎或肝硬化。

2）通过病史询问、家族调查以及红细胞形态观察、血红蛋白电泳可鉴别。

（四）治疗

1. 一般治疗　休息、预防感染、补充叶酸和维生素 E。

2. 输血和祛铁治疗（基础治疗）

（1）红细胞输注：中间型 α 和 β 地中海贫血少量输注，重型 β 地中海贫血早期红细胞输用。

（2）铁螯合剂

1）除铁治疗是改善重型地中海贫血生存质量和延长寿命主要措施。

2）常用去铁胺、去铁酮和地拉罗司。

3）去铁胺 $25 \sim 40 \text{mg}/(\text{kg} \cdot \text{d})$。

4）维生素 C 与去铁胺合用可加强其从尿中排铁作用，$2 \sim 3 \text{mg}/(\text{kg} \cdot \text{d})$，最大 $200 \text{mg}/\text{d}$。

3. 脾切除　对血红蛋白 H 病和中间型 β 地中海贫血疗效好，重型效果差，$5 \sim 6$ 岁后切。

4. 造血干细胞移植　异基因造血干细胞移植是目前能根治重型 β 地中海贫血的方法。如有 HLA 相配的造血干细胞供者，应作为治疗重型 β 地中海贫血的首选方法。

5. 基因活化治疗　羟基脲、沙利度胺、5-氮杂胞苷、阿糖胞苷、白消安、异烟肼等。

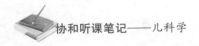

<h1 style="text-align:center">第五节　出血性疾病</h1>

一、免疫性血小板减少症

（一）概述

1. 又称特发性血小板减少性紫癜（ITP），小儿最常见出血性疾病。

2. 主要临床特点　皮肤、黏膜自发性出血、血小板减少、束臂试验阳性、出血时间延长和血块收缩不良。

3. 患儿在发病前常有病毒感染史。

（二）临床表现

1. 1~5 岁多见，男女无差异，冬春季发病高。

2. 新诊断的 ITP 于发病前 1~3 周有急性病毒感染史（上呼吸道感染、流行性腮腺炎、水痘、风疹），亦偶见免疫接种后。

3. 多数发疹前症状，部分有发热。

4. 自发性皮肤和黏膜出血为突出表现，多针尖大小皮内（下）出血点，或瘀斑和紫癜，皮下血肿少。

5. 分布不匀，四肢多，易碰撞部位更多见。

6. 颅内出血少见，为主要致死原因，病死率为 0.5%~1%。

7. 80%~90%患儿于发病后 1~6 个月内痊愈，10%~20%患儿呈慢性病程。

（三）实验室检查

1. 外周血象　血小板计数 $<100\times10^{9}/L$，出血轻重与血小板数量有关。

2. 骨髓象　新诊断的 ITP 和持续性 ITP 骨髓巨核细胞增多

或正常；慢性 ITP 巨核细胞显增多，幼稚巨核浆细胞增多，核分叶减少，核浆发育不平衡。

3. 血小板抗体　主要是 PA IgG 增高。

（四）诊断

1. 根据病史、临床表现和实验室检查可诊断。

2. 根据临床病程长短分 3 型，不适用于继发性 ITP。

（1）新诊断的 ITP：确诊后<3 个月。

（2）持续性 ITP：确诊后 3~12 个月。

（3）慢性 ITP：确诊后>12 个月。

3. ASH 界定

（1）重型 ITP 患儿发病时，有需要紧急处理的出血症状或病程中新的出血症状，须用提升血小板药物治疗，包括增加原有药物剂量。

（2）难治性 ITP 指脾脏切除术后仍为重型 ITP 的患儿。

（五）鉴别诊断

1. 急性白血病　白细胞不增多的急性白血病易与 ITP 混淆，血涂片和骨髓涂片检查见到白血病细胞即可确诊。

2. 再生障碍性贫血

（1）发热、贫血和出血，肝、脾和淋巴结不肿大，与 ITP 合并贫血者相似。

（2）再生障碍性贫血时贫血重，白细胞、中性粒细胞减少，骨髓造血功能减退，巨核细胞减少有助于诊断。

3. 过敏性紫癜　出血性斑丘疹，对称分布，成批出现，下肢和臀部多见，血小板数正常，易鉴别。

4. 继发性血小板减少症　严重细菌感染和病毒血症均可引起血小板减少。

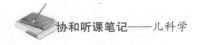

（六）治疗

1. 一般治疗

（1）新诊断 ITP 病例

1）患儿无出血或轻微出血可不考虑血小板计数，处理措施为严密观察。

2）鼻出血≥15 分钟，应据出血状况选治疗方法。

（2）血小板计数稳定 >30×10^9/L 的持续性和慢性病例，充分考虑激素和免疫抑制剂治疗给患儿带来的风险。

（3）急性出血期间以住院治疗为宜，减少活动，避免外伤，明显出血应卧床休息。

（4）避免用影响血小板功能药物（阿司匹林）。

2. 糖皮质激素

1）常用泼尼松，1.5~2mg/（kg·d），3 次口服，血小板正常后维持 1~2 周缓慢减量、停药。

2）出血重者用冲击疗法：地塞米松 0.5~2mg/（kg·d），或甲泼尼龙 10~30mg/（kg·d）。

3）儿童慢性型 ITP：泼尼松 4~5mg/（kg·d），分 3 次用，连用 3~4 天。

3. 大剂量静脉注射免疫球蛋白

（1）干扰单核-巨噬细胞系统吞噬血小板的作用。

（2）使血小板免受吞噬细胞破坏。

（3）使抗血小板抗体减少。

4. 血小板输注　通常不主张输血小板，只有在发生颅内出血或急性内脏大出血危及生命时才输注血小板。

5. 脾切除　多采用腹腔镜脾切除术。

6. 利妥昔单抗　用于治疗慢性 ITP 和难治性 ITP，375mg/m^2，静脉滴注，每周 1 次。

7. **血小板生成素（TPO）和TPO受体激动剂** 主要用于难治性ITP。

8. **免疫抑制剂** 主要用于慢性ITP。

9. **达那唑** 是一种合成的雄性激素，对部分病例有效。

🖊 **主治语录：**

（1）糖皮质激素和静脉注射免疫球蛋白列为儿童ITP治疗一线药物。

（2）脾脏切除、利妥昔单抗、TPO及其受体激动剂为二线治疗药物。

（3）部分免疫抑制剂和细胞毒药物为本病治疗三线药物（环孢素、霉酚酸酯）。

（4）只有在发生颅内出血或急性内脏大出血、危及生命时才输注血小板，并需同时予以大剂量肾上腺皮质激素，以减少输入血小板破坏。

二、血友病

（一）概述

1. 一组遗传性凝血功能障碍的出血性疾病，包括血友病A（遗传性抗血友病球蛋白缺乏症）、血友病B（遗传性FIX缺乏症）。

2. 以血友病A常见。

3. 共同特点为终生轻微损伤后发生长时间出血。

4. 血友病A和B为X连锁隐性遗传。

（二）临床表现

1. **皮肤、黏膜出血** 皮下组织、口腔、牙龈黏膜为出血好

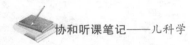

发部位，幼儿常见于头部碰撞后出血和血肿。

2. 关节积血

（1）最常见表现之一，多见膝关节，其次为踝、髋、肘、肩关节，关节出血可分3期。

1）急性期：关节腔内及周围组织出血，局部红、肿、热、痛和功能障碍，关节多处屈曲。

2）关节炎期：反复出血、血液不能完全吸收，形成慢性炎症，滑膜增厚。

3）后期：关节纤维化、僵硬、畸形、肌肉萎缩、骨质破坏，致功能丧失。

（2）膝关节反复出血，常引起膝屈曲、外翻、腓骨半脱位，形成特征性血友病步态。

3. 肌肉出血和血肿

（1）重型血友病 A：常有肌肉出血和血肿，多于创伤或活动过久后，多见于用力肌群。

（2）深部肌肉出血：形成血肿，致局部肿痛和活动受限，引起局部缺血性损伤和纤维变性。

（3）前臂可有手挛缩，小腿可引起跟腱缩短，腰肌痉挛可引起下腹部疼痛。

4. 创伤或手术后出血　不同程度创伤、小手术，均可以引起严重出血。

5. 其他部位出血　鼻出血、咯血、黑便、血便和血尿，可发生颅内出血，是最常见致死原因之一。

主治语录：血友病 B 的出血症状与血友病 A 相似，患者多为轻型，出血症状较轻。

（三）实验室检查

1. 过筛试验

（1）延长的凝血活酶时间（APTT）如能被正常新鲜血浆及吸附血浆纠正、不能被血清纠正，为血友病 A。

（2）如能被正常新鲜血浆及血清纠正、不能被硫酸钡吸附血浆纠正，为血友病 B。

2. 确诊试验 因子Ⅷ或Ⅸ促凝活性（FⅧ：C 或 FⅨ：C）减少或极少，有助判断血友病类型、病情的轻重。

3. 基因诊断 可用基因探针、DNA 印迹技术、限制性内切酶片段长度多态性等。

4. 抑制物检测。

（四）诊断与分型

患儿出血频率和严重程度与凝血因子水平有关，据因子Ⅷ或Ⅸ活性将血友病分 3 型（表 13-5-1）。

表 13-5-1 血友病 A/B 临床分型

临床分型	因子活性水平	临床特点
重型	>1%	肌肉与关节自发出血
中型	1%~5%	偶有自发出血，小手术或外伤后可有严重出血
轻型	5%~40%	大手术或外伤可致严重出血，罕见自发出血

（五）鉴别诊断

1. 凝血因子Ⅺ缺乏症

（1）既往称血友病 C，自发性出血少见。

（2）临床症状极轻而 APTT 延长较明显是本病的特点之一，FⅪ：C 降低。

2. 血管性血友病

（1）为常染色体遗传出血病，男女均可患病。

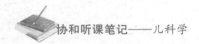

（2）有出血倾向和 APTT 延长。

（3）vWF：Ag、瑞斯托霉素辅助因子活性、FⅧ：C 等检查确诊。

3. 获得性血友病

（1）可继发于儿童自身免疫性疾病和恶性肿瘤等。

（2）临床有自发性出血、APTT 延长，FⅧ：C／FⅪ：C 减低。

（3）抑制物筛选试验阳性，可行抑制物效价测定。

（六）治疗

1. 预防出血。

2. RICE 原则　对急性出血期辅助治疗原则，休息、冷敷、压迫和抬高患肢。

3. 替代疗法　凝血因子替代治疗是最有效止血和预防出血措施。

4. 辅助药物治疗　1-脱氧-8-精氨酸加压有提高血浆内因子Ⅷ活性和抗利尿作用，治疗轻型血友病 A，可减轻其出血症状。

5. 外科治疗。

6. 物理治疗和康复训练　可促进肌肉和关节积血吸收、消肿、减轻疼痛，维持和改善关节活动范围。

7. 基因治疗。

主治语录：因其抗利尿作用有导致严重低钠血症可能，应用过程中需监测血钠水平。

三、弥散性血管内凝血

（一）概述

1. 弥散性血管内凝血（DIC）由多种病因所引起、发生于许多疾病过程中一种获得性出血综合征。

2. 在某些致病因素作用下，血液凝固机制被激活，凝血功能亢进，毛细血管和小动脉、小静脉内有大量纤维蛋白沉积和血小板凝集，形成广泛微血栓。

3. 因凝血加速，消耗大量血浆凝血因子和血小板，激活了纤维蛋白溶解系统，引起继发性纤维蛋白溶解亢进，导致广泛性出血、循环障碍、栓塞和溶血。

（二）病因

1. 各种感染　细菌、病毒、支原体、疟原虫。

2. 组织损伤　严重外伤或挤压伤、颅脑损伤、大面积烧伤、大手术和产科并发症。

3. 免疫性疾病　溶血性输血反应、暴发型紫癜、狼疮肾炎。

4. 新生儿疾病　新生儿寒冷损伤综合征、窒息、呼吸窘迫综合征、新生儿溶血症。

5. 恶性肿瘤　白血病、恶性淋巴瘤。

6. 巨大血管瘤、动脉瘤、急性出血性坏死性小肠炎。

（三）临床表现

1. 因基础疾病不同和疾病发展缓急不一，临床上 DIC 分 3 型（表 13-5-2）。

表 13-5-2　DIC 分型

分型	表现
急性型	大多 DIC 表现为本型，常于严重感染、大手术后、输血后溶血反应、大面积烧伤，起病急，病情险，出血严重，持续数小时至数天
亚急性型	病情持续数天至数周，常见急性白血病、恶性肿瘤转移
慢性型	起病慢，病情轻，出血不严重，病程可长达数月，见于慢性疾病

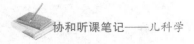

2. 主要表现

（1）出血

1）最常见，常为首发症状。

2）高凝状态时无出血；消耗性低凝状态时，出血明显并加重；继发性纤溶时，出血更重。

3）轻者皮肤出血点或粪隐血试验阳性，重者自发性多部位出血（泌尿道或颅内出血）。

4）皮肤出血为出血点、瘀点或片状瘀斑，多见于躯干或四肢。

5）鼻黏膜、牙龈、胃肠道出血常见。

6）出血多者可致贫血或休克，甚至死亡。

（2）休克

1）表现为一过性或持久性血压下降。

2）幼婴常面色青灰或苍白、黏膜青紫、肢端冰冷和发绀、精神萎靡和尿少等。

3）使血流更慢，加重 DIC，故 DIC 与休克呈恶性循环，发生不可逆性休克。

（3）栓塞

1）使血流阻滞，致受累器官缺血、缺氧、代谢紊乱和功能障碍，甚至坏死。

2）肺脏受累时：呼吸困难、发绀、咯血、呼吸衰竭，也引起右心衰竭。

3）肾脏受累时：尿少、血尿，甚至肾衰竭。

4）胃肠道受累时：恶心、呕吐、腹痛和胃肠道出血等。

5）脑栓塞时：可有昏迷、惊厥等。

6）其他：如肝功能障碍、四肢末梢坏死、皮肤坏疽等。

（4）溶血

1）急性表现为发热、黄疸、苍白、乏力、腰背酸痛、血红蛋白尿等。

2）溶血严重，超过骨髓代偿能力时有贫血，称为微血管病性溶血性贫血。

（四）实验室检查

1. 反映消耗性凝血障碍的检查 血小板计数减少、血时间和凝血时间延长、凝血酶原时间（PT）延长、纤维蛋白原减少、活化部分凝血活酶时间（APTT）延长、抗凝血酶Ⅲ（AT-Ⅲ）测定、因子Ⅷ测定。

2. 反映纤维蛋白形成和纤维蛋白溶解亢进的检查 血浆鱼精蛋白副凝试验、优球蛋白溶解时间、FDP 含量测定、凝血时间（TT）测定、D-二聚体测定。

3. 其他检查

（1）反映血管内皮细胞损伤的分子标志物。

（2）反映血小板激活的分子标志物。

（3）反映凝血和纤维蛋白溶解激活的分子标志物。

> 主治语录：实验室检查为确诊 DIC 依据。

（五）诊断

1. 临床特点 患儿有诱发 DIC 的原发病存在，并在此基础上有出血倾向、微血管栓塞、休克和溶血等临床征象，或对抗凝治疗有效，应高度警惕 DIC 可能性。

2. 实验室检查

（1）是诊断的重要依据，应据病情及实验室条件选择检查项目。

（2）对检查结果分析应结合患儿年龄、原发病性质、DIC不同病程等特点做出判断。

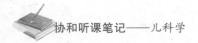

（3）动态观察其结果变化对确立诊断意义更大。

（4）血小板计数减少、凝血酶原时间延长、纤维蛋白原含量降低、3P 试验阳性。

1）这 4 项中有 3 项阳性，结合临床特点即可做出诊断。

2）如仅有 2 项阳性，则需加测血清 FDP 含量、优球蛋白溶解时间和凝血酶时间。

3）如 1 项阳性，结合临床特点也可做出诊断。

（六）治疗

1. 治疗原发病。

2. 改善微循环（低分子右旋糖酐）。

3. 纠正酸中毒（5%碳酸氢钠）。

4. 应用血管活性药物 常用山莨菪碱、异丙基肾上腺素与多巴胺。

5. 抗凝治疗 目的为阻断或减缓血管内凝血过程发展。

（1）抗血小板凝集药物：阿司匹林、双嘧达莫。

（2）肝素的应用

1）多在早期每次用 60～125U/kg 加入等渗氯化钠或 10%葡萄糖 50～100ml 中静滴。有以下指征即可用：①处于高凝状态者。②有明显栓塞症状者。③消耗性凝血期凝血因子、血小板、纤维蛋白原进行性下降，出血加重，血压下降或休克者。④准备补充凝血因子或用纤溶抑制药物而未能确定促凝物质是否仍在发生作用时。

2）以下情况禁用或慎用：①颅内或脊髓内出血、肺结核空洞出血、溃疡出血。②伴有血管损伤或新鲜创面者。③DIC 晚期以继发性纤溶为主者。④原有重度出血症，如血友病等。

3）停药指征：①诱发 DIC 原发病已控制或缓解。②用药后出血停止、血压稳定。③凝血酶原时间和纤维蛋白原恢复正常或接近正常。

6. 抗凝血因子的作用

（1）抗凝血酶Ⅲ浓缩剂：DIC 早期。

（2）蛋白-C 浓缩剂：革兰阴性菌感染合并 DIC。

7. 抗纤溶药物及补充疗法。

8. 溶栓治疗　尿激酶、单链尿激酶、组织纤溶酶原激活物。

9. 糖皮质激素应用。

第六节　急性白血病

一、概述

1. 白血病是造血系统的恶性增生性疾病。

2. 特点为造血组织中某一血细胞系统过度增生、进入血流并浸润到各组织和器官，从而引起一系列临床表现。

3. 小儿白血病中 90%～95% 为急性，慢性白血病仅 3%～5%。

主治语录：在我国，小儿的恶性肿瘤中以白血病的发病率最高。

二、病因

包括病毒感染、理化因素及遗传因素。

三、发病机制

1. 原癌基因的转化。

2. 抑癌基因畸变。

3. 细胞凋亡受抑。

4. "二次打击"学说。

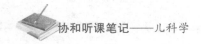

四、分类和分型

根据增生白细胞种类不同，可分急淋（ALL）和急非淋（ANLL）2 类。常用形态学（M）、免疫学（I）、细胞遗传学（C）和分子生物学（M），即 MICM 综合分型。

1. 急性淋巴细胞白血病（ALL）

（1）形态学分型（FAB 分型）：根据淋巴母细胞形态学不同分 3 类，以 L1 型多见（>80%），L3 型最少（<4%）。

1）L1 型：小细胞为主，直径 6.6μm，核染色质均匀，核形规则、核仁小，胞质空泡不明显。

2）L2 型：大细胞为主，直径 8.7μm，核染色质不均匀，核形不规则、核仁大，胞质空泡不定。

3）L3 型：大细胞为主，核染色质细点状、均匀，核形规则，胞质空泡明显。

（2）免疫学分型

1）T 系急性淋巴细胞白血病：占小儿 ALL 10%~15%。

2）B 系急性淋巴细胞白血病：占小儿 ALL 80%~90%。

3）伴髓系标志 ALL。

（3）细胞遗传学改变：包括染色体数目异常、染色体核型异常。

（4）分子生物学改变

1）免疫球蛋白重链基因重排。

2）T 淋巴细胞受体基因片段重排。

3）ALL 表达相关的融合基因。

（5）临床分型

1）低危型急性淋巴细胞白血病：泼尼松 7 天反应好，第 8 天外周血幼稚细胞 $<1.0 \times 10^9/L$；1 岁 $\leqslant$ 年龄 <10 岁；白细胞数 $<50 \times 10^9/L$；诱导化疗第 15 天骨髓 M_1 或 MRD $<0.1\%$；诱导

化疗第 33 天骨髓 MRD$<1.0\times10^{-4}$。

2）中危型急性淋巴细胞白血病：泼尼松反应佳，第 8 天外周血幼稚细胞$<1.0\times10^{9}$/L；年龄<1 岁，$\geqslant10$ 岁；WBC$>50\times10^{9}$/L；诱导化疗后+15 天骨髓 M_1 或 M_2；诱导化疗后+33 天骨髓 MRD $10^{-4}\sim10^{-2}$；T-ALL；CNSL 或/和睾丸白血病。

3）高危型急性淋巴细胞白血病。

2. 急性非淋巴细胞白血病

（1）FAB 分型

1）原粒细胞白血病未分化型（M_1）：骨髓中原粒细胞$\geqslant$90%，有 Auer 小体。

2）原粒细胞微分化型（M_0）：骨髓中原始细胞$\geqslant$90%，无 Auer 小体。

3）原粒细胞白血病部分分化型（M_2）：骨髓中原粒和早幼粒细胞$>$50%，有多少不一的中幼粒、晚幼粒和成熟粒细胞，有 Auer 小体。

4）颗粒增多的早幼粒细胞白血病（M_3）：骨髓中颗粒增多的异常早幼粒细胞$>$30%，可分粗颗粒和细颗粒 2 型。

5）粒-单核细胞白血病（M_4）：骨髓中幼稚粒细胞和单核细胞同时增生，原始及幼稚粒细胞$>$20%；原始、幼稚单核和单核细胞$\geqslant$20%；或原始、幼稚和成熟单核细胞$>$30%，原粒和早幼粒细胞$>$10%。骨髓中异常嗜酸性粒细胞增多。

6）单核细胞白血病（M_5）：骨髓中以原始、幼稚单核细胞为主。可分 2 型，未分化型（原始单核细胞为主，$>$80%）、部分分化型（骨髓中原始及幼稚单核细胞$>$30%，原始单核细胞$<$80%）。

7）红白血病（M_6）：骨髓中核红细胞$>$50%，原粒及早幼粒细胞$>$30%。粒细胞中有 Auer 小体。

8）急性巨核细胞白血病：骨髓中原始巨核细胞$>$30%；外

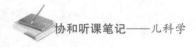

周血有原始巨核细胞。

（2）免疫学分型：急性非淋巴细胞 $M_1 \sim M_5$ 型有 CD33、CD13、CD14、CD15、MPO 等髓系标志中的一项或多项阳性，也可有 CD34 阳性。

（3）细胞遗传学改变：包括染色体数异常、常见核型改变。

（4）临床分型：高危与非高危。

五、临床表现

1. 起病

（1）多较急，少数缓慢。

（2）早期面色苍白、精神不振、乏力、食欲缺乏，鼻出血或牙龈出血等。

（3）少数患儿以发热和类似风湿热的骨关节痛为首发症状。

2. 发热

（1）原因之一是白血病性发热，多低热且抗生素治疗无效。

（2）另一原因是感染，多高热。

3. 贫血　主要是由于骨髓造血干细胞受抑制所致。

4. 出血

（1）皮肤和黏膜多见，紫癜、瘀斑、鼻出血、牙龈出血、消化道出血和血尿。偶有颅内出血，为引起死亡的重要原因之一。

（2）出血的主要原因

1）骨髓被白血病细胞浸润，巨核细胞受抑制使血小板生成减少和功能不足。

2）白血病细胞浸润肝脏，使肝功能受损，纤维蛋白原、凝血酶原和第 V 因子生成不足。

3）感染和白血病细胞浸润使毛细血管受损，血管通透性增加。

4）并发弥散性血管内凝血。

✎ **主治语录：各类型白血病中，以 M_3 型白血病的出血最为显著。**

5. 白血病细胞浸润引起的症状和体征

（1）肝、脾、淋巴结肿大。

（2）骨和关节浸润：骨、关节疼痛常见，多见于急性淋巴细胞白血病。

（3）中枢神经系统浸润：白血病细胞侵犯脑实质和脑膜时引起中枢神经系统白血病。常见症状如下。

1）颅内压增高，有头痛、呕吐、嗜睡、视盘水肿。

2）浸润脑膜时，有脑膜刺激征。

3）浸润脑神经核或神经根时，引起脑神经麻痹。

4）脊髓浸润引起横贯性损害而致截瘫。

5）有惊厥，昏迷。

6）将脑脊液离心沉淀作涂片检查可发现白血病细胞。

（4）睾丸浸润：白血病细胞侵犯睾丸时即引起睾丸白血病，表现局部肿大、触痛，阴囊皮肤呈红黑色。

（5）绿色瘤：是急性粒细胞白血病的一阵特殊类型，以急性单核细胞白血病多见。

（6）其他器官浸润。

六、实验室检查

1. 外周血象

（1）红细胞及血红蛋白减少，多为正细胞正血色素性贫血。

（2）网织红细胞多低，偶在外周血中见有核红细胞。

（3）白细胞数增多者>50%，其余正常或减少。

（4）白细胞分类示原始细胞和幼稚细胞占多数。

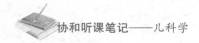

（5）血小板减少。

2. 骨髓象

（1）典型骨髓象为该类型白血病原始及幼稚细胞极度增生。

（2）幼红细胞和巨核细胞减少。

3. 组织化学染色　常用以下组织化学染色协助鉴别细胞类型。

（1）过氧化物酶

1）早幼阶段后粒细胞为阳性。

2）幼稚及成熟单核细胞弱阳性。

3）淋巴细胞和浆细胞均阴性。

4）各类型分化较低原始细胞均阴性。

（2）酸性磷酸酶

1）原始粒细胞多阴性。

2）早幼粒后各阶段粒细胞为阳性。

3）原始淋巴细胞弱阳性，T细胞强阳性，B细胞阴性。

4）原始和幼稚单核细胞强阳性。

（3）碱性磷酸酶

1）此酶活性在急性粒细胞白血病时积分极低或为0。

2）急性淋巴细胞白血病时积分增加。

3）急性单核细胞白血病时积分多正常。

（4）苏丹黑染色

1）原始及早幼粒细胞阳性。

2）淋巴母细胞阴性。

3）原单核细胞弱阳性。

（5）糖原

1）原始粒细胞阴性。

2）早幼粒细胞后各阶段粒细胞阳性。

3）原始及幼稚淋巴细胞半数强阳性，余为阳性。

4）原始及幼稚单核细胞多阳性。

（6）非特异性酯酶

1）幼稚单核细胞强阳性。

2）原始粒细胞和早幼粒细胞以下各阶段细胞为阳性或弱阳性。

3）原始淋巴细胞阴性或弱阳性。

4. 溶菌酶检查　急性单核细胞白血病，血清及尿液溶菌酶浓度增高；急性粒细胞白血病中度增高；急性淋巴细胞白血病则减少或正常。

七、诊断和鉴别诊断

1. 典型病例　据临床表现、血象和骨髓象的改变即可诊断。

2. 鉴别诊断

（1）再生障碍性贫血：血象呈全血细胞减少；肝、脾、淋巴结不肿大；骨髓有核细胞增生低，无幼稚白细胞增生。

（2）传染性单核细胞增多症

1）肝、脾、淋巴结常肿大。

2）白细胞数增高并有异型淋巴细胞，易与急性淋巴细胞白血病混淆。

3）病程经过多良好，血象多约 1 个月恢复。

4）血清嗜异性凝集反应阳性；骨髓无白血病改变。

（3）类白血病反应

1）造血系统对感染、中毒和溶血等刺激因素一种异常反应。

2）外周血出现幼稚白细胞或白细胞数增高为特征。

3）原发病被控制后，血象恢复正常。

4）血小板数多正常。

5）白细胞中有中毒性改变，如中毒颗粒和空泡形成。

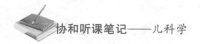

6）中性粒细胞碱性磷酸酶积分显著增高。

（4）**风湿性关节炎**：有发热、关节疼痛症状者易与风湿性关节炎混淆，须注意鉴别。

八、治疗

1. 急性白血病治疗主要是以化疗为主的综合疗法，原则如下。

（1）早诊断、早治疗。

（2）应严格区分白血病类型，按照类型选不同化疗方案。

（3）药物剂量要适量，早期连续适度化疗。

（4）要长期治疗，交替使用多种药物。

（5）要早期防治中枢神经系统白血病和睾丸白血病，注意支持疗法。

2. 支持疗法　防治感染、成分输血、集落刺激因子、高尿酸血症的防治。

3. 化疗

（1）目的：杀灭白血病细胞，解除白血病细胞浸润引起的症状，使病情缓解至治愈。

（2）诱导治疗：需联合数种化疗药物，最大限度地杀灭白血病细胞，用长春新碱、柔红霉素、门冬酰胺酶或脂质体门冬酰胺酶。

（3）巩固治疗：环磷酰胺（CTX）、阿糖胞苷（Ara-C）、6-硫基嘌呤（6-MP）。

（4）预防髓外白血病

1）三联鞘内注射法：常用 MTX、Ara-C、Dex3 种药物联合鞘内注射。

2）大剂量甲氨蝶呤-四氢叶酸钙：14 天为 1 个疗程。每疗程 MTX $2 \sim 5 g/m^2$，用 4 个疗程。

3）颅脑放射治疗。

4）早期强化治疗或再诱导治疗。

5）中枢神经系统白血病治疗。

6）睾丸白血病治疗。

4. 急性非淋巴细胞白血病（ANLL）的治疗 包括诱导治疗、缓解后治疗。

5. 分子靶向治疗。

6. 造血干细胞移植

（1）造血干细胞移植联合化疗是根治多数 ALL 和部分 ANLL 首选方法。

（2）适应证

1）高危型 ALL 第 1 次完全缓解，中危型 ALL 或标危型 ALL 化疗期间 CR2。

2）HR-ANLL CR1；复发 ANLL CR2。

3）M_3 治疗 1 年后融合基因仍持续阳性者。

九、预后

1. 5 年无病生存率达 70%～85%。

2. 急性非淋巴细胞白血病化疗联合 Allo-HSCT 的 5 年无病生存率可达 60%～65%。

第七节 朗格汉斯细胞组织细胞增生症

一、概述

1. 朗格汉斯细胞组织细胞增生症（LCH）一组由树突状细胞异常增生、表现多样、多发于婴幼儿和儿童的疾病，男多于女。

2. 既往称组织细胞增生症 X，根据表现分为勒-雪病、韩-薛-柯病和骨嗜酸性粒细胞肉芽肿。各型间表现可相互重叠，

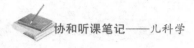

出现中间型。

3. 组织学特点是朗格汉斯细胞增生、浸润，并伴嗜酸性粒细胞、单核-巨噬细胞和淋巴细胞不同程度增生。

二、病理

病变可只限于单个器官或孤立病灶，也可同时侵犯多个器官，以肺、肝、淋巴结、骨骼、皮肤、垂体等处病变最显著。

三、临床表现

1. 皮疹

（1）常见于<1岁婴儿，常有不规则发热。

（2）多分布于躯干、头皮发际部，四肢少。

（3）红色或棕黄色斑丘疹，呈出血性、湿疹样、脂溢性皮疹，脱痂后有白斑或色素沉着。

（4）各期皮疹可同时存在，常成批发生。

2. 骨骼损害

（1）骨损伤可单一或多发。

（2）最早、最常见为颅骨缺损，开始为头皮组织表面隆起，硬而有轻度压痛。

（3）除颅骨外，可见下颌骨破坏、牙齿松动、脱落、牙槽脓肿等。

（4）骨盆、脊柱、肋骨、肩胛骨和乳突等亦常受累。

（5）椎骨受累可有脊髓压迫症状。

3. 呼吸道症状　常咳嗽、气促、青紫，肺体征不明显，可合并肺大疱或自发性气胸，有喘憋症状，甚至致呼吸衰竭而死亡。

4. 肝脾和淋巴结肿大　肝脾中、重度大，脾大明显，肝功能异常和黄疸，多有淋巴结肿大。

5. 中枢神经系统受损

（1）垂体最常见，可有尿崩和生长发育障碍。

（2）弥散性 LCH 可合并脑实质损害，有吞咽困难、构音障碍和共济失调等。

6. 其他 因眼眶骨受损和球后肉芽组织增生致眼球凸出、眼睑下垂和复视，多单侧。部分患儿表现慢性反复发作性外耳道溢脓、乳突炎和听力障碍。可有贫血、腹泻和营养不良。

主治语录：因受累器官部位、数量和年龄不同差异较大。年龄愈小，易发生多系统受累，病情就愈重，随年龄增长而病变局限，症状也较轻。

四、辅助检查

1. 血液学检查

（1）多系统受累患者可有不同程度的贫血。

（2）白细胞数正常、减少或增多。

（3）血小板数目正常或减少。

（4）也可无明显变化。

2. 影像学检查

（1）X 线：骨骼系统受累的 LCH 病变部位呈虫蚀样改变甚至巨大缺损，为溶骨性凿穿样损害，形状不规则，呈圆形或椭圆形。

（2）CT

1）典型表现：肺野透亮度减低，毛玻璃状，两肺弥漫网状或网点状阴影，或在网点状基础上有局限或弥漫的阴影颗粒。

2）病变表现：从弥漫性纤维化以及弥散性结节浸润病变到弥散性囊性变。

3）重者可见弥散性小囊肿、肺气肿、气胸、纵隔气肿或皮

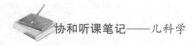

下气肿，婴幼儿常见胸腺肿大。

（3）MRI：对累及中枢神经软组织损害诊断准确。

（4）超声检查：对肝脾受累及包块性质检查有重要意义。

（5）全身骨显像：局灶性异常放射性浓集或类圆形放射性稀疏、缺损伴周边环形放射浓集。

3. 骨髓细胞学检查　对分型及预后有重要意义。

4. 皮疹压片和病灶活检　发现朗格汉斯细胞（LC）是诊断重要依据。

五、诊断

凡原因不明的发热，皮疹，贫血，耳溢脓，反复肺部感染，肝、脾、淋巴结肿大，眼球凸出，尿崩，颅骨缺损，头皮肿物等均应考虑本病。

1. 病理诊断标准

（1）初诊：压片，皮肤活检，淋巴结、肿物穿刺或手术标本病检光镜有典型 LC 浸润。

（2）诊断：初诊基础上以下 4 项中 ≥2 项指标阳性。

1）ATP 酶阳性。

2）CD31/S-100 表达阳性。

3）α-D 甘露糖酶试验阳性。

4）花生凝集素结合试验阳性。

（3）确诊：光镜检查初诊基础上，以下 ≥1 项指标阳性。

1）Langerin 阳性。

2）CD1a 抗原阳性。

3）电镜检查发现病变细胞内含 Birbeck 颗粒。

2. "危险器官"受累标准

（1）造血功能受累，符合以下 ≥2 项

1）贫血：血红蛋白<100g/L，婴儿<90g/L（排除铁缺乏等

其他原因）。

2）白细胞减少：白细胞数<4×10^9/L。

3）血小板减少：血小板数<100×10^9/L。

（2）骨髓侵犯：骨髓涂片上证实有 CD1a 阳性细胞。

（3）脾脏受累：脾脏在锁骨中线肋缘下>2cm。

（4）肝脏受累，符合以下≥1 项。

1）肝脏在锁骨中线肋缘下>3cm。

2）肝功能不良，血浆蛋白<55g/L，清蛋白<25g/L。

3）LCH 组织病理学诊断。

（5）肺受累，符合≥1 项。

1）肺高分辨率 CT 典型表现。

2）LCH 组织病理/细胞学诊断。

（6）特殊部位受累。

（7）危及中枢神经系统损害部位：长期颅骨受累累及垂体或下丘脑致发育迟缓或尿崩症。

3. 危险度分组

（1）单系统 LCH

1）单病灶或多病灶骨骼受累。

2）皮肤受累。

3）淋巴结受累。

4）肺受累。

5）下丘脑、垂体/中枢神经系统受累。

6）其他（甲状腺、胸腺等）。

（2）多系统 LCH：>2 个脏器/系统受累，伴或不伴"危险器官"受累。

（3）下列定位及病变程度分类是全身治疗指征

1）SS-LCH 伴可危及中枢神经系统损害。

2）SS-LCH 伴多病灶骨骼损害。

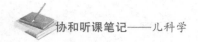

3）SS-LCH 伴特别部位损害。

4）MS-LCH 伴或不伴"危险器官"损害。

主治语录：诊断需结合病史体征、影像学检查和病理三方面。

六、治疗

1. 单系统病变

（1）手术刮除，甚至更少，低剂量局部放疗可达治疗目的。

（2）不宜手术刮除的局部病灶，可病灶内局部注射糖皮质激素，甲泼尼龙 75~750 毫克/次。

（3）单纯骨损害者，可用吲哚美辛。

2. 多系统 LCH

（1）长春碱（VBL）+泼尼松 6 周诱导方案。

（2）原有症状及体征持续存在或有新病灶出现者，用 6 周 VBL+泼尼松第 2 疗程方案。

3. 难治性或复发伴"危险器官"受累 MS-LCH、伴造血功能低下 MS-LCH，可在原方案基础上加阿糖胞苷、甲氨蝶呤、2-氯脱氧腺苷，亦可用免疫抑制剂（环孢素、抗胸腺细胞球蛋白）。

4. 其他

（1）尿崩症，用鞣酸加压素或去氨加压素治疗。

（2）生长发育障碍者，可试用生长激素。

5. 造血干细胞移植

（1）用于治疗多系统受损并累及造血系统、对常规化疗无效的难治性 LCH 患儿。

（2）晚期患儿可合并肝脏和肺脏不可逆的纤维化，可考虑器官移植。

主治语录：单系统病变（骨骼、淋巴结、皮肤）临床病程一般良性，自发缓解率较高，给最低限度治疗。

七、预后

1. 年龄越小，受累器官越多，预后越差。

2. 年龄>5 岁，单纯骨损害多可自愈。

3. 肺、肝、脾、骨髓等受侵犯且对初期治疗反应差者预后不良。

4. 痊愈患儿中少数可有尿崩、智能低下、发育迟缓、颌骨发育不良等后遗症。

第八节　噬血细胞性淋巴组织细胞增生症

一、概述

1. 噬血细胞性淋巴组织细胞增生症（HLH），又称噬血细胞综合征（HPS），是因多种致病因素致机体免疫调节紊乱，巨噬细胞和 T 细胞过度增殖、活化和高细胞因子血症，引起全身炎症反应和多脏器功能损害的综合征。

2. 好发于婴儿和儿童，复发率和死亡率高。

二、临床表现

有异质性和多样性特点，呈进行性加重，与过度增殖与活化巨噬细胞浸润和细胞因子"风暴"有关。

1. 发热　常不规则，体温>38.5℃；也可持续性及消耗性发热，对退热药物反应不佳。

2. 贫血和出血

（1）常中、重度贫血，且输注红细胞难纠正。

（2）出血明显，皮肤和黏膜出血点、瘀斑、穿刺部渗血、血肿、鼻及消化道出血、血尿等。

3. 肝、脾、淋巴结肿大

（1）多有明显肝、脾大，部分有淋巴结肿大。

（2）因肝功能损害导致黄疸、腹水等。

4. 皮疹　全身性斑丘疹、麻疹样红斑、红皮病，亦可为水肿、脂膜炎、皮肤瘀斑。

5. 神经系统损害

（1）患儿头痛、呕吐、意识障碍、共济失调、精神运动性障碍。

（2）部分有脑神经麻痹。

（3）婴儿易激惹、前囟门紧张、颈强直和肌张力改变等。

（4）病程晚期可有抽搐和昏迷。

主治语录：原发性 HLH 多 <2 岁发病，常无家族史。继发性 HLH 见于各个年龄段。

三、实验室检查

1. 血象　全血细胞减少是最常见表现之一，尤以血小板减少明显。

2. 血生化检查　血清甘油三酯 ≥3.0mmol/L，血清铁蛋白常 ≥500μg/L。

3. 凝血检查　纤维蛋白原减低，纤维蛋白降解产物增多，部分凝血活酶时间延长，凝血酶原时间也可延长。

4. 脑脊液检查　有神经系统损害表现者应早做。

5. 相关免疫学检查　NK 细胞活性减低或缺失；sCD25 明显增高，>2400U/ml 有诊断意义，其为诊断 HLH 重要细胞因子，也是提示疾病活动最重要指标之一。

6. 骨髓穿刺检查 疾病早期多为增生性骨髓象，有反应性组织细胞增生。

7. 基因检测 作为确诊原发性 HLH 基因有 *PRF*1、*UNC*13*D*、*STX*11、*STXBP*2。sCD163 升高对 HLH 诊断有特异性。

四、诊断与鉴别诊断

1. 符合下列（1）、（2）中一项即可确定诊断

（1）分子生物学诊断：以下任一基因病理性突变，*PRF*1、*UNC*13*D*、*STX*11、*STXBP*2、*Rab*27*a*、*SH*2*D*1*A*、*BIRC*4。

（2）满足下列标准 8 条中 5 条者可诊断

1）发热：>38.5℃，持续>7 天。

2）脾大：左肋下>3cm。

3）血细胞减少：外周血 2 系或 3 系减少，其中 Hb<90g/L；血小板数<100×10^9/L；ANC<1.0×10^9/L。

4）高甘油三酯血症、低纤维蛋白原血症：禁食后甘油三酯≥3.0mmol/L 或≥相应年龄正常值 3SD，纤维蛋白原≤1.5g/L 或≤3SD。

5）骨髓、脾脏或淋巴结中可见噬血细胞但无恶性表现。

6）NK 细胞活性减低或缺失。

7）血清铁蛋白增加≥500μg/L。

8）可溶性 IL-2 受体（SCD25）增高≥2400U/ml。

2. 鉴别诊断

（1）原发性 HLH

1）发病年龄相小，多婴儿期起病，病情重、易反复。

2）病毒感染（EBV）往往是遗传性免疫缺陷相关性 HLH 诱发因素。

3）确诊要依赖遗传学证据。

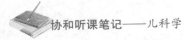

（2）感染相关性 HLH：作出病原学诊断尤为重要。临床上有明确病原学诊断，仍需 HLH 相关基因检测，排除原发性 HLH。

（3）肿瘤相关性 HLH。

（4）风湿免疫性疾病相关性 HLH：常见于全身型幼年特发性关节炎患儿，为本症严重并发症和死亡原因之一，也可见于系统性红斑狼疮和皮肌炎等。

五、治疗

1. 化疗方案

（1）HLH-2004 治疗方案是普遍治疗方法，主要由糖皮质激素、依托泊苷和环孢素组成。

（2）诱导治疗（8 周）：地塞米松静脉或口服，$10mg/(m^2 \cdot d)$，连续 2 周。

（3）鞘内注射：在诱导期进行。

2. 补救治疗　二线治疗药物，如抗人胸腺球蛋白、环磷酰胺+长春地辛+泼尼松、氟达拉滨联合大剂量糖皮质激素、单克隆抗体（CD20、CD52）。

3. 继发性 HLH 治疗　目前国内外常用的治疗方法，大剂量甲泼尼龙+CsA 方案、联合大剂量免疫球蛋白应用，一般效果良好，无效者应采用 HLH-2004 方案治疗。

4. 造血干细胞移植　指征包括原发性 HLH、NK 细胞活性持续性降低；虽无明确阳性家族史或基因突变但诱导治疗 8 周仍未缓解；HLH 停药后复发者。

六、疗效评估

1. 有效　在治疗的第 2、4 周评估，达到以下表现。

（1）体温正常。

（2）脾脏体积缩小。

（3）血小板数≥100×10⁹/L。

（4）FIB 正常。

（5）SF 下降>25%。

2. 缓解

（1）体温正常。

（2）无脾大（部分患儿可单独存在轻度肿大）。

（3）外周血象恢复。

（4）TG 正常。

（5）SF 正常。

（6）GSF 正常（针对初诊 CSF 非正常病例）。

（7）sCD25 较前下降。

3. 疾病活动　治疗后未达到上述疾病缓解条件者。

4. 复发　完全缓解后再次出现以下 8 条中≥3 条者。

（1）发热。

（2）脾大。

（3）血小板数<100×10⁹/L。

（4）TG≥3mmol/L。

（5）FIB≥1.5g/L。

（6）发现噬血现象。

（7）SF≥500μg/L

（8）sCD25≥2400U/ml。

治疗过程中出现新的中枢神经系统症状单独 1 条便可作为疾病复发诊断标准。

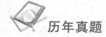 历年真题

1. 下列预防小儿营养性缺铁性贫血的措施中，不正确的是

　A. 铁强化婴幼儿食品

　B. 牛乳喂养应加热

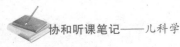

C. 提倡母乳喂养

D. 早产儿早期补铁

E. 早产儿补足维生素 B_{12}

2. 缺铁性贫血早期最可靠的诊断依据是

A. 血清铁减少

B. 血清铁蛋白降低

C. 血清总铁结合力增高

D. 运铁蛋白饱和度降低

E. 红细胞内原卟啉增高

3. 男孩，10 个月。牛奶喂养，面色苍白 2 个月，烦躁。肝肋下

2cm，脾肋下刚及。血象：血红蛋白 80g/L，红细胞数 3.6×10^{12}/L，网织红细胞 0.01，外周血涂片红细胞大小不等，中心淡染。初步诊断是

A. 营养性巨幼细胞贫血

B. 地中海贫血

C. 维生素 B_6 缺乏性贫血

D. 再生障碍性贫血

E. 营养性缺铁性贫血

参考答案：1. E 2. B 3. E

第十四章 神经肌肉系统疾病

核心问题

1. 惊厥（尤其是热性惊厥）和中枢神经系统感染的鉴别。

2. 癫痫的临床特点、诊断与鉴别诊断。

3. 急性细菌性脑膜炎的临床特点、实验室检查、诊断及鉴别诊断。

内容精要

重点在儿童尤其是婴幼儿的神经系统检查及疾病诊断、治疗的特点。惊厥（尤其是热性惊厥）和中枢神经系统感染需重点掌握。

第一节 神经系统疾病检查方法

一、神经系统体格检查

（一）一般检查

见表 14-1-1。

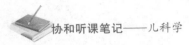

表 14-1-1　神经系统一般检查

意识和 精神行	①判断意识有无障碍，分嗜睡、意识模糊、浅昏迷和深昏迷 ②注意有无烦躁不安、激惹、谵妄、迟钝、抑郁、幻觉及定向力障碍等
气味	苯丙酮尿症—鼠尿味；枫糖尿症—烧焦糖味；异戊酸血症—干酪味或汗脚味蛋氨酸吸收不良症—干芹菜味；有机磷农药中毒—大蒜味
面容	①眼距宽、塌鼻梁见于唐氏综合征 ②舌大而厚见于黏多糖病、克汀病 ③耳大可见于脆性 X 染色体综合征
皮肤	①面部血管纤维瘤，四肢、躯干皮肤色素脱失斑提示结节性硬化症 ②头面部红色血管瘤提示脑面血管瘤病 ③多处（>6 处）"咖啡牛奶斑"提示神经纤维瘤 ④皮肤条状、片状或大理石花纹状的黑褐色色素增生提示色素失调症 ⑤苯丙酸尿症患儿皮肤白皙，头发呈黄褐色
头颅	①舟状颅—矢状缝早闭、扁头畸形—冠状缝早闭、塔头畸形—各颅缝均早闭 ②头围过大注意脑积水、硬膜下血肿、巨脑症；过小注意脑发育停滞或脑萎缩 ③囟门过小或早闭见于头小畸形；囟门晚闭或过大见于佝偻病、脑积水 ④前囟隆起有波动感提示颅内压增高，凹陷见于脱水
脊柱	①注意有无畸形、异常弯曲、强直、叩击痛，背部中线部位皮肤有无凹小窝 ②伴异常毛发增生，见于隐性脊柱裂、皮样窦道或椎管内皮样囊肿

（二）脑神经检查

见表 14-1-2。

表 14-1-2　脑神经的检查

嗅神经	嗅神经损伤常见于先天性节细胞发育不良或额叶、颅底病变者
视神经	①检查视觉、视力、视野和眼底 ②正常儿生后有视觉，小婴儿视觉用移动光或鲜艳物品检查 ③眼底检查对神经系统病诊断有重要意义，注意视盘、视网膜有无异常
动眼、滑 车、展神经	①经此三对脑神经支配眼球运动、瞳孔反射及眼睑 ②看有无眼睑下垂、斜视、眼球震颤。眼球有无上、下、左、右方向运动受限 ③眼球运动受限，瞳孔括约肌功能正常，为眼外肌麻痹，否则为眼内肌麻痹 ④眼球运动神经损伤有周围性、核性、核间性、核上性 ⑤检查瞳孔注意其外形、大小、会聚和对光反射

三叉神经	①注意张口下颌有无偏斜，判断其运动支功能 ②看额面部皮肤对疼痛刺激反应，用棉絮触角膜，查角膜反射了解感觉支功能
面神经	①观察随意运动或表情运动时双侧面部是否对称 ②周围性麻痹，患侧不能皱额，眼睑不能闭合，鼻唇沟变浅，口角健侧歪斜 ③中枢性麻痹，病变对侧下部面肌麻痹（口歪、鼻唇沟变浅）上部面肌功能丧失
听神经 与前庭神经	①观察儿童对突然响声或语声反应，了解有无听力损害 ②检查前庭功能可用旋转试验或冷水试验 ③正常儿童旋转中或冷水灌注后有眼球震颤，前庭神经病变时无眼球震颤
舌咽、迷走 神经	①为混合神经，常同时受累 ②损伤时吞咽困难、声音嘶哑、饮水返呛、咽反射消失，临床称真性延髓麻痹 ③其运动核受双侧皮质支配，单侧核上性病变时可无明显症状 ④双侧皮质脑干束损伤时有构音和吞咽障碍，咽反射存在，称假性延髓麻痹
副神经	①检查胸锁乳突肌和斜方肌肌力、肌容积 ②病变时患侧肩部变低，耸肩、向对侧转头无力，肌肉有萎缩
舌下神经	麻痹时，伸舌偏向麻痹侧；周围性舌下神经麻痹，常伴舌肌萎缩和肌束震颤

主治语录：

（1）旋转试验时检查者将婴儿平举，原地旋转 4~5 圈，休息 5~10 分钟后向另一侧旋转。

（2）冷水试验是以冷水（2~4ml）外耳道灌注，测定单侧前庭功能，结果较旋转试验准确。

（三）运动功能检查

见表 14-1-3。

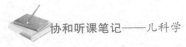

表 14-1-3 运动功能的检查

机溶剂	有无肌肉萎缩或假性肥大
肌张力	①指安静下肌肉紧张度 ②用手触肌肉判断静止时肌肉紧张度，或在肢体放松下做被动伸屈、旋前旋后、内收外展运动感觉其阻力来检查 ③小婴儿通过内收肌角、腘窝角、足跟碰耳试验、足背屈角、围巾征观察 ④肌张力增高多见上运动神经元性损害和锥体外系病变 ⑤下运动神经元或肌肉病时肌张力降低，肌肉松软，甚至关节可过伸
肌力	①指肌肉做主动收缩时力量 ②观察儿童力所能及粗大和精细运动，判断各部位肌群的肌力
共济运动	看婴儿拿玩具动作是否准确，年长儿能完成指鼻、闭目难立、跟膝胫等检查
姿势与步态	①与肌力、肌张力、深感觉、小脑以及前庭功能有密切关系 ②常见异常步态：双下肢剪刀式或偏瘫性痉挛性步态；足间距增宽的小脑共济失调步态；高举腿、落足重的感觉性共济失调步态
不自主运动	见于锥体外系病，常舞蹈样运动、扭转痉挛、手足徐动或抽动，情绪紧张或主动运动时加剧，睡后消失

🖊 主治语录：肌张力分 6 级。

0 级：完全瘫痪：患儿用力时肌肉无收缩。

1 级：可见（触）到肌肉收缩，但无肢体移动。

2 级：有主动运动不能抵抗地心引力。

3 级：有主动运动能对抗地心引力，但不能对抗人为阻力。

4 级：能对抗地心引力及人为阻力，但力量弱。

5 级：正常。

（四）感觉功能检查

1. 浅感觉 包括痛觉、触觉和温度觉，痛觉正常可免去温度觉测试。

2. 深感觉 位置觉、音叉振动觉。

3. 皮质感觉 闭目测试两点辨别觉，或闭目用手辨别常用物体大小、形态或轻重。

（五）反射检查

1. 浅反射和腱反射（终身存在）

（1）浅反射：腹壁反射 1 岁后才易引出，初反应呈弥散性，提睾到出生 4~6 个月后明显。

（2）腱反射

1）新生儿期已可引出肱二头肌、膝和踝反射。

2）反射减弱或消失提示神经、肌肉、神经肌肉接头处或小脑疾病。

3）反射亢进和踝阵挛提示上运动神经元疾患。

4）恒定一侧性反射缺失或亢进有定位意义。

2. 暂时性反射

（1）生后最初数月婴儿存在暂时性反射。

（2）应出现时间不出现，或该消失时间不消失，或两侧持续不对称都提示神经系统异常。

（3）正常儿童暂时性反射的出现和消失年龄，见表 14-1-4。

表 14-1-4　正常儿童暂时性反射的出现和消失年龄

反　　射	出现年龄	消失年龄
拥抱反射	初生	3~6 个月
吸吮反射和觅食反射	初生	4~7 个月
握持反射	初生	3~4 个月
颈肢反射	2 个月	6 个月
迈步反射	初生	2 个月
颈拨正反射	初生	6 个月

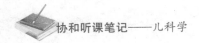

✎ 主治语录：正常 5~7 个月出现支撑反射，9~10 个月出现降落伞反射，可持续终生，若不能按时出现，提示有脑性瘫痪或发育迟缓可能。

（六）病理反射

1. 有巴宾斯基（Babinski）征、查多克（Chaddock）征、戈登（Gordon）征和 Oppenheim 征，检查和判断方法同成人。

2. 正常<18 个月双侧巴宾斯基（Babinski）征阳性，若不对称或 18 个月后阳性，提示锥体束损害。

（七）脑膜刺激征

包括颈强直、凯尔尼格（Kernig）征和布鲁津斯基（Brudzinski）征，检查和判定同成人。

二、神经系统辅助检查

（一）脑脊液检查

1. 腰椎穿刺取脑脊液检查（表 14-1-5），是诊断颅内感染和蛛网膜下腔出血重要依据。

2. 脑脊液可被用于多种项目检测，包括外观、压力、常规、生化和病原学检查。

3. 严重颅内压增高者，未有效降低颅内压前，腰椎穿刺有诱发脑疝危险，应谨慎。

表 14-1-5 颅内常见感染性疾病的脑脊液改变特点

	压力（kPa）	外观	潘氏试验	白细胞（×10⁶/L）	蛋白（g/L）	糖（mmol/L）	氯化物（mmol/L）	查找病原
正常	0.69~1.96	清亮透明	-	0~10	0.2~0.4	2.8~4.5	117~127	
化脓性脑膜炎	不同程度增高	米汤样混浊	+~++++	数百~数千，多核为主	明显增高	明显降低	多数降低	涂片或培养有致病菌
结核性脑膜炎	增高	微浊，毛玻璃样	+~++++	数十~数百，淋巴为主	增高	降低	降低	涂片或培养有抗酸杆菌
病毒性脑膜炎脑炎	正常、轻度增高	清亮	-~+	正常~数百，淋巴为主	正常或轻度增高	正常	正常	特异性抗体阳性，病毒分离阳性
隐球菌脑膜炎	增高或明显增高	微浊	+~++++	数十~数百，淋巴为主	增高	降低	多数降低	涂片墨汁染色可有隐球菌

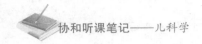

（二）脑电图

1. 用于癫痫的诊断及鉴别诊断。

2. 用于脑功能障碍评估，如脑炎、脑病的辅助诊断及严重程度判断。

（三）肌电图及脑干诱发电位

1. 肌电图

（1）判断被测肌肉有无损害及损害性质（神经或肌源性）。

（2）神经传导速度：可了解被测周围神经有无损害、损害性质（髓鞘或轴索损害）和严重程度。

2. 诱发电位　为脑干听觉诱发电位、视觉诱发电位、体感诱发电位。

（四）神经影像学检查

包括 CT、磁共振成像、数字减影血管造影。

第二节　癫　　痫

一、概述

1. 一种以持久性产生癫痫发作倾向为特征的慢性脑病。

2. 癫痫发作指脑神经元异常过度、同步化放电活动造成的一过性临床症状、体征。癫痫发作是一种症状，癫痫患者、非癫痫急性脑功能障碍者都可见，如病毒性脑炎。

二、分类

见图 14-2-1、图 14-2-2。

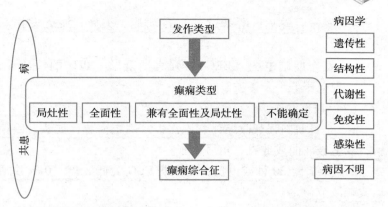

图 14-2-1　国际抗癫痫联盟（ILAE）新的癫痫诊断体系

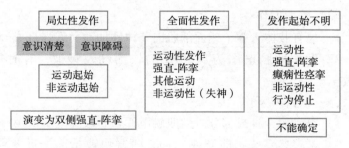

图 14-2-2　ILAE 癫痫发作分类（2017 年）-基础版

三、临床特点

1. 癫痫发作临床特点　取决于同步化放电神经元放电部位、强度和扩散途径。全面性发作可分类如下。

（1）强直-阵挛发作

1）包括强直期、阵挛期及发作后状态。

2）开始全身骨骼肌伸肌或屈肌强直性收缩伴意识丧失、呼吸暂停、发绀，即强直期。

3）继之全身反复、短促猛烈屈曲性抽动，即阵挛期。

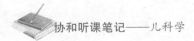

4）发作后昏睡，醒来过程有自动症、头痛、疲乏发作后状态。

5）发作期脑电图（EEG）：强直期全导>10Hz的快活动，继之出现电压低平及慢波。

（2）强直发作

1）全身肌肉强烈收缩伴意识丧失，固定姿势，如头，眼偏斜，双上肢屈曲或伸直、角弓反张。

2）持续5~20秒或更长，发作期EEG为低波幅>10Hz快活动或棘波节律。

3）发作间期脑电图背景活动异常，伴多灶性棘-慢或多棘-慢波暴发。

（3）阵挛发作

1）仅有肢体、躯干或面部肌肉节律性抽动而无强直成分。

2）发作期脑电图为≥10Hz的快活动及慢波，有时棘-慢波。

（4）肌阵挛发作

1）突发的全身或部分骨骼肌触电样短暂收缩（0.2秒）。

2）常突然点头、前倾或后仰、两臂快速抬起，重者致跌倒，轻者感到患儿"抖"一下。

3）发作期脑电图：全导棘-慢或多棘-慢波暴发。

（5）失张力发作

1）全身某部分肌肉张力突然短暂性丧失引起姿势的改变。

2）表现头下垂、肩或肢体突然下垂、屈髋屈膝或跌倒。

3）脑电图发作期多棘-慢波或低波幅快活动，肌电图发作期可见短暂电静息。

（6）失神发作

1）典型失神发作：发作时突然停止进行活动、意识丧失不摔倒、两眼凝视、持续数秒钟后意识恢复，发作后不能回忆。

2）不典型失神发作：与典型失神发作表现类似，开始及恢复较典型失神发作慢。

2. 常见儿童癫痫综合征

（1）伴中央颞区棘波的儿童良性癫痫

1）是儿童最常见的一种癫痫综合征。

2）常 2~14 岁发病，8~9 岁为高峰，男略多于女。

3）多在睡后不久及睡醒前局灶性发作，多起始于口面部（唾液增多、喉头发声、口角抽动、意识清楚，但不能主动发声）。

4）部分很快继发全面性强直-阵挛发作而意识丧失。

5）预后良好，药物易控制，生长发育不受影响，多在 12~16 岁前停止发作。

（2）婴儿痉挛（又称 West 综合征）

1）多小于 1 岁起病，4~8 个月为高峰。

2）特征为频繁的痉挛发作，特异性高峰失律脑电图，精神运动发育迟滞或倒退。

3）发作形式为屈曲型、伸展型和混合型，前两型多。

4）屈曲型痉挛发作时婴儿前臂前举、内收，头和躯干前屈呈点头状；伸展型发作时婴儿头后仰，双臂向后伸展。

5）发作间期脑电图高度失律图形对本病诊断有价值。

6）常见病因有遗传代谢病（苯丙酮尿症）、脑发育异常、神经皮肤综合征或围生期脑损伤。

7）多属于难治性，预后不良，惊厥难以控制，可转为 Lennox-Gastaut 综合征或其他类型，80%~90% 遗留智力和运动发育落后。

（3）Lermox-Gastaut 综合征

1）是儿童期最常见的一种难治性癫痫综合征，占儿童癫痫 2%~5%，2~8 岁起病，3~5 岁多见。

2）表现为频繁、形式多样的癫痫发作，以强直发作最多见（是最难控制的发作形式），其次为不典型失神、肌阵挛发作、失张力发作，可有强直-阵挛、局灶性发作。

3）多数智力和运动发育倒退。

4）病死率 4%~7%，多由于癫痫持续状态所致预后不良。

（4）热性惊厥附加症

1）指热性惊厥年龄>6 岁和/或出现无热的全面强直阵挛发作。

2）遗传性癫痫伴热性惊厥附加症，既往称全面性癫痫伴热性惊厥附加症，为家族性遗传性癫痫综合征。

四、诊断

1. 五个步骤

（1）确定癫痫发作及癫痫诊断，符合以下任一情况可诊断为癫痫。

1）至少两次间隔>24 小时非诱发性（或反射性）发作。

2）一次非诱发性（或反射性）发作，且未来 10 年内再次发作风险与两次非诱发性发作后再发风险相当（至少 60%）。

3）诊断为某种癫痫综合征。

（2）确定癫痫发作类型（根据临床发作和脑电图表现）。

（3）确定癫痫及癫痫综合征类型。

（4）确定癫痫病因。

（5）确定功能障碍和共患病。

2. 多按以下步骤搜集诊断依据

（1）病史与查体：起病年龄、出生史、既往史、家族史、发作时表现（尤其发作开始时表现）、是否有先兆、持续时间、意识状态、发作次数、有无诱因及与睡眠关系、发作后状态。

（2）脑电图：癫痫患者最重要检查，对癫痫诊断及发作类型、综合征分型都至关重要。

（3）影像学检查。

（4）其他检查：遗传代谢病筛查、染色体检查、基因分析、血生化、脑脊液。

五、鉴别诊断

1. 晕厥

（1）暂时性脑血流灌注不足引起的一过性意识障碍。

（2）年长儿多见，常在持久站立、蹲位骤然起立、剧痛、劳累、阵发性心律不齐、家族性 QT 间期延长情况发生。

（3）晕厥前常有黑朦、头晕、苍白、出汗、无力，继而短暂意识丧失，偶肢体强直或抽动，清醒后对意识障碍不能回忆，并有疲乏感。

（4）意识丧失和倒地均逐渐发生，少有躯体损伤，脑电图正常，直立倾斜试验呈阳性反应。

2. 儿童癔症性发作

（1）与多种癫痫发作类型混淆。

（2）无意识丧失，无躯体受伤、大小便失禁或舌咬伤。

（3）抽搐杂乱无规律，瞳孔无散大，深、浅反射存在，面色正常，无神经系统阳性体征，无发作后嗜睡，常有夸张色彩。

（4）发作期与发作间期脑电图正常，暗示治疗有效。

3. 睡眠障碍　如夜惊、梦魇、梦游及发作性睡病等，均无癫痫性放电。

4. 偏头痛

（1）主要为视觉先兆、偏侧性头痛、呕吐、腹痛和嗜睡等。

（2）儿童以普通型多见，无先兆，部位不定，可双侧。

（3）常有家族史，易伴恶心、呕吐等胃肠症状。

（4）没有头痛性癫痫和腹痛性癫痫的诊断。

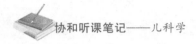

5. 抽动障碍

（1）一种不自主、无目的、快速、刻板的肌肉收缩，属锥体外系症状。

（2）情绪紧张时发作加剧，睡眠时消失可表现为仅涉及1组肌肉的短暂抽动，或暴发出含糊不清声音，或腹肌抽动、踢腿、跳跃等动作。

（3）抽动能被患者有意识地暂时控制，睡眠中消失，脑电图发作期无癫痫样放电。

（4）抽动障碍是以抽动为主要表现的一种慢性神经精神疾病。

六、治疗与预后

1. 病因治疗　特殊奶粉治疗苯丙酮尿症，癫痫外科手术切除局灶性皮层发育不良，免疫抑制剂治疗免疫性癫痫。

2. 药物治疗

（1）选合适时机开始抗癫痫药治疗。

（2）能诊断的，按照综合征选药原则选抗癫痫药，如不能诊断，按发作类型选药物。

（3）首选单药治疗，治疗困难者抗癫痫药联合治疗。

（4）药动学服药规则、不间断，用药剂量个体化。

（5）必要时监测血药浓度。

（6）替换药物应逐渐过渡。

（7）疗程长，需治疗>2年不发作，脑电图癫痫样放电基本消失，才能开始减药。

（8）减药过程要求超过3~6个月。

（9）定期随访，监测药物出现的不良反应。

3. 癫痫外科治疗。

4. 其他疗法　生酮饮食，免疫治疗。

第三节 惊 厥

一、概述

惊厥为儿科最常见急症之一，是因脑神经元一过性同步化放电导致的涉及随意肌不可控制的抽搐或者肌张力改变，可部分身体（局灶性），也可全身性（全面性）。

二、病因及分类

1. 感染性病因

（1）颅内感染：由细菌、病毒、寄生虫、真菌引起的脑（膜）炎。脑脊液检查对诊断和鉴别诊断有帮助。

（2）颅外感染：感染中毒性脑病（继发于脓毒症、重症肺炎、中毒性细菌性痢疾）、热性惊厥。

2. 非感染性病因

（1）颅内疾病：颅脑损伤与出血、先天发育畸形、颅内占位性病变。

（2）颅外（全身性）疾病：包括缺氧缺血性脑损伤、代谢性疾病（水电解质紊乱、肝肾衰竭、Reye综合征、遗传代谢性疾病等）、中毒等。

三、临床表现

1. 局灶性发作前可有先兆，但多数突然发作，全面性惊厥发作时意识完全丧失，双眼凝视、斜视或上翻，头后仰，面肌及四肢呈强直性或阵挛性抽搐，呼吸暂停甚至青紫，惊厥后昏睡、疲乏。

2. 热性惊厥多于惊厥后神志很快恢复。惊厥呈持续状态或者频繁发生表示病情严重。

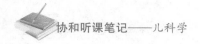

四、诊断

1. **病史** 有发热者考虑中枢神经系统感染、中毒性脑病及热性惊厥。

2. **年龄**

（1）新生儿期：产伤、先天颅脑畸形、低钙血症、脓毒血症和化脓性脑膜炎、破伤风常见。

（2）1 个月至 1 岁：围生期损伤后遗症、先天颅脑畸形、低钙血症、化脓性脑膜炎、婴儿痉挛多见，6 个月后热性惊厥增多。

（3）1~3 岁：热性惊厥、各种脑膜炎和脑炎、中毒性脑病、低血糖多见。

（4）学龄前期及学龄期：中毒性脑病、各种脑膜炎和脑炎、颅内肿瘤、颅脑外伤、各种中毒、高血压脑病、癫痫多见。

3. **季节** 夏秋多见乙型脑炎、中毒性细菌性痢疾；冬春多见重症肺炎、流行性脑膜炎。

4. **体格检查** 皮肤瘀点、局部感染灶、脑膜刺激征、颅内高压症、血压及眼底检查。

5. **实验室检查** 血、尿、粪常规，血生化、肝肾功能、脑脊液检查。

6. **特殊检查**

（1）脑电图：对各类型癫痫有诊断意义，对脑病和脑炎诊断及病情判断有帮助。

（2）头颅影像学：CT、X 线平片、脑血管造影，了解有无钙化点、脑血管病变和畸形。

（3）脑超声：适用前囟未闭婴儿颅内病变检测。

五、治疗

1. **一般处理** 观察意识、瞳孔及生命体征变化，保持呼吸通畅。

2. 止惊治疗

（1）首选苯二氮䓬类药物，有静脉通道，应静脉注地西泮，每次 0.3~0.5mg/kg 静注。

（2）苯巴比妥钠，肌注吸收慢，不适用于急救一线用药，可用静脉制剂。负荷量 10mg/kg，速度<25mg/min。

（3）10% 水合氯醛，用于上述治疗无效时，0.5ml/kg（50mg/kg）稀释至 3% 灌肠。

（4）苯妥英，用于惊厥持续状态。15~20mg/kg，溶于生理盐水静脉滴注，<1mg/（kg·min），24 小时后给予维持量。

3. 病因治疗。

4. 对症治疗　高热者给予药物及物理方法降温，纠正水、电解质、代谢紊乱，存在颅内压增高予 20% 甘露醇等降低颅压；必要时予循环与呼吸支持。

主治语录：1 次惊厥发作>30 分钟，或反复发作>30 分钟，且发作间期意识不恢复至发作前的基线状态，称惊厥持续状态。若为癫痫发作，则称癫痫持续状态。

六、热性惊厥

（一）概述

1. 患病率约 2%，婴幼儿期最常见惊厥性疾病，儿童期患病率 3%~4%。

2. 指发生在生后 3 个月至 5 岁，发热初起或体温快速上升期出现的惊厥，排除了中枢神经系统感染以及引发惊厥的任何其他急性病，既往也没有无热惊厥史。

3. 临床有明显家族遗传倾向，常多基因遗传或染色体显性

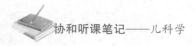

遗传伴不完全外显。

4. 病毒和细菌感染是热性惊厥重要促发因素，以病毒感染多见。

（二）临床表现

1. 发于 3 个月至 6 岁，多为 6 个月至 3 岁，高峰期 18 个月，仅 6%~15% 发于 4 岁后。7~8 岁终止。

2. 分型

（1）单纯型：全面性发作，持续时间 <15 分钟，24 小时之内或同一热性病程中仅发作 1 次，占热性惊厥 75% 左右。

（2）复杂型：有以下特征之一。

1）发作时间长（>15 分钟）。

2）局灶性发作。

3）惊厥在 24 小时之内或同一热性病程中发作 ≥2 次。

（三）诊断

主要是根据特定发生年龄及典型临床表现，最重要的是除外可能导致发热期惊厥其他各种疾病，如中枢神经系统感染、感染中毒性脑病、急性代谢紊乱等。

（四）治疗

1. 单纯性热性惊厥不推荐预防性治疗。

2. 少数复杂热性惊厥、热性惊厥频繁（>5 次/年）或有过热性惊厥持续状态（>30 分钟）患儿，考虑采取预防措施。

（1）长期预防：选用丙戊酸或左乙拉西坦或苯巴比妥口服。

（2）间断临时预防：发热早期及时口服或直肠用地西泮，每次 0.3mg/kg。有嗜睡、共济失调等中枢神经系统症状，可掩盖严重疾病（脑膜炎、脑炎）。

（五）预后

1. >95%患儿日后不患癫痫。

2. 患癫痫危险因素

（1）复杂型热性惊厥。

（2）存在中枢神经系统异常（如发育落后）。

（3）癫痫家族史。

3. 首次热性惊厥后仅有 30%患儿在以后的发热性疾病过程中再次出现热性惊厥。

4. 复发危险因素

（1）18 个月龄前发病。

（2）发作时体温<38℃。

（3）家族史。

（4）发病前发热时间短（<1 小时）。

第四节　急性细菌性脑膜炎

一、概述

1. 也称化脓性脑膜炎，各种化脓性细菌引起的脑膜炎症，部分病变累及脑实质。

2. 是儿科，尤其是婴幼儿时期常见中枢神经系统感染性疾病。

3. 以急性发热、惊厥、意识障碍、颅内压增高和脑膜刺激征及脑脊液脓性改变为特征。

二、侵入途径

1. 常见途径是通过血流，即菌血症抵达脑膜微血管。当儿童免疫防御功能降低时，细菌通过血-脑屏障到达脑膜。

2. 致病菌多由上呼吸道入侵血流，新生儿皮肤、胃肠道黏膜或脐也常是感染侵入门户。

3. 邻近组织器官感染，如中耳炎、乳突炎等扩散波及脑膜。

4. 与颅腔存在直接通道，如颅骨骨折、神经外科手术、皮肤窦道或脑脊膜膨出，细菌可因此直接进入蛛网膜下腔。

三、病理

1. 在细菌毒素和多种炎症相关细胞因子作用下，形成以软脑膜、蛛网膜和表层脑组织为主的炎症反应。

2. 表现为广泛性血管充血、大量中性粒细胞浸润和纤维蛋白渗出，伴弥漫性血管源性和细胞毒性脑水肿。

四、临床表现

1. 特点

（1）90%化脓性脑膜炎患儿<5岁儿童，<2岁发病占75%。

（2）流感嗜血杆菌引起的化脓性脑膜炎多集中在2个月至2岁儿童。

（3）四季均有发生，但肺炎链球菌以冬、春多见，而脑膜炎球菌和流感嗜血杆菌引起的化脓性脑膜炎分别以春、秋季发病多。大多急性起病。

（4）部分病前有上呼吸道或胃肠道感染病史。

（5）脑膜炎球菌和流感嗜血杆菌引起的化脓性脑膜炎有时伴关节痛。

2. 感染中毒及急性脑功能障碍症状

（1）发热、烦躁和进行性加重意识障碍。随病情发展，渐从精神萎靡、嗜睡、昏睡昏迷到深度昏迷。

（2）30%有反复全身或局限性惊厥发作。

（3）脑膜炎双球菌感染常有瘀点、瘀斑和休克。

3. 颅内压增高表现　头痛、呕吐，婴儿有前囟饱满与张力增高、头围增大。合并脑疝时，有呼吸不规则、突然意识障碍加重及瞳孔不等大体征。

4. 脑膜刺激征

（1）颈项强直最常见，其他如凯尔尼格（Kernig）征和布鲁津斯基（Brudzinski）征阳性。

（2）年龄<3 个月幼婴和新生儿化脓性脑膜炎表现多不典型，主要差异如下。

1）体温可高可低或不发热，甚至体温不升。

2）颅内压增高表现不明显，幼婴不会诉头痛，仅有吐奶、尖叫或颅缝分离。

3）症状不典型、不明显，如见面部、肢体轻微抽搐，发作性眨眼、呼吸不规则、屏气等各种不易发现及确定的发作。

五、实验室检查

1. 脑脊液检查（确诊本病的重要依据）。

2. 其他

（1）血培养。

（2）皮肤瘀点、瘀斑涂片，发现脑膜炎球菌重要而简便方法。

（3）外周血象示白细胞多增高，中性粒细胞为主。感染严重或不规则治疗者，可有减少。

（4）血清降钙素原，可能是鉴别无菌性脑膜炎和细菌性脑膜炎特异和敏感检测指标之一，血清降钙素原>0.5ng/ml 提示细菌感染。

六、并发症

包括硬脑膜下积液、脑室管膜炎、脑积水、抗利尿激素异常分泌综合征及各种神经功能障碍（神经性耳聋、智力障碍、

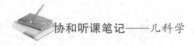

行为异常)。

七、诊断

凡急性发热起病，并伴反复惊厥、意识障碍或颅内压增高表现婴幼儿，均应注意本病可能，应进一步依靠脑脊液检查确立诊断。

八、鉴别诊断

1. 病毒性脑膜炎　临床表现与化脓性脑膜炎相似，感染中毒及神经系统症状均较化脓性脑膜炎轻，病程多≤2 周。

2. 结核性脑膜炎　需与不规则治疗的化脓性脑膜炎鉴别。

3. 隐球菌性脑膜炎　临床和脑脊液改变与结核性脑膜炎相似，病情更慢，头痛等颅压增高表现更持续严重。

4. 其他　需与脑脓肿、热性惊厥、颅内出血、肿瘤性脑膜炎鉴别。

主治语录：脑脊液检查，尤其病原学检查是鉴别诊断关键。

九、治疗

1. 抗生素治疗　用药原则：早期、足量、急性期静脉给予抗生素治疗。

（1）病原菌未明时：生后 2~3 周的早期新生儿，推荐氨苄西林加头孢噻肟；对于晚期新生儿，推荐万古霉素加头孢噻肟或者头孢他啶。生后 1 个月以上的婴儿，推荐万古霉素加一种三代头孢菌素。

（2）病原菌明确后：选用对病原菌敏感、疗效高、不良反应小、透过血脑屏障的药物。

1）脑膜炎球菌，青霉素首选，青霉素 20 万~40 万 U/（kg·d）。

2）少数耐青霉素者需选用上述第三代头孢菌素。

3）流感嗜血杆菌，对敏感菌株可用氨苄西林。

4）B 族链球菌，青霉素或氨苄西林联合 1 种三代头孢菌素，疗程 14~21 天。

5）革兰阴性肠道菌，氨苄西林联合广谱头孢。

2. 肾上腺皮质激素 地塞米松 0.2~0.6mg/（kg·d），分 4 次静脉注射，一般连用 2~3 天。

3. 并发症治疗

（1）硬膜下积液：积液量大有明显颅内高压，需穿刺放液，每次≤15ml。

（2）脑室管膜炎：侧脑室穿刺、引流，缓解症状。

（3）脑积水：主要依赖手术治疗，包括正中孔粘连松懈、导水管扩张和脑脊液分流术。

4. 对症和支持治疗 监测生命体征，及时处理高热、惊厥及电解质紊乱。

十、预后

1. 婴幼儿死亡率 10%。

2. 死亡率与病原菌（肺炎球菌脑膜炎死亡率最高）、患儿年龄（<6 个月）、脑脊液中细菌量、治疗前惊厥持续时间（>4 天）、并发症相关。

3. 10%~20%幸存者有后遗症，如听力丧失、智力倒退、反复惊厥、语言能力延迟、视力障碍、行为异常。

第五节 病毒性脑炎

一、概述

1. 病毒性脑炎指由多种病毒引起的颅内脑实质炎症。

2. 若病变主要累及脑膜，临床表现为病毒性脑膜炎；若病

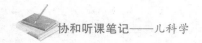

变主要影响大脑实质，则以病毒性脑炎为临床特征；若脑膜和脑实质同时受累，称为病毒性脑膜脑炎。

3. 多数患者病程呈自限性。

4. 80%为肠道病毒，其次为虫媒病毒、腺病毒、单纯疱疹病毒、腮腺炎病毒和其他病毒。

二、病理

1. 脑膜和脑实质广泛性充血、水肿，伴淋巴细胞和浆细胞浸润。

2. 有炎症细胞在小血管周围袖套样分布，血管周围组织神经细胞变性、坏死和髓鞘崩解。

3. 病理改变大多弥漫分布，但也可在某些脑叶突出，呈相对局限倾向。

4. 单纯疱疹病毒常引起颞叶为主的脑部病变。

三、临床表现

1. 病毒性脑膜脑炎

（1）急性起病，或先有上呼吸道感染或前驱传染性疾病。

（2）表现为发热、恶心、呕吐、精神差、嗜睡，年长儿诉头痛，婴儿烦躁不安、易激惹。

（3）少有严重意识障碍和惊厥，有颈项强直等脑膜刺激征，无局限性神经系统体征。

（4）病程多在1~2周内。

2. 病毒性脑炎

（1）多数表现

1）发热、反复惊厥、不同程度意识障碍和颅内压增高症状。

2）惊厥多呈全身性，也有局灶性发作，重者呈惊厥持续状态，部分伴偏瘫或肢体瘫痪。

3）患儿有嗜睡、昏睡、昏迷、深度昏迷，甚至去皮质状态不同程度意识改变。

4）有呼吸节律不规则或瞳孔不等大，考虑颅内高压并发脑疝。

（2）少数表现

1）病变主要累及额叶皮质运动区，以反复惊厥为主要表现，（不）伴发热。

2）多为全身性或局灶性强直-阵挛或阵挛发作，少数为肌阵挛或强直发作，有癫痫持续状态。

（3）多种病毒可引起脑部病变累及额叶底部、颞叶边缘系统，表现为精神情绪异常，及定向力、计算力与记忆力障碍。

（4）由单纯疱疹病毒引起者最严重，常合并惊厥与昏迷，病死率高。

（5）还有以偏瘫、单瘫、四肢瘫或不自主运动为主要表现者。

（6）病变累及锥体束时出现阳性病理征。

主治语录： 手-足-口特异分布皮疹提示肠病毒感染，肝脾及淋巴结肿大提示 EB 病毒、巨细胞感染，西尼罗河病毒感染则表现腹泻和躯干皮肤红斑。

四、辅助检查

1. 脑脊液检查　外观清亮，压力正常或增加，白细胞正常或轻度增多，分类计数早期中性粒细胞为主，后转为淋巴细胞为主，蛋白定量正常或稍高，糖定量正常。

2. 病毒学检查　部分脑脊液病毒培养及特异性抗体检测阳性。

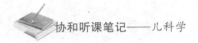

3. 脑电图和脑 CT　可帮助鉴别诊断。

4. 神经影像学检查　MRI 可有弥漫性脑水肿，皮质、基底核、脑桥、小脑局灶性异常。

五、诊断与鉴别诊断

1. 病毒性脑炎诊断　有赖于排除颅内急性脑部疾病后确立。

2. 少数若明确并发于某种病毒性传染病，或脑脊液检查证实特异性病毒抗体阳性，可支持颅内病毒性感染诊断。

3. 鉴别诊断

（1）颅内其他病原感染：根据脑脊液外观、常规、生化和病原学检查，与化脓性、结核性、隐球菌性脑膜炎鉴别。

（2）Reye 综合征：因急性脑病表现和脑脊液无明显异常使两病易混，但据 Reye 综合征无黄疸而肝功能明显异常、病后 3~5 天病情不进展、有的血糖降低特点，可与病毒性脑炎鉴别。

（3）其他：借头颅磁共振、血/脑脊液、遗传学，与自身免疫性脑炎、遗传代谢病鉴别。

六、治疗

1. 密切观察病情，加强护理，营养充分，维持水电解质平衡。

2. 控制脑水肿和颅内高压　①限制液体入量。②静脉注射脱水剂，甘露醇每次 0.25~0.5g/kg，4~6 次/天。

3. 控制惊厥发作　给止惊剂（地西泮、苯巴比妥、左乙拉西坦），治疗无效，可在控制性机械通气下给肌肉松弛剂。

4. 呼吸道、心血管功能监护与支持。

5. 抗病毒药物　病原尚未明确，病毒性脑炎首选阿昔洛韦；单纯疱疹病毒脑炎是最严重病毒性脑炎，用阿昔洛韦每次

5~10mg/kg，8 小时/次；巨细胞病毒脑炎，更昔洛韦每次 5mg/kg，12 小时 1 次。用 10~14 天，静脉滴注给药。

七、预后

1. 病程多为 2~3 周，多完全恢复。

2. 病情重、全脑弥漫性病变者预后差，遗留惊厥及智力、运动心理行为、视力或听力残疾。

第六节　脑性瘫痪

一、概述

1. 脑性瘫痪，简称脑瘫，是一组因脑部非进行性损伤，致患儿活动受限综合征。

2. 脑性瘫痪运动障碍可伴感觉、认知、沟通、知觉、行为异常，癫痫发作和继发性骨骼肌肉系统异常。

3. 主要表现为中枢性运动障碍，有时可伴有智力低下、癫痫、行为异常或感知觉障碍。

二、病因

多与脑性瘫痪发生有关，包括围生期脑损伤、与早产有关脑损伤、脑发育异常、产后脑损伤及产前危险因素。

三、临床表现

1. 基本表现

（1）小于 18 月龄，有延迟或异常运动发育进程。

（2）症状随患儿发育变化是脑性瘫痪基本特征，可与运动发育成熟后获得性运动障碍区别。

（3）脑瘫患儿脑内病变是静止、非进展的。

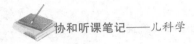

（4）脑瘫主要临床表现

1）运动发育落后和瘫痪肢体运动障碍：<u>患儿的运动发育里程碑落后，包括抬头、坐、站立、独走等大运动及手指精细动作。</u>

2）肌张力异常：痉挛型表现为肌张力增高；肌张力低下型表现瘫痪肢体松软，可引出腱反射；手足徐动型表现为变异性肌张力不全。

3）姿势异常：有多种肢体异常姿势，影响其正常运动功能发挥。

4）反射异常：<u>多种原始反射消失延迟，腱反射活跃，可引出踝阵挛和阳性巴宾斯基（Babinski）征。</u>

2. 临床类型

（1）按运动障碍性质分类

1）痉挛型：<u>最常见，占 50%～60%，主因锥体系受累，表现上肢肘、腕关节屈曲、拇指内收、手紧握呈拳状，下肢内收交叉呈剪刀腿和尖足。</u>

2）手足徐动型：扭转痉挛或其他锥体外系受累症状。

3）肌张力低下型：瘫痪肢体松软，腱反射存在，后多转为痉挛型或手足徐动型。

4）强直型：全身肌张力显著增高、僵硬，锥体外系受损症状。

5）共济失调型：小脑性共济失调。

6）震颤型：多为锥体外系相关的静止性震颤。

7）混合型：以上某几种类型同时存在。

（2）按瘫痪累及部位分类：四肢瘫、双瘫、截瘫、偏瘫、三肢瘫和单瘫。

四、诊断

1. 诊断　应符合以下 2 个条件。

（1）<u>运动发育期就有的中枢性运动障碍，包括大脑、小脑</u>

及脑干疾病所致，不包括脊髓、外周神经和肌肉病变所致运动障碍。

（2）除外可致瘫痪的进行性疾病所致的中枢性瘫痪及正常儿童一过性发育落后。

2. 典型脑性瘫痪多有运动发育落后、姿势异常、中枢性运动障碍体征等。

3. 影像学检查可发现脑损伤及其性质。

4. 1/2~2/3 有头颅 CT、MRI 异常，但正常者不能否定本病的诊断。

五、鉴别诊断

1. 与遗传性疾病鉴别，如遗传性痉挛性截瘫，早期与脑瘫不易鉴别，可误诊。

2. 戊二酸血症 1 型易误认为运动障碍型脑瘫，精氨酸酶缺乏易被误认为双侧瘫痪型脑瘫。

3. 婴儿期肌张力低下者须与下运动神经元瘫痪鉴别，后者腱反射常减低或消失。

4. 若痉挛性双瘫，且有晨轻暮重表现，需与多巴-反应性肌张力不全鉴别。

主治语录： 脑瘫必须有中枢性运动障碍，单纯智力障碍性疾病没有瘫痪不能诊断为脑瘫。

六、治疗

1. 治疗原则

（1）早期发现和治疗。

（2）促进正常运动发育，抑制异常运动和姿势。

（3）采取综合治疗手段：医师指导和家庭训练相结合。

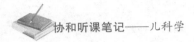

2. 主要治疗措施　包括功能、体能运动，技能、语言训练，矫形器应用及手术治疗。

主治语录：躯干肌张力明显低下伴病理反射阳性或持久性强直姿势患儿预后不良，多伴智力障碍。

第七节　吉兰-巴雷综合征

一、概述

1. 又称急性感染性多发性神经根神经炎，儿科最常见急性周围神经病。

2. 以肢体对称性弛缓性瘫痪为主要特征，病程自限性，多在数周内恢复，重者急性期可死于呼吸肌麻痹。

3. 空肠弯曲菌等前驱感染为主要诱因。

4. 可分为急性炎症性脱髓鞘性多神经病、急性运动轴索型神经病、急性运动感觉轴索型神经病、Miller-Fisher 综合征。

二、病因

1. 感染因素　2/3 患者病前 6 周内有明确前驱感染，病原体有空肠弯曲菌、巨细胞病毒、EB 病毒、带状疱疹病毒。

2. 疫苗接种。

3. 免疫遗传因素。

三、临床表现

1. 学龄前和学龄期儿童多见。以空肠弯曲菌为前驱感染，夏、秋季发病增多。

2. 病前可有腹泻或呼吸道感染史。

3. 运动障碍

（1）本病主要表现，急性或亚急性起病，四肢、下肢弛缓性瘫痪为本病基本特征。

（2）两侧基本对称，以肢体近端或远端为主，或近端、远端同时受累。瘫痪可能在数天或数周内由下肢向上发展，但绝大多数进行性加重不超过 3~4 周。

4. 感觉障碍　轻，少有感觉缺失，神经根痛和皮肤感觉过敏，颈项强直，凯尔尼格（Kernig）征阳性。

5. 自主神经障碍　多汗、短期尿潴留、心律失常或血压波动。

四、实验室检查

1. 脑脊液检查　80%~90%脑脊液中蛋白增高，白细胞计数和其他正常为本病特征的蛋白-细胞分离现象，要到起病后第2周才有。

2. 神经传导功能测试。

3. 脊髓磁共振。

五、诊断

1. 常有前驱感染史，急性或亚急性起病，进行性加重，多2周左右达高峰。

2. 对称性肢体无力，重症者呼吸肌无力，四肢腱反射减低或消失，可伴轻度感觉异常和自主神经功能障碍。

3. 脑脊液出现蛋白-细胞分离现象。

4. 电生理检查，运动神经传导潜伏期延长，运动神经传导速度减慢等。

六、鉴别诊断

需与肠道病毒引起的急性弛缓性瘫痪、急性横贯性脊髓炎、

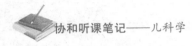

急性小脑性共济失调等鉴别。

七、治疗

1. 护理

（1）保持呼吸道通畅，勤翻身，防止坠积性肺炎或压疮。

（2）吞咽困难者要鼻饲，以防吸入性肺炎。

（3）保证足量水分、热量和电解质供应。

（4）补充 B 族维生素、ATP、辅酶 A、胞磷胆碱及神经生长因子，促进神经修复。

（5）尽早对瘫痪肌群进行康复训练，防止肌肉萎缩，促进恢复。

2. 呼吸肌麻痹的抢救　呼吸肌麻痹是本病死亡主要原因。

3. 静脉注射免疫球蛋白　早期静脉注射大剂量免疫球蛋白。

4. 康复治疗。

第八节　重症肌无力

一、概述

1. 重症肌无力（MG）是一种获得性自身免疫性神经肌肉接头疾病，由抗乙酰胆碱受体抗体介导。

2. 无力性运动障碍典型表现为"晨轻暮重"。

3. 表现为横纹肌异常地易疲劳，经休息后或给予抗胆碱酯酶药物后能恢复。

二、临床表现

1. 儿童重症肌无力　多在婴幼儿期发病，最年幼者 6 个月，2~3 岁是发病高峰，女孩多见，临床主要表现 3 种类型。

（1）眼肌型

1) 最多见。单纯眼外肌受累，多数一侧或双侧眼睑下垂，晨轻，起床后、反复用力睁闭眼动作也使症状更明显。

2) 部分有眼球外展、内收或上、下运动障碍，引起复视或斜视，瞳孔对光反射正常。

（2）脑干型：Ⅸ、Ⅹ、Ⅻ对脑神经支配的咽喉肌群受累。突出症状是吞咽或构音困难、声音嘶哑等。

（3）全身型

1) 运动后四肢肌肉疲劳无力，严重者卧床难起，呼吸肌无力时危及生命。

2) 少数患儿兼上述 2~3 种类型，或由 1 种逐渐发展为混合型。

3) 呼吸道感染常使病情加重，儿科重症肌无力很少与胸腺瘤并存。

4) 本病可伴免疫性疾病（类风湿性关节炎）、非免疫性疾病（癫痫），2% 有家族史。

2. 新生儿重症肌无力

（1）新生儿暂时性重症肌无力

1) 重症肌无力女性患者妊娠后娩出的新生儿中，约 1/7 因体内遗留母亲抗乙酰胆碱受体（ACh-R）抗体，可能出现全身肌肉无力，重者要机械呼吸或鼻饲，少有眼肌症状而易被误诊。

2) 数天或数周后，婴儿体内抗 ACh-R 抗体消失，肌力可恢复。

（2）先天性重症肌无力：与母亲是否有重症肌无力无关，患儿出生后全身肌无力和眼外肌受累，症状持续，不会自然缓解，胆碱酯酶抑制剂和血浆交换治疗均无效。

三、诊断

1. 药物诊断性试验 临床表现支持本病时，依酚氯铵或新

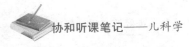

斯的明药物试验有助诊断确立。

2. 肌电图检查　表现为重复电刺激中反应电位波幅快速降低，对本病诊断较有特异性。

3. 血清抗 ACh-R 抗体检查　阳性有诊断价值。

4. 胸部 CT 检查　可明显提高胸腺肿瘤的检出率。

5. 重症肌无力者，诊断需据临床表现（首发症状、受累部位、病程演变）进行分型诊断。

（1）Ⅰ型（眼肌型）：是儿童最常见类型，单纯的眼肌麻痹，40%可发展为全身型。

（2）Ⅱa 型（轻度全身型）：缓慢进展，眼外肌受累外，累及球部肌肉，对胆碱酯酶抑制剂反应好，死亡率低。

（3）Ⅱb 型（中度全身型）：有明显构音障碍、吞咽、咀嚼困难，呼吸肌不受累，胆碱酯酶抑制剂常不敏感。

（4）Ⅲ型（急性快速进展型）：常突然发病，早期有呼吸肌受累，伴严重延髓肌、四肢肌和躯干肌受累，胆碱酯酶抑制剂反应差，常合并胸腺瘤和出现危象，死亡率高。

（5）Ⅳ型（慢性严重型）：初Ⅰ型或Ⅱa 型，对胆碱酯酶抑制剂反应不明显，常合并胸腺瘤。

四、鉴别诊断

1. 眼肌型及脑干型与线粒体脑肌病及脑干病变鉴别。

2. 全身型与吉兰-巴雷综合征及其亚型 Fisher 综合征鉴别。

3. 与少见病鉴别，如急性多发性肌炎、肉毒杆菌食物中毒、周期性瘫痪。

五、治疗

1. 胆碱酯酶抑制剂　溴吡斯的明首选，新生儿口服 5mg/次，婴幼儿 10～15 毫克/次，年长儿 20～30 毫克/次，最大 ≤60mg，

3~4 次/天。

2. 糖皮质激素　各种重症肌无力免疫治疗一线首选药，首选泼尼松，1~2mg/(kg·d)。

3. 免疫抑制剂　硫唑嘌呤、环孢素、霉酚酸酯、他克莫司、环磷酰胺、甲氨蝶呤。

4. 胸腺切除术　MG 合并胸腺瘤者，AChR-Ab 阴性可考虑胸腺切除术。

5. 大剂量静脉注射免疫球蛋白和血浆交换疗法　主要用于重症全身型重症肌无力患者或重症肌无力危象的抢救。

6. 肌无力危象的识别与抢救

（1）肌无力危象：注新斯的明可迅速改善症状。

（2）胆碱能危象：面色苍白、腹泻、呕吐、高血压、心动过缓、瞳孔缩小。

7. 避免/慎用药物　奎宁、氨基苷类、大环内酯类及氟喹诺酮类抗生素、普鲁卡因胺等麻醉药品、普萘洛尔、β 受体阻滞剂、青霉胺、肉毒杆菌毒素、他汀类、碘化放射对比剂可引起呼吸肌麻痹，应避免或者精神使用。

🖊 主治语录：2/3 患者发病 1 年内严重程度达高峰，20% 左右患者发病 1 年内有 MG 危象。

第九节　进行性肌营养不良

一、概述

1. 进行性肌营养不良是一组遗传性肌肉变性疾病，主要病理变化是横纹肌变性。

2. 根据遗传方式、发病年龄、肌无力分布、病程及预后分假肥大型、Emery-Dreifuss、面肩肱型、肢带型、眼咽型、远端

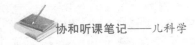

型、强直型及先天性肌营养不良。

3. 临床表现为进行性加重的对称性肌无力、肌萎缩，最终完全丧失运动功能。

4. 假肥大型是进行性肌营养不良中最常见，小儿期最常见、最严重的，无种族地域差异。分为 Duchenne 型（DMD）和 Becher 型（BMD）。

二、病因及发病机制

假肥大型肌营养不良是因染色体 Xp21 上编码抗肌萎缩蛋白基因突变所致，属 X 连锁隐性遗传性疾病，一般男性患病，女性携带突变基因。

三、临床表现

1. 进行性肌无力和运动功能倒退

（1）少数有轻度运动发育延迟，或独立行走后步态不稳，易跌倒。

（2）3 岁后症状明显，行走摇摆如鸭步态，跌倒频繁。

（3）多数 10 岁后丧失独立行走能力，20 岁前大多出现咽喉肌肉和呼吸肌无力，声音低微，吞咽和呼吸困难，很易发生吸入性肺炎等继发感染死亡。

（4）BMD 症状轻，可活至 40 岁后。

2. Gower 征　由于骨盆带肌早期无力，3 岁后患儿不能从仰卧位直接站起。

3. 假性肌肥大和广泛肌萎缩

（1）早期有骨盆带和大腿部肌肉进行性萎缩。

（2）肩带肌肉萎缩后，有"翼状肩胛"，自腋下抬举患儿躯体时有"游离肩"。

（3）脊柱肌肉萎缩可致脊柱弯曲畸形。

（4）疾病后期发生肌肉挛缩，引起膝、腕关节或上臂屈曲畸形。

4. 其他

（1）多数有心肌病，甚至心力衰竭，心脏骤停造成猝死多见于 BMD 患者（易发生恶性高热）。

（2）大多有不同程度智力损害，IQ 平均为 83，与肌无力严重度也不平行。

四、实验室检查

包括血清磷酸肌酸激酶、肌电图、肌肉活体组织检查、遗传学诊断及心电图、超声心动图。

五、诊断与鉴别诊断

1. 诊断　血清磷酸肌酸激酶（CK）显著增高是诊断本病重要依据，再结合男性幼儿期起病、腓肠肌假性肥大等典型表现，可建立临床诊断。通过遗传学检查，必要时肌肉活体组织检查可确定诊断。

2. 与其他神经疾病鉴别

（1）脊髓性肌萎缩

1）表现为进行性骨骼肌萎缩和肌无力。

2）婴儿型生后发病，无须鉴别。

3）少年型脊髓性肌萎缩常 2~7 岁发病，初仅下肢近端肌无力，进展慢，需与本病鉴别。据脊髓性肌萎缩患者血清 CK 不增高，肌电图有大量失神经电位，两者鉴别并不困难。

（2）肌张力低下型脑性瘫痪：根据婴儿期有肌无力症状，血清 CK 不增高，无假性肌肥大，可与进行性营养不良鉴别。

3. 与其他类型肌营养不良鉴别

（1）Emery-Dreifuss 肌营养不良：X 连锁隐性遗传，儿童期

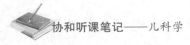

发病。进展慢，无假性肥大，血清 CK 仅轻度增加。

（2）面肩肱型肌营养不良

1）常显遗传，男女均受累。起病晚，多青少年期。

2）面部呈特征性肌病面容，后逐渐波及肩胛带。

3）因 DMD、BMD 都从下肢起病，有假性肥大，而易区别。

（3）肢带型肌营养不良：常隐性或显性遗传。起病晚，多青少年或成年期起病，男女受累。

主治语录：目前最有效药物是泼尼松，为 0.75mg/（kg·d）。

 历年真题

1. 小婴儿化脓性脑膜炎怀疑合并硬脑膜下积液，首选的简便诊断方法是

A. 颅脑 B 超检查

B. 颅脑 CT 检查

C. 颅透光检查

D. 试验性硬膜下穿刺

E. 腰椎穿刺脑脊液检查

2. 患儿，1 岁。已诊断为"化脓性脑膜炎"，曾用青霉素加氯霉素治疗 1 周，病情好转，体温正常，近 3 天来又出现发热、抽搐。查体：前囟紧张。脑脊液检查示：外观清亮，白细胞数 $12×10^6$/L，蛋白 450mg/L，氯化物 110mmol/L，糖 4.0mmol/L。

应首先考虑的诊断是

A. 脑膜炎复发

B. 硬脑膜下积液（脓）

C. 脑水肿

D. 脑脓肿

E. 脑膜炎后遗症

3. 患儿，2 岁。以高热、惊厥伴神志不清就诊，对流脑诊断最有帮助的体征是

A. 反复惊厥

B. 出现脑疝

C. 口唇疱疹

D. 脑膜刺激征

E. 皮肤瘀点、瘀斑

参考答案：1. C 2. B 3. E

第十五章　内分泌疾病

> ## 核心问题
>
> 先天性甲状腺功能减低症的病因、临床表现及诊断。

内容精要

儿童常见内分泌疾病主要有生长迟缓、性分化异常、性早熟、甲状腺疾病、糖尿病、肾上腺疾病、尿崩症等。若患儿在出生后即存在生化代谢紊乱和激素功能障碍，可严重影响其体格和智能发育，若未能早期诊治，易造成残疾甚至夭折。如先天性甲状腺功能减退症、先天性肾上腺皮质增生症等。

第一节　儿童内分泌系统概述

一、垂体

1. 位于蝶鞍垂体窝，分腺垂体和神经垂体两部分，主要分泌生长激素（GH）、促甲状腺激素（TSH）、促肾上腺皮质激素（ACTH）、促卵泡生成素（FSH）、促黄体生成素（LH）。

2. 中间部和神经垂体合称垂体后叶，主要贮存和释放下丘脑分泌的抗利尿激素（ADH）及催产素。

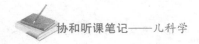

二、甲状腺

1. 位于颈部气管前下方，分左右两叶、峡部，腺体后有甲状旁腺及喉返神经。

2. 主要功能是合成与分泌甲状腺素，调节机体基础代谢及生长发育。

三、甲状旁腺

1. 共 4 个，位于甲状腺两叶上下极，自胚胎 15 周开始由第三、四对咽囊背侧上皮细胞发育形成。

2. 其分泌的甲状旁腺素和甲状腺滤泡旁细胞分泌的降钙素在钙磷平衡、骨骼代谢起重要作用。

四、肾上腺

1. 位于腹膜后脊柱两侧肾脏上端，左侧肾上腺呈半月形，右侧多呈三角形。

2. 肾上腺皮质激素主要分三类，分别是束状带合成的糖皮质激素、球状带合成盐皮质激素及束状带和网状带合成的性激素。

3. 肾上腺髓质中的嗜铬细胞主要合成和储存儿茶酚胺类激素。

五、胰岛

1. 为胰腺内分泌部，主要由 A、B、δ 与 PP 4 种类型细胞构成。

2. A 细胞占 20%，分布于胰岛周边，合成分泌胰高血糖素。

3. B 细胞为胰岛主要细胞，占 75%，位于中央部，合成分泌胰岛素。

4. δ 细胞占 5%，在胰岛周边，分泌生长抑素。

5. PP 细胞数量极少，可分泌胰多肽。

六、性腺

1. 胚胎早期位于后腹壁上部，随胚胎长大，性腺下降。

2. 胚胎 3 个月时，女性卵巢停留于骨盆下方，而男性睾丸则继续下降，7~8 个月时至阴囊。

3. 睾丸在生后 3~5 个月未能降至阴囊，称为隐睾症。

第二节 生长激素缺乏症

一、概述

1. 生长激素缺乏症（GHD）是由于垂体前叶合成和分泌生长激素（GH）部分或完全缺乏，或由于结构异常、受体缺陷所致生长发育障碍性疾病。

2. 患者身高在同年龄、性别、正常健康儿童生长曲线第 3 百分位数下或低于两个标准差，身材矮小。

二、GH 合成、分泌与功能

1. 人生长激素的释放受下丘脑分泌的生长激素释放激素（GHRH）和生长激素释放抑制激素（GHIH）的调节。

2. GH 的自然分泌呈脉冲式，儿童期每日 GH 分泌量超过成人，在青春发育期更明显。

3. GH 基本功能是促进生长，也是体内多种物质代谢的重要调节因子。主要生物学效应是促生长效应、促代谢效应。

三、病因

见表 15-2-1。

表 15-2-1　生长激素缺乏症的病因

病因	表　现
原发性	包括下丘脑-垂体功能障碍、遗传性生长激素缺乏
继发性	多器质性，常发于下丘脑、垂体或其他颅内肿瘤、感染、细胞浸润、放射性损伤和头颅创伤等
暂时性	体质性生长及青春期延迟、社会心理性生长抑制、原发性甲状腺功能减退

四、临床表现

1. 特点

（1）特发性生长激素缺乏症男孩多见，男：女为 3：1。

（2）头颅圆形、面容幼稚、脸圆胖、皮肤细腻、头发细、下颌和颏部发育不良、牙齿萌出延迟且排列不整齐。

（3）患儿身高低于同年龄、性别健康儿生长曲线第 3 百分位数下（或低于平均数减两个标准差），但身体比例匀称，与实际年龄相符。

（4）骨骼发育落后，骨龄落后年龄>2 岁，但身高年龄相仿，骨骺融合较晚。

（5）1 岁后生长减慢，身高比体重低下更显著，身高年增长<5cm，多青春期发育延迟。

2. 伴随症状

（1）伴有促肾上腺皮质激素缺乏者，易有低血糖。

（2）伴有促甲状腺激素缺乏者，可有食欲缺乏、活动少等轻度甲状腺功能不足症状。

（3）伴有促性腺激素缺乏者，性腺发育不全有小阴茎，至青春期仍无性器官和第二性征发育。

（4）器质性生长激素缺乏症可发生各年龄，由围生期异常导致者，常伴尿崩症。

五、实验室检查

1. 生长激素刺激试验，GHD 诊断依靠 GH 测定

（1）若任意血 GH 水平明显高于正常（>10μg/L），可排除 GHD。

（2）GH 峰值<10μg/L，为分泌功能不正常。

（3）GH 峰值<5μg/L，为 GH 完全缺乏。

（4）GH 峰值 5~10μg/L，为 GH 部分缺乏。

（5）因 GH 刺激试验有局限性，需>2 种药物刺激试验结果都不正常时，可确诊 GHD。

2. 胰岛素样生长因子和 IGFBP-3 测定。

3. X 线检查　评定骨龄，GHD 者骨龄落后于实际年龄 ≥2 岁。

4. MRI 检查　已诊为 GHD 患儿，需选择头颅 MRI 检查，了解下丘脑-垂体有无器质性病变，尤对肿瘤有重要意义。

5. 其他内分泌检查　根据临床可选测 TSH、T_4 或促甲状腺素释放激素刺激试验和促黄体生成素释放激素刺激试验判断下丘脑-垂体-甲状腺轴和性腺轴功能。

6. 染色体检查。

7. 基因检测。

主治语录：GHD 一旦确立，必须检查下丘脑-垂体轴的其他功能。

六、诊断和鉴别诊断

1. 诊断依据

（1）身材矮小，身高落后于同年龄、性别正常儿童第 3 百分位数以下。

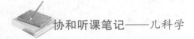

（2）生长慢，生长速率<5cm/年。

（3）骨龄落后实际年龄>2 年。

（4）2 种药物激发试验均示 GH 峰值低下（<10μg/L）。

（5）智能正常。

（6）排除其他疾病影响。

2. 鉴别诊断

（1）家族性矮身材。

（2）体质性生长及青春期延迟：多见男孩，青春期发育比正常儿童迟 3~5 年。

（3）特发性矮身材：年生长速率<5cm；2 项 GH 刺激试验 GH 峰值≥10μg/L。

（4）先天性卵巢发育不全

1）女孩身材矮小应考虑此病。

2）特点为身材矮小、第二性征不发育、颈短、颈蹼、肘外翻、后发际低。

3）不典型者，进行染色体核型分析鉴别。

（5）先天性甲状腺功能减低症。

（6）骨骼发育障碍：有特殊面容和体态，进行骨骼 X 线片鉴别。

（7）其他内分泌代谢病引起的生长落后。

（8）Noonan 综合征。

七、治疗

1. 生长激素，多用 0.1U/（kg·d），临睡前皮下肌内注射 1 次，每周 6~7 次，至骨骺愈合为止。

2. 治疗过程可能出现甲状腺功能减退，须监测甲状腺功能。

3. 伴性腺轴功能障碍生长激素缺乏症者，骨龄达 12 岁可用性激素。

第三节 中枢性尿崩症

一、概述

1. 因患儿完全或部分丧失尿液浓缩功能，以多饮、多尿、尿比重低为特点。

2. 因抗利尿激素分泌或释放不足引起。

二、病因

1. 特发性　因下丘脑视上核或室旁核神经元发育不全或退行性病变所致。

2. 器质性（继发性）　侵犯下丘脑、垂体柄或垂体后叶病变都可发生尿崩症状。

3. 家族性（遗传性）　为常染色体显性或隐性遗传。

三、临床表现

1. 可发于任何年龄，以烦渴、多饮、多尿为主要症状，夜尿增多，可出现遗尿。

2. 儿童有少汗、皮肤干燥苍白、精神不振、食欲低下、体重不增、生长缓慢。

3. 喂水不足可便秘、低热、脱水，甚至休克，严重脱水可致脑损伤。

四、实验室检查

1. 尿液检查　每日尿量可达 4～10L，色淡，尿比重低于1.005，尿渗透压可<200mmol/L，尿蛋白、尿糖及有形成分均为阴性。

2. 血生化检查　血渗透压正常或偏高。渗透压＝2×（血

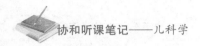

钠+血钾）+血糖+血尿素氮。计算单位均用 mmol/L。

3. 禁水试验　尿崩症患者持续排出低渗尿，血清钠和血渗透压分别上升超过 145mmol/L 和 295mmol/L，体重下降 3%~5%。

4. 加压素试验　禁水试验结束后，皮下注射垂体后叶素 5U（或精氨酸加压素 0.1U/kg），然后 2 小时内多次留尿，测渗透压。如尿渗透压峰值上升超过给药前的 50%，则为完全性中枢性尿崩症；在 9%~50%者为部分性尿崩症；小于 9%为肾性尿崩症。

5. 血浆精氨酸加压素（AVP）测定。

6. 影像学检查。

五、诊断和鉴别诊断

1. 高渗性利尿　如糖尿病、肾小管酸中毒，根据血糖、尿比重、尿渗透压及其他表现可鉴别。

2. 高钙血症　见于维生素 D 中毒、甲状旁腺功能亢进等症。

3. 低钾血症　见于原发性醛固酮增多症、慢性腹泻、巴特（Bartter）综合征。

4. 继发性肾性多尿　见于慢性肾炎、慢性肾盂肾炎等病致慢性肾功能减退时。

5. 原发性肾性尿崩症

（1）有多尿、脱水、体重不增、生长障碍、发热、末梢循环衰竭，甚至中枢神经系统症状。

（2）轻者发病晚，患儿禁饮时，可有高热、末梢循环衰竭、体重迅速下降。

6. 精神性多饮。

六、治疗

1. 病因治疗

（1）肿瘤可手术切除。

（2）特发性中枢性尿崩症，应检查有无垂体及其他激素缺乏情况。

（3）渴感正常患儿应饮水，若有脱水、高钠血症时应缓慢给水，以免造成脑水肿。

2. 药物治疗

（1）1-脱氨-8-D-精氨酸加压素（DDAVP）。

（2）鞣酸加压素，0.1～0.2ml，深部肌内注射，作用可维持3～7天，待多饮多尿症状出现时再给用药。

第四节　性　早　熟

一、概述

1. 女孩8岁、男孩9岁以前呈现第二性征。

2. 青春期开始年龄取决于下丘脑-垂体-性腺轴功能启动时间，女孩10～12岁开始，男孩较女孩迟2年。

二、病因与分类

1. 性早熟按下丘脑-垂体-性腺轴功能是否提前分2类，中枢性性早熟和外周性性早熟。

2. 不完全性为性早熟的变异，包括单纯乳房早发育、单纯阴毛早现和单纯早初潮等。

3. 中枢性性早熟（真性性早熟）

（1）分为特发性性早熟（体质性性早熟）及继发性性早熟。

（2）继发性包括肿瘤或占位病变、中枢神经系统感染、获得性损伤及先天发育异常。

4. 外周性（假性性早熟）　多见误服含雌激素药物、食物或接触含雌激素化妆品，包括性腺肿瘤、肾上腺疾病、外源性、

McCune-Albright 综合征。

5. 部分性性早熟。

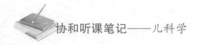**主治语录**：少数未经治疗原发性甲状腺功能减退症患者可有中枢性性早熟。

三、临床表现

1. 女孩多见，女孩特发性性早熟为男孩 9 倍，男孩性早熟中枢神经系统异常发生率高。

2. 中枢性特征为提前为性征发育与正常青春期发育顺序相似，表现差异较大。

3. 性发育过程中，男、女孩有身高和体重过快增长和骨骼成熟加速。

4. 骨骺融合过早，成年后身材较矮小。

5. 男孩睾丸增大提示中枢性，若未见增大，但男性化进行性发展，提示外周性性早熟。

6. 颅内肿瘤所致性早熟患儿在病程早期常仅有性早熟表现，后期见颅压增高、视野缺损。

四、实验室检查

1. GnRH 刺激试验。

2. 骨龄测定　根据 X 线片评定骨龄，患儿骨龄超过实际年龄。

3. B 超检查

（1）若盆腔 B 超显示卵巢内见 4 个以上直径>4mm 卵泡，提示青春期发育。

（2）若有单个直径>9mm 卵泡，则多为囊肿。

（3）若卵巢不大而子宫长度>3.5cm 见内膜增厚，多为外源性雌激素作用。

4. CT 或 MRI 检查　怀疑颅内肿瘤或肾上腺疾病所致者。

5. 其他　怀疑甲状腺功能低下可测 T_3、T_4、TSH。

五、诊断与鉴别诊断

1. 包括 3 个步骤

（1）确定是否为性早熟。

（2）判断属于中枢性或外周性。

（3）寻找病因。

2. 与中枢神经系统、肾上腺、性腺、肝脏的肿瘤鉴别。

3. 女孩特发性性早熟的鉴别

（1）单纯乳房早发育

1）女孩不完全性性早熟表现，起病常<2 岁，乳腺轻度发育，呈周期性变化。

2）不伴生长加速和骨骼发育提前及阴道出血。

3）血清雌二醇和 FSH 基础值常轻度增高，GnRH 刺激试验中 FSH 峰值明显增高。

（2）外周性性早熟

1）女孩常不规则阴道出血，乳头、乳晕着色加深。

2）女孩单纯有阴道出血时，应排除阴道感染、异物或肿瘤等。

3）男孩性发育睾丸正常者，考虑先天性肾上腺皮质增生症、肾上腺肿瘤。

4）单侧睾丸增大者需除外性腺肿瘤。

（3）McCune-Albright 综合征

1）多见于女性，是因基因缺陷所致。

2）患儿除性早熟征象外，伴皮肤咖啡色素斑和骨纤维发育不良，偶见卵巢囊肿。

3）少数可同时伴甲状腺功能亢进或库欣综合征。

4）常先有阴道流血，后才有乳房发育出现。

（4）原发性甲状腺功能减退伴性早熟：除甲低症状外，可同时有性早熟表现。

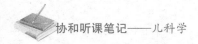 **主治语录：女孩在 8 岁、男孩在 9 岁前有性发育征象临床可判断为性早熟。**

六、治疗

1. 中枢性治疗目的

（1）抑制或减慢性发育进程。

（2）抑制骨骼成熟。

（3）预防相关心理问题。

2. 病因治疗

（1）肿瘤引起者应手术切除或进行化疗、放疗。

（2）甲状腺功能低下所致者予甲状腺制剂纠正甲状腺功能。

（3）先天性肾上腺皮质增生症可用肾上腺皮质激素治疗。

3. 药物治疗　促性腺激素释放激素类似物（曲普瑞林、亮丙瑞林），国内推荐剂量 80～100μg/kg，或 3.75 毫克/次，每 4 周肌内注射 1 次。

第五节　先天性甲状腺功能减退症

一、概述

先天性甲状腺功能减退症，简称先天性甲低，因甲状腺激素合成不足或其受体缺陷所致的疾病。

二、甲状腺激素的作用

1. 产热。

2. 促进生长发育及组织分化。

3. 对代谢影响 促进蛋白质合成、促进糖吸收、糖原分解、脂肪分解和利用。

4. 对中枢神经系统影响。

5. 对维生素代谢的作用。

6. 对消化系统影响 分泌过多时，食欲亢进、肠蠕动增加、排便次数多；分泌不足时，有食欲缺乏、腹胀、便秘。

7. 对肌肉影响 肌肉神经应激性增高，出现震颤。

8. 对血液循环系统影响 甲状腺功能亢进症（甲亢）者有心跳加速、心排血量增加等。

三、病因

1. 按病变涉及位置分类

（1）原发性甲低：因甲状腺本身疾病所致。

（2）继发性甲低：多与其他下丘脑-垂体轴功能缺陷同时存在。

2. 按病因分类 散发性、地方性。

3. 散发性先天性甲低

（1）甲状腺不发育、发育不全或异位：造成先天性甲低最主要原因，占90%，亦称原发性甲低。

1）多见女孩，女：男为2：1。

2）1/3病例为甲状腺完全缺如，余为发育不全或在下移过程中停留在异常部位形成异位甲状腺，部分或完全丧失其功能。

（2）甲状腺激素合成障碍：是导致甲状腺功能低下第二常见原因，亦称家族性甲状腺激素生成障碍，多为常染色体隐性遗传病。

（3）促甲状腺激素（TSH）缺乏：亦称下丘脑-垂体性甲低或中枢性甲低。

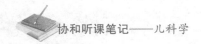

1）垂体分泌促甲状腺素障碍引起。

2）常见于特发性垂体功能低下或下丘脑、垂体发育缺陷。

3）下丘脑 TRH 不足所致者较多见。

（4）甲状腺或靶器官反应低下。

（5）母亲因素：母亲服用抗甲状腺药物或母亲患自身免疫性疾病，存在抗甲状腺抗体，均可通过胎盘影响胎儿，造成甲低，通常在 3 个月后好转。

4. 地方性先天性甲低　多因孕妇饮食缺碘，致使胎儿在胚胎期即因碘缺乏而导致甲低。

四、临床表现

1. 特点

（1）症状出现早晚轻重程度与残留甲状腺组织多少及甲状腺功能低下程度有关。

（2）先天性无甲状腺或酶缺陷者，婴儿早期有症状，甲状腺发育不良者生后 3~6 个月有症状。

（3）主要特点为智能落后、生长发育迟缓、生理功能低下。

2. 新生儿期

（1）患儿常过期产，体重常>第 90 百分位，前、后囟大。

（2）胎便排出延迟，生后有腹胀、便秘、脐疝、易误诊为先天性巨结肠。

（3）生理性黄疸期延长（>2 周）。

（4）患儿常处睡眠状、肌张力低、吮奶差、呼吸慢、哭声低且少、体温低、四肢冷、末梢循环差，皮肤有斑纹或硬肿现象。

3. 典型症状　常在出生半年后出现。

（1）特殊面容和体态

1）头大、颈短、皮肤粗糙、面色苍黄、毛发稀、无光泽、

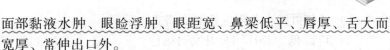

面部黏液水肿、眼睑浮肿、眼距宽、鼻梁低平、唇厚、舌大而宽厚、常伸出口外。

2）身材矮小、躯干长而四肢短小，上部量/下部量>15，腹部膨隆，常有脐疝。

（2）神经系统症状：智能发育低下、表情呆板、淡漠、神经反射迟钝、运动发育障碍。

（3）生理功能低下

1）精神差，安静少动，对周围事物反应少，嗜睡、食欲缺乏，声音低哑，体温低畏寒，脉搏、呼吸缓慢，心音低钝，肌张力低、肠蠕动慢、腹胀、便秘。

2）可伴心包积液，心电图呈低电压、PR间期延长、T波平坦等。

4. 地方性甲状腺功能减低症

（1）"神经性"综合征：共济失调、痉挛性瘫痪、聋哑、智能低下，身材正常。

（2）"黏液水肿性"综合征：有显著生长发育和性发育落后、智力低下、黏液性水肿。血清 T_4 降低、TSH 增高，约25%有甲状腺肿大。

5. TSH 和 TRH 分泌不足　有部分甲状腺激素分泌功能及其他垂体激素缺乏症状。

五、实验室检查

1. 新生儿筛查

（1）多用生后 2~3 天新生儿足跟血干血滴纸片检测促甲状腺素浓度作初筛。

（2）结果>15~20mU/L 时，再检测血清甲状腺素 T_4、促甲状腺素确诊。

2. 血清 T_3、T_4 及 TSH 测定

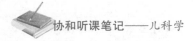

（1）任何可疑小儿都应检测血清 T_4、TSH。

（2）T_4 降低、TSH 明显升高可确诊。

（3）血清 T_3 浓度可降低或正常。

3. 促甲状腺素释放激素（TRH）刺激试验

（1）若血清 T_4、促甲状腺素均低，疑 TRH、TSH 分泌不足，应进一步做 TRH 试验。

（2）静注 TRH $7\mu g/kg$，正常者注射 20～30 分钟内有 TSH 峰值，90 分钟后回至基础值。

（3）若无高峰，应考虑垂体病变。

（4）若 TSH 峰值有时间延长，提示下丘脑病变。

4. X 线检查。

5. 核素检查。

六、诊断和鉴别诊断

1. 年长儿鉴别

（1）先天性巨结肠：生后即便秘、腹胀、有脐疝，面容、精神反应及哭声正常，钡灌肠有结肠痉挛段与扩张段。

（2）唐氏综合征（21 三体综合征）

1）患儿智能及动作发育落后。

2）有特殊面容，眼距宽、外眼角上斜、鼻梁低、舌伸出口外，无黏液性水肿，常伴其他先天畸形。

3）染色体核型分析可鉴别。

（3）佝偻病：动作发育迟缓、生长落后，智能、皮肤正常，有佝偻病体征，血生化和 X 线片可鉴别。

（4）骨骼发育障碍的疾病：骨软骨发育不良、黏多糖病都有生长迟缓，骨骼 X 线片和尿中代谢物检查可鉴别。

主治语录：临床症状和甲状腺功能测定可诊断，新生儿期不易确诊，应对新生儿群体筛查。

七、治疗

1. 应早期确诊、治疗，以避免对脑发育损害。
2. 一旦确诊，应终身用甲状腺制剂，不能中断。
3. 饮食中应富含蛋白质、维生素及矿物质。
4. 常用甲状腺制剂治疗。

八、预后

1. 如果生后 3 个月内治疗，预后较佳，智能多可达正常。
2. 若 6 个月后才治疗，虽给甲状腺素可改善生长状况，但智能会受严重损害。

第六节 先天性肾上腺皮质增生症

一、概述

先天性肾上腺皮质增生症是一组因肾上腺皮质激素合成途径中酶缺陷引起的疾病，属常染色体隐性遗传病。

二、临床表现

1. 女孩多见，男女比约 1：2，表现取决于酶缺陷部位及缺陷严重程度。
2. 21-羟化酶缺乏症是先天性肾上腺皮质增生症中最常见一种，占本病 90%~95%。
（1）单纯男性化型
1）无失盐症状：主要表现雄激素增高体征。
2）女孩有假两性畸形：出生时有程度不同男性化体征。
3）男孩假性性早熟：出生可无症状，生后 6 个月后有性早熟征象，1~2 岁后外生殖器、阴囊增大。早期出现阴毛、腋毛、

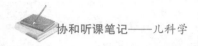

胡须、痤疮、喉结，声音低沉和肌肉发达。

（4）无论男女，均有体格发育过快、身材矮小、皮肤黏膜色素沉着，新生儿多见于乳晕和外生殖器。

（2）失盐型：21-羟化酶完全缺乏所致。

1）患儿除男性化表现外，生后有拒食、呕吐、腹泻、体重不增或下降、脱水、低血钠、高血钾、代谢性酸中毒等。

2）若治疗不及时，可因循环衰竭而死亡。

3）女性患儿出生时已有两性畸形，易诊断。

4）男性患儿诊断较难，常误诊为幽门狭窄而手术，或婴儿腹泻耽误治疗。

（3）非典型型：亦称迟发型、隐匿型或轻型，因21-羟化酶轻微缺乏所致。

1）表现各异、年龄不一，儿童期或青春期才有男性化表现。

2）男孩阴毛早现、性早熟、生长加速、骨龄提前。

3）女性患儿可有初潮延迟、原发性闭经、多毛及不育症。

3.11β-羟化酶缺乏症

（1）占5%～8%表现出与21-羟化酶缺乏相似男性化症状，但程度轻，有高血压和钠潴留。

（2）多数血压中等增高，特点是给糖皮质激素后血压可下降，停药后又回升。

4.3β-羟类固醇脱氢酶缺乏症

（1）罕见，男孩有假两性畸形（尿道下裂）；女孩出生有阴蒂肥大、轻度男性化现象。

（2）因醛固酮分泌低下，新生儿期即有失盐、脱水症状，病情较重。

5.17α-羟化酶缺乏症

（1）罕见，临床有低钾性碱中毒和高血压。

（2）女孩有幼稚型性征、原发性闭经，男孩有假两性畸形，外生殖器女性化、乳房发育。

6. 类脂性先天性肾上腺皮质增生症 又称类固醇生成急性调节蛋白缺乏症。表现双侧肾上腺明显增大，类固醇激素缺乏，垂体促肾上腺皮质激素和血浆肾素活性升高。

7. 细胞色素 P450 氧化还原酶缺乏症 表现为假两性畸形以及骨骼畸形。

8. 临床特征 见表 15-6-1。

表 15-6-1 各种类型先天性肾上腺皮质增生症临床特征

酶缺陷		盐代谢	临床类型
21-羟化酶	失盐型	失盐	男性假性性早熟，女性假两性畸形
	单纯男性化型	正常	同上
11β-羟化酶		高血压	同上
17-羟化酶		高血压	男性假两性畸形，女性性幼稚
3β-羟化酶		失盐	男性、女性假两性畸形
类脂性肾上腺皮质增生		失盐	男性假两性畸形，女性性幼稚
18-羟化酶		失盐	男、女性发育正常

三、实验室检查

1. 生化检测

（1）尿 17-羟类固醇、17-酮类固醇（17-KS）和孕三醇测定：肾上腺皮质增生症者 17-KS 升高。

主治语录：17-KS 是反映肾上腺皮质分泌雄激素的重要指标。

（2）血 17-羟孕酮、肾素血管紧张素原、醛固酮、脱氢表雄

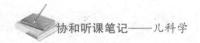

酮、去氧皮质酮及睾酮测定：17-羟孕酮增高为正常几十倍至几百倍，为21-羟孕酮可靠诊断依据。

（3）血电解质测定：失盐型有低血钠、高钾血症。

（4）血皮质醇、ACTH测定：失盐型CAH患者皮质醇低于正常，血ACTH不同程度升高，非典型者可正常。

2. 其他检查

（1）染色体检查：外生殖器畸形时，可染色体分析，以鉴定性别。

（2）X线检查：判断骨龄，患者骨龄常超年龄。

（3）CT或MRI检查：有双侧肾上腺增大。

（4）基因诊断。

四、诊断和鉴别诊断

1. 诊断

（1）典型单纯男性化型：无失盐及明显糖皮质激素缺乏症状，仅有雄激素增高症状。

（2）典型失盐型：新生儿期有呕吐、腹泻、脱水和难以纠正低血钠、高血钾和代谢性酸中毒，重者有循环衰竭危象。

（3）男女均有生长加速，骨龄超前。

（4）非典型者：儿童早期无明显症状，之后多毛、痤疮、月经过少、闭经和生育能力障碍。

2. 鉴别诊断

（1）失盐型

1）易误诊为先天性肥厚性幽门狭窄或肠炎。

2）先天性肥厚性幽门狭窄症表现特征性喷射性呕吐，钡剂造影有狭窄幽门。

（2）单纯男性化型应与真性性早熟、男性化肾上腺肿瘤相鉴别。

五、治疗

1. 目的

（1）替代肾上腺分泌类固醇不足，补充生理需要糖皮质激素、盐皮质激素，维持机体正常生理代谢。

（2）抑制 ACTH 分泌，减少肾上腺雄激素过度分泌，抑制男性化，阻止骨骺成熟加速，促进正常生长发育。

2. 失盐型及时纠正水、电解质紊乱，静脉补液可用生理盐水，有代谢性酸中毒时用 0.45% 氯化钠和碳酸氢钠溶液，忌用含钾溶液。

3. 长期治疗

（1）糖皮质激素：给予醋酸氢化可的松，10 ~ 20mg/（m^2·d），分 2~3 次口服。

（2）盐皮质激素：可口服氟氢可的松 0.05~0.1mg/d。

主治语录：男性患儿不用手术治疗，女性假两性畸形者6 个月至 1 岁行阴蒂部分切除术或矫形术。

六、预防

1. 新生儿筛查　正常婴儿刚出生血 17-羟化酶较高，12 ~ 24 小时后降至正常。

2. 产前诊断　21-羟化酶、11β-羟化酶（可检测羊水 DOC 或取绒毛膜作相关基因分析诊断）。

第七节　儿童糖尿病

一、概述

1. 儿童糖尿病是因胰岛素缺乏所造成糖、脂肪、蛋白质代

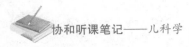

谢紊乱症,分原发性和继发性两类。

2. 4~6 岁和 10~14 岁为 1 型糖尿病高发年龄。

3. 病因包括遗传易感性、环境因素、自身免疫因素。

二、分类

1. 原发性糖尿病分类

(1) 1 型糖尿病:胰岛 B 细胞破坏胰岛素分泌缺乏造成,须用胰岛素治疗,又称胰岛素依赖性糖尿病(IDDM)。

(2) 2 型糖尿病:胰岛 B 细胞分泌胰岛素不足和胰岛素抵抗所致,亦称非胰岛素依赖性糖尿病(NIDDM)。

(3) 青年成熟期发病型(属常显遗传)。

(4) 新生儿糖尿病:指生后 6 个月内发生的糖尿病,通常需胰岛素治疗。

2. 新生儿糖尿病分类 永久性和暂时性。

主治语录:98%儿童糖尿病为 1 型、2 型糖尿病甚少。

三、临床表现

1. 特点

(1) 1 型糖尿病起病较急,多有感染或饮食不当等诱因。

(2) 典型症状为多饮、多尿、多食和体重下降("三多一少")。

(3) 婴儿多饮多尿不易被发觉,很快可有脱水和酮症酸中毒,儿童因夜尿增多可有遗尿。

(4) 年长儿还可有消瘦、精神不振、倦怠乏力等体质显著下降症状。

2. 40%患儿就诊时处于酮症酸中毒状态

(1) 常因急性感染、过食、诊断延误、突然中断胰岛素治疗因素诱发。

（2）起病急、进食减少、恶心、呕吐、腹痛、关节或肌肉疼痛、皮肤黏膜干燥。

（3）呼吸深长，呼气中有酮味，脉搏细速、血压下降、体温不升，甚至嗜睡、淡漠、昏迷。

3．体检

（1）除体重减轻、消瘦外，一般无阳性体征。

（2）酮症酸中毒时可有呼吸深长，带酮味、脱水征和意识障碍。

（3）病程长，糖尿病控制不良时可有生长落后、智能发育迟缓、肝大，称 Mauriac 综合征。

（4）晚期可有蛋白尿、高血压糖尿病肾病表现，后致肾衰竭。

（5）还可有白内障、视力障碍、视网膜病变，甚至失明。

4．儿童糖尿病有特殊自然病程

（1）急性代谢紊乱期

1）从有症状到确诊多在 1 个月内。

2）20%表现糖尿病酮症酸中毒；20%～40%糖尿病酮症，无酸中毒；其余为高血糖、糖尿和酮尿。

（2）暂时缓解期

1）75%胰岛素治疗后，症状消失、血糖下降、尿糖减少，即进入缓解期，也称"蜜月期"。

2）一般持续数周，最长可达半年以上，应定期监测血糖、尿糖水平。

（3）强化期

1）缓解期后，患儿有血糖增高和尿糖不易控制现象，胰岛素用量增多，称强化期。

2）该期病情不稳，胰岛素用量大。

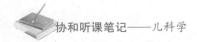

（4）永久糖尿病期：青春期后，病情稳定，胰岛素用量恒定，称永久糖尿病。

四、辅助检查

1. 尿液检查

（1）尿糖：定性一般阳性。

（2）尿酮体：糖尿病伴酮症酸中毒时呈阳性。

（3）尿蛋白：监测尿微量白蛋白，可及时了解肾脏病变情况。

2. 血液检查

（1）血糖。

（2）血脂：血清胆固醇、甘油三酯和游离脂肪酸明显增加。

（3）血气分析：血 pH<7.30，HCO_3^-<15mmol/L 时，有代谢性酸中毒。

（4）糖化血红蛋白可作为患儿近期病情是否得到满意控制指标。

3. 葡萄糖耐量试验

（1）用于空腹血糖正常或正常高限，餐后血糖高于正常而尿糖偶尔阳性患儿。

（2）试验前避免剧烈运动、精神紧张，停服氢氯噻嗪、水杨酸等影响糖代谢药物。

主治语录：

（1）葡萄糖耐量试验方法：试验当日自 0 时起禁食；清晨口服葡萄糖（1.75g/kg），≤75g，每克加水 2.5ml，3~5 分钟内服完；口服前及口服后 60 分钟、120 分钟和 180 分钟，分别测血糖。

（2）结果：正常人 0 分钟血糖<6.7mmol/L，口服葡萄糖后 60 分钟、120 分钟后血糖低于 10.0mmol/L、7.8mmol/L；糖尿病患儿 120 分钟血糖>11.1mmol/L。

五、诊断和鉴别诊断

1. 有口渴、消瘦、遗尿、糖尿病家族史者、不明原因脱水、酸中毒都应考虑本病可能。

2. 鉴别诊断

（1）其他还原糖尿症：葡萄糖氧化酶法检测尿液可鉴别。

（2）非糖尿病性葡萄糖尿：主要靠空腹血糖或葡萄糖耐量试验鉴别。

（3）婴儿暂时性糖尿

1）多于生后6周内发病，表现发热、呕吐、体重不增、脱水。

2）血糖增高，尿糖及酮体阳性，经补液或给小量胰岛素可恢复。

3）应进行葡萄糖耐量试验和长期随访，与1型糖尿病鉴别。

（4）其他发生酸中毒、昏迷疾病。

（5）应激性高血糖症。

六、治疗

1. 治疗方法　包括胰岛素治疗、饮食管理、运动锻炼、自我血糖监测及精神心理治疗。

2. 治疗目的

（1）消除高血糖引起的临床症状。

（2）积极预防并及时纠正酮症酸中毒。

（3）纠正代谢紊乱，力求病情稳定。

（4）使患儿获得正常生长发育，保证其正常生活活动。

（5）预防并早期诊断并发症。

3. 糖尿病酮症酸中毒治疗　酮症酸中毒是儿童糖尿病急症死亡主要原因。

（1）液体治疗：主要针对脱水、酸中毒和电解质紊乱，酮

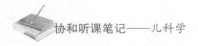

症酸中毒时脱水量约 100ml/kg，应遵循下列原则输液。

1）开始第 1 小时，按 20ml/kg（最大量 1000ml）快速静滴生理盐水，纠正血容量、改善血液循环和肾功能。

2）第 2~3 小时，按 10ml/kg 静滴 0.45%氯化钠溶液。当血糖<17mmol/L，用含 0.2%氯化钠 5%葡萄糖液静滴。

3）开始 12 小时内至少补足累积损失量一半，后 24 小时内，按 60~80ml/kg 静滴同样溶液。

4）pH<7.1，HCO_3^-<12mmol/L 时，按 2mmol/kg 给 1.4%碳酸氢钠溶液静滴。

（2）胰岛素治疗：糖尿病酮症酸中毒时多采用小剂量胰岛素静脉滴注治疗。

（3）控制感染

1）酮症酸中毒常并发感染，应在急救同时采用抗生素治疗。

2）处理不当时，可有脑水肿、低血糖、低血钾、碱中毒、心力衰竭或肾衰竭。

4. 长期治疗措施

（1）饮食，每日所需热量（kcal）：1000+［年龄×（80~100）］。

（2）胰岛素治疗（表 15-7-1）。

表 15-7-1　胰岛素的种类和作用时间

胰岛素种类	开始作用时间（h）	作用最强时间（h）	作用最长时间（h）
短效 RI	0.5	3~4	6~8
速效胰岛素类似物	10~15min	1~2	4~6
中效 NPH	1.5~2	4~12	18~24
长效 PZI	3~4	14~20	24~36
长效胰岛素类似物（甘精胰岛素）	2~4	无峰	24
长效胰岛素类似物（地特胰岛素）	1~2	6~12	20~24
预混胰岛素（短效/中效）	0.5	双峰 1~12	16~24

1）短效胰岛素、中效珠蛋白胰岛素、长效的鱼精蛋白锌胰岛素、长效胰岛素类似物甘精胰岛素和地特胰岛素。

2）轻症患儿胰岛素用量每日 0.5～1.0U/kg，青春期前儿童一般为每日 0.75～1.0U/kg，青春期儿童用量＞1.0U/kg。

（3）运动疗法、宣教和管理、血糖监测及预防慢性并发症。

主治语录：胰岛素不足可导致黎明现象，因晚间胰岛素不足，在清晨 5～9 时呈现血糖和尿糖增高，可加大晚间注射剂量或将 NPH 注射时间稍往后移即可。

 历年真题

1. 造成先天性甲状腺功能减退症的最主要的原因是
   A. 碘缺乏
   B. 甲状腺不发育或发育不全
   C. 甲状腺合成过程中酶的缺乏
   D. 促甲状腺激素缺乏
   E. 甲状腺或靶器官反应性低下

2. 女孩，2 岁。智能落后。查体：皮肤粗糙，眼距宽，鼻梁宽平，唇厚，舌宽厚，常伸出口外，毛发枯干、无光泽。最可能的诊断是
   A. 软骨发育不良
   B. 唐氏综合征（21 三体综合征）
   C. 先天性甲状腺功能减退症
   D. 佝偻病
   E. 苯丙酮尿症

3. 女孩，1 岁。查血 $T_4\downarrow$，$TSH\uparrow$，应用 L-甲状腺素钠治疗，剂量 $50\mu g/d$。近几天患儿烦躁不安、多汗、腹泻，此时应
   A. 先密切观察，不做特殊处理
   B. 改用甲状腺干粉片
   C. 立即停药
   D. 减少剂量
   E. 增加剂量

参考答案：1. B　2. C　3. D

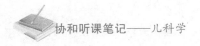

第十六章　遗传性疾病

核心问题

唐氏综合征的临床表现及诊断。

内容精要

遗传性疾病具有先天性、终身性和家族性的特征。遗传性疾病种类繁多，涉及全身各系统，导致结构畸形、组织和器官功能障碍，病死率和残疾率均较高。

第一节　遗传学概述

1. 遗传性疾病是指由遗传物质发生改变而引起的或者是由致病基因所控制的疾病，具有先天性、终身性和家族性的特征。

2. 先天性疾病是指出生时即表现出临床症状的疾病，可以由遗传因素所致，但也见于因环境致畸因素所致的胎儿发育和表型异常。其原因并非基因改变所致，不能传递给后代，故非遗传性疾病。

一、遗传性疾病的临床分类

1. **染色体病**　各类染色体异常所致疾病，是人类最多见先天性遗传病。根据染色体异常性质，可分染色体数目（唐氏综合征）、结构异常。

（1）常染色体疾病

1）由常染色体数目、结构异常引起的疾病，占总染色体病2/3。

2）患者均有较重或明显先天多发畸形、智力和生长发育落后，常伴特殊肤纹，"三联症"。

（2）性染色体疾病

1）指由性染色体 X 或 Y 数目、结构异常所致疾病，占总染色体病1/3。

2）婴儿期无明显表现，到青春期因第二性征发育障碍或异常才就诊。

2. 单基因疾病 分5种遗传方式，常染色体显（隐）性遗传、X 连锁显（隐）性遗传、Y 连锁遗传。

主治语录：新发突变在常染色体显性遗传病的发生中频率较高。

3. 线粒体疾病。

4. 基因组印记。

5. 复杂遗传病 由多个基因与环境因素共同引起。遗传方式不符合孟德尔遗传定律，表现为家族倾向，又有性别和种族差异，群体患病率0.1%～1%。

二、遗传性疾病的诊断

1. 病史采集。

2. 体格检查 怀疑有遗传性疾病患儿应进行详细体格检查。

3. 实验室诊断技术 染色体核型分析是经典的细胞遗传检测技术。

4. 染色体核型分析 用于染色体数目及结构异常诊断。

5. DNA 测序　能在基因水平诊断遗传病，也可检测出携带者。

6. 荧光原位杂交、微阵列比较基因组杂交技术、生化测定。

三、遗传咨询

应遵循原则如下。

1. 遗传咨询人员应态度亲和，密切注意咨询对象的心理状态，并给予必要疏导。

2. 遗传咨询人员应尊重咨询对象的隐私权，对咨询对象提供的病史和家族史给予保密。

3. 遵循知情同意的原则，尽可能让咨询对象了解疾病可能的发生风险，建议采用的产前诊断技术的目的、必要性、风险等，是否采用某项诊断技术由受检者本人或其家属决定。

四、遗传病的治疗

治疗基本策略如下。

1. 临床水平的内、外科治疗以及心理治疗等，如多发畸形的外科手术纠治。

2. 在代谢水平上对代谢底物或产物的控制，如苯丙酮尿症的饮食治疗等。

3. 蛋白质功能的改善，如溶酶体病的酶替代治疗。

4. 针对突变基因转录的基因表达调控或针对突变基因的体细胞基因的修饰与改善，如原发免疫缺陷病的干细胞移植和基因治疗等。

第二节　临床细胞遗传学-染色体疾病

一、唐氏综合征

（一）概述

又称 21 三体综合征，是人类最早被确定的染色体病，活产婴儿中发生率为 1∶000~1∶600。母亲年龄越大，发生率越高。

（二）临床表现

1. 特殊面容　出生有明显特殊面容，表情呆滞。

2. 智能落后　是最突出、最严重的表现。行为动作倾向于定型化，抽象思维能力受损最大。

3. 生长发育迟缓　患儿身长、体重均低，体格、动作发育迟缓，身材小，出牙迟且顺序异常。

4. 伴发畸形　部分男孩有隐睾，多无生育能力。女孩无月经，少数可生育。50%有先天性心脏病，其次是消化道畸形。

5. 皮纹特点　手掌出现猿线（俗称通贯手）。

> 主治语录：特殊愚钝面容为睑裂小、眼距宽、鼻梁低平、外耳小，常张口伸舌，流涎多，头小而圆、前囟大且关闭延迟，颈短而宽。

（三）实验室检查

1. 细胞遗传学检查　根据核型分析（表 16-2-1）可分为 3 型。

表 16-2-1　细胞遗传学检查的核型分析

核型分类	机　制	核　型
标准型	最多见，多一条 21 号染色体	47, XX（或 XY），+21
易位型	14 号与 21 号染色体之间的易位	46, XX（或 XY），−14, +t（14q21q）
	两条 21 号染色体发生着丝粒融合	46, XX（或 XY），−21, +t（21q21q）
	21 号与 22 号染色体之间的易位	46, XX（或 XY），−22, +t（21q22q）
嵌合体型	正常细胞、21 三体细胞形成嵌合体	46, XY（或 XX）/47, XY（或 XX），+21

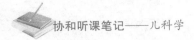

2. 荧光原位杂交　外周血淋巴细胞染色体检查可发现 21 三体，羊水细胞染色体检查可用于产前诊断。

（四）诊断与鉴别诊断

1. 典型者根据特殊面容、智能与生长发育落后、皮纹特点可诊断，染色体核型分析确诊。

2. 新生儿或症状不典型者需核型分析确诊。

3. 与先天性甲状腺功能减退症鉴别

（1）有颜面黏液性水肿、头发干燥、皮肤粗糙、喂养困难、便秘、腹胀等症状。

（2）可测血清 TSH、T_4 和染色体核型分析进行鉴别。

（五）遗传咨询

1. 标准型 21 三体综合征再发风险为 1%，母亲年龄越大，风险率越高，>35 岁发病率上升。在易位型中，再发风险为 4%～10%。

2. 父母一方 21 号染色体与 21 号染色体罗伯逊易位携带者，无法生育正常孩子。

3. 生育过 21 三体综合征患儿孕妇及高危孕妇在妊娠期进行羊水染色体检查。

主治语录：患儿宜注意预防感染，伴先天性心脏病、胃肠道或畸形，应手术矫治。

二、先天性卵巢发育不良综合征

（一）概述

1. 又称 Turner 综合征，因性染色体 X 呈单体性所致。

2. 先天性卵巢发育不良综合征（TS）活产女婴中占 0.4‰，是人类唯一能生存的单体综合征。

（二）　遗传学基础

1. 因细胞内 X 染色体缺失或结构改变所致，可能机制如下：

（1）亲代生殖细胞的减数分裂不分离。

（2）有丝分裂过程中 X 染色体部分丢失。

2. 染色体核型　有单体型、嵌合型及结构变异型，以 X 染色体单体型最常见（95%）。

3. 结构变异型　有长臂等臂 X 染色体、短臂或长臂部分缺失，少有 Y 染色体片段或来源不明染色体。

（三）　临床表现

1. 多因身材矮小、青春期无性征发育、原发性闭经就诊。

2. 典型 TS 者新生儿期有颈后皮肤过度折叠以及手、足背水肿特异性症状。

3. 儿童期>3 岁常有身高增长慢，生长速率下降，多<-3SD，成年期身高 135~140cm。

4. 颈短，50%有颈蹼，后发际低，乳头距增宽，随年龄增长乳晕变深。多痣，有肘外翻。

5. 青春期无性征发育，原发性闭经，外生殖器幼稚型，不育。

6. 患者常伴先天性畸形，智力正常或稍低。

（四）　实验室检查

1. 单体型　45，X 多见，占 60%，多妊娠早期自然流产，其余存活有典型症状。

2. 嵌合型　嵌合型 Turner 综合征可以是 45，X 与正常核型的嵌合（45，X/46，XX），也可以是 45，X 与其他异常核型

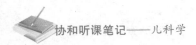

的嵌合（如 45, X/47, XXX），约占该病的 25%，细胞类型以 46, XX 为主个体症状轻；若以 45, X 细胞为主，表型与单体型相似。

3. X 染色体结构异常　可致 Turner 综合征，短臂或长臂整臂缺失多见，也可有部分片段丢失。临床上还可以见特殊 X 染色体结构异常。

4. 内分泌激素检查

（1）垂体促性腺激素黄体生成素、促卵泡激素升高，E2 降低，提示卵巢功能衰竭。

（2）部分血清生长激素激发峰值降低、血清类胰岛素样生长因子-1 低下。

5. B 超检查　显示子宫、卵巢发育不良，重者呈纤维条索状。

（五）诊断

典型者根据特征性表现，新生儿期颈后皮肤过度折叠、颈蹼、手、足背水肿、指甲发育不良，第 4、5 掌骨短，儿童期身材矮小，发育正常或落后；青春期无性征发育，原发性闭经，外生殖器幼稚可诊断，结合常规核型分析，可诊断 Turner 综合征。

（六）治疗

包括改善其成人期最终身高、促进性征发育、辅助生殖技术、社会心理治疗及相关疾病防治。

1. 矮身材治疗　目的是提高患者生长速率，改善成年身高，诊断后临睡皮下肌内注射 0.15U/kg。

2. 雌激素替代治疗　青春期 12～14 岁开始，先用小剂量 6～12 个月，2 年后用周期性雌激素-孕激素治疗。

主治语录：Turner 综合征产前诊断可用羊水穿刺、脐带血核型分析。

三、先天性睾丸发育不全综合征

（一）概述

又称 Klinefelter 综合征，是一种发病率高的性染色体疾病，因性染色体异常致睾丸发育不全和不育，是男性不育常见原因之一。

（二）临床表现

1. 男性表型、体格瘦长、身材高、指间距大于身高，乳房女性化占 40%，青春期发育延缓多无生育（偶例外）。

2. 体格检查　男性第二性征不明显，无胡须、喉结，皮肤白皙，睾丸、阴茎小、阴毛发育差。

3. 智商水平处正常范围，但患者平均智商较正常人低 10~15 分。

主治语录：患者多因青春期不发动而诊断，也有部分患者因婚后不育而确诊。

（三）实验室检查

1. 外周血细胞染色体核型分析　性染色体标准型为三体型 47, XXY，也可有性染色体体型或五体型，如 48, XXXY、48, XXYY、49, XXXY、49, XXXYY。

2. 生化检验　患者血清睾酮降低，垂体促性腺激素黄体生成激素、促卵泡激素升高。

3. 其他检查　精液无精子生成，精曲小管玻璃样变，睾丸

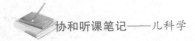

间质细胞增生，但内分泌力不足。

（四）治疗

1. 早期发现，患儿自 11~12 岁开始，进行雄激素疗法。

2. 一般可用长效睾酮制剂，如庚酸睾酮，开始肌注 50 毫克/次，3 周/次，隔 6~9 个月增加剂量 50mg，至达成人剂量（每 3 周 200mg）。

四、DiGeorge 综合征

（一）概述

1. DiGeorge 综合征是以先天性甲状旁腺功能减退和胸腺发育不良所致细胞免疫缺陷为特征染色体微缺失综合征。

2. 大部分 22q11.2 微小缺失可以通过荧光原位杂交的手段检测到，多重连接探针扩增、微阵列比较基因组杂交技术也是常用检测手段。

3. >90%患者为新发 22q11.2 缺失，10%患者缺失遗传自父母。

（二）临床表现

1. 患儿多同时有先天性心脏病，尤其圆锥动脉干畸形，常见法洛四联症、主动脉弓离断、室间隔缺损和永存动脉干等。

2. 免疫系统缺陷所致反复感染也常见，常与胸腺发育不良所致 T 细胞介导免疫应答受损有关。

3. 常见上腭畸形，典型如腭咽闭合不全、腭咽膜下裂、腭垂裂以及腭裂。

4. 小下颌、低位耳、宽距眼，多有发育迟缓，并伴认知功能以及学习障碍。

5. 其他常见症状有低钙血症、严重喂养及吞咽困难、肾脏畸形、听觉丧失、喉气管食管畸形、生长激素低下、自身免疫性疾病、惊厥、中枢神经系统畸形、骨骼畸形、眼部畸形、牙釉质发育不良等，少数可并发恶性肿瘤。

（三）鉴别诊断

1. Smith-Lemli-Opitz 综合征　因 *DHCR*7 基因缺陷引起的胆固醇代谢异常所致，临床多发畸形和发育迟滞，伴血清 7-脱氢胆固醇升高。

2. 眼-耳-脊柱综合征　以眼、耳、颜面部及脊柱畸形为主要症状的罕见先天性畸形。

3. CHARGE 综合征

（1）以眼部及中枢神经系统畸形、先天性心脏病、后鼻孔闭锁、生长发育迟滞、泌尿生殖道畸形以及耳部畸形为特征的联合畸形。

（2）为常染色体显性遗传，常见基因致病性突变。

🖊 **主治语录**：该综合征临床表现多样，诊断需靠典型临床症状和遗传学检测。

（四）产前诊断

部分无家族病史但患病风险增加的产妇，常规超声发现的先天性心脏病、腭裂及腭唇裂，尤其心脏圆锥动脉干畸形可提示诊断。

第三节　单基因遗传疾病

一、概述

遗传性生化代谢缺陷总称，是因基因突变，引起蛋白质分子结构和功能改变，致酶、受体、载体缺陷，使机体生化反应

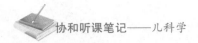

和代谢异常，反应底物或中间代谢产物在体内大量蓄积，引起一系列临床表现的疾病。

二、遗传代谢病分类

1. 氨基酸病　苯丙酮尿症、枫糖尿病、同型胱氨酸血症、高甲硫氨酸血症、白化病、尿黑酸症、酪氨酸血症、高鸟氨酸血症、瓜氨酸血症、精氨酸酶缺乏症。

2. 碳水化合物代谢病　半乳糖血症、葡萄糖-6-磷酸脱氢酶缺乏症、果糖不耐受症、糖原贮积症、磷酸烯醇丙酮酸羧化酶缺陷。

3. 脂肪酸氧化障碍　肉碱转运障碍、肉碱棕榈酰转移酶缺乏症、短链酰基辅酶 A 脱氢酶缺乏症、中链酰基辅酶 A 脱氢酶缺乏症、极长链酰基辅酶 A 脱氢酶缺乏症。

4. 尿素循环障碍及高氨血症　氨甲酰磷酸合成酶缺陷、鸟氨酸氨甲酰转移酶缺陷、瓜氨酸血症、精氨酸琥珀酸血症、精氨酸血症、N-乙酰谷氨酸合成酶缺陷。

5. 有机酸代谢病　甲基丙二酸血症、丙酸血症、异戊酸血症、戊二酸血症。

6. 溶酶体贮积症　戈谢病、黏多糖病、GMi 神经节苷脂贮积症、尼曼-皮克病。

7. 线粒体代谢异常　Leigh 综合征、Kearns-Sayre 综合征、MELAS 综合征。

8. 核酸代谢异常　着色性干皮病、次黄嘌呤鸟嘌呤磷酸核糖转移酶缺陷症。

9. 金属元素代谢异常　肝豆状核变性、Menkes 病。

10. 内分泌代谢异常　先天性肾上腺皮质增生症。

🖋 **主治语录**：遗传代谢病可据先天性缺陷所累及生化物质分类，>80% 属常染色体隐性遗传，其余 X 连锁遗传、常染色体显性或者线粒体遗传。

三、遗传代谢病常见症状与体征

1. 新生儿期、婴幼儿期、儿童期、青少年期，甚至成人期发病，有急性危象期、缓解期和缓慢进展期。

2. 急性症状和检验异常有急性代谢性脑病、高氨血症、代谢性酸中毒、低血糖。

3. 神经及消化系统表现突出，有容貌异常、毛发、皮肤色素改变。

四、诊断

1. 确诊需根据疾病进行特异性底物、产物或者中间代谢物测定。

2. 串联质谱技术为遗传代谢病常规诊断工具。

3. 气相色谱-质谱技术对有机酸尿症和某些疾病诊断有重要意义。

4. 酶活性测定和基因突变检测更可靠，诊断价值更高。

五、苯丙酮尿症

（一）概述

1. 一种常染色体隐性遗传疾病，因苯丙氨酸羟化酶基因突变致酶活性降低，苯丙氨酸及其代谢产物在体内蓄积所致疾病。

2. 苯丙酮尿症（PKU）为先天性氨基酸代谢障碍中最常见一种，临床有智力发育落后、皮肤、毛发色素浅淡和鼠尿臭味。

3. 人类苯丙氨酸羟化酶基因位于第 12 号染色体上，有 13 个外显子和 12 个内含子。

　　主治语录：目前我国开展新生儿筛查的 3 个疾病：苯丙酮尿症、先天性甲状腺功能低减和先天性肾上腺皮质增生症。

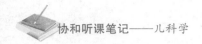

（二）临床表现

1. 患儿出生时正常，常在3~6个月开始有症状，1岁时明显。

2. 神经系统

（1）智力发育落后最突出，智商低于正常。

（2）有行为异常（兴奋不安、忧郁、孤僻）、癫痫小发作，少数肌张力增高和腱反射亢进。

3. 皮肤　出生数月后因黑色素合成不足，头发由黑变黄、皮肤白皙，湿疹较常见。

4. 体味　因尿液和汗液中排出苯乙酸多，可有明显鼠尿臭味。

（三）辅助检查

1. 新生儿疾病筛查　Phe浓度大于切割值，行进一步检查和确诊。

2. 苯丙氨酸浓度　正常 < 120μmol/L，经典型PKU > 1200 μmol/L，中度PKU360~1200μmol/L，轻度HPA 120~360μmol/L。

3. 尿蝶呤图谱分析　用于四氢生物蝶呤缺乏症鉴别诊断。

4. DHPR活性测定　二氢生物蝶啶还原酶缺乏症时该酶活性明显降低。

5. DNA分析　苯丙氨酸羟化酶、6-丙酮酰四氢蝶呤合成酶、二氢生物蝶啶还原酶等基因缺陷进行基因突变检测。

> 主治语录：根据智力落后、头发黑变黄，特殊体味和血苯丙氨酸升高，排除四氢生物蝶呤缺乏症就可确诊。

（四）治疗原则

1. 一旦确诊，应立即治疗。开始治疗年龄越小，预后越好。

2. 患儿多采用低苯丙氨酸配方奶，待血苯丙氨酸浓度降至理想浓度时，可添天然饮食，首选母乳。

3. 成年女性在怀孕前，血苯丙氨酸控制在 120 ~ 360μmol/L，直至分娩，避免高苯丙氨酸血症影响胎儿。

主治语录：严格饮食疗法至少持续至 8 岁，有条件最好治疗至青春期。

六、肝豆状核变性

（一）概述

1. 肝豆状核变性，又称 Wilson 病，一种常染色体隐性遗传疾病，因 *ATP7B* 基因异常，致铜在体内贮积。

2. 临床上以肝硬化、眼角膜 K-F 环和锥体外系三大表现为特征。

（二）临床表现

1. 5~12 岁发病最多见，少数儿童入托体格检查时有肝功能异常被诊断。

2. 肝脏损害

（1）最常见，可呈慢性或者急性发病，轻重不一。

（2）有肝硬化，慢性活动性肝炎，急性、亚急性和暴发型肝炎，有时初诊就有肝硬化。

（3）重者有肝、脾质地坚硬，腹水、食管静脉曲张、脾功能亢进、出血倾向和肝功能不全表现。

3. 神经系统症状

（1）也较常见，多在 10 岁后出现，症状轻时不易发现，察觉时已中后期。

（2）有程度不等锥体外系症状，如腱反射亢进、病理反射、有肌张力改变、精细动作困难、肢体震颤、面无表情、构音及书写困难。

4. 其他伴发症状　有溶血性贫血、血尿或蛋白尿、精神心理异常。

5. 眼角膜　早期可正常，晚期眼角膜有 K-F 环。

主治语录：K-F 环是重要体征，由于铜沉积于角膜后弹力层导致，多为双眼。

（三）辅助检查

1. 血清铜蓝蛋白　小儿正常含量 200～400mg/L，患者常<200mg/L。

2. 血清铜氧化酶活性　正常值 0.17～0.57，患者明显降低。

3. 24 小时尿铜排出量增高　正常<40μg，患儿可达 100～1000μg，伴血铜浓度降低。

4. K-F 环检查　在角膜边缘可见呈棕灰、棕绿或棕黄色的色素环。

主治语录：根据肝脏和神经系统症状、体征和实验室检查结果，特别是角膜 K-F 环阳性，血清铜蓝蛋白<200mg/L，铜氧化酶吸光度<0.17 可确诊。

（四）治疗原则

1. 促进铜排泄药物　青霉胺，小剂量开始，渐增加，最大剂量 20mg/（kg·d），2～3 次/天。

2. 减少铜吸收药物　硫酸锌口服，儿童 0.1～0.2 克/次，2～3 次/天；年长儿 0.3 克/次，3 次/天。

3. 低铜饮食。

主治语录：青霉胺是治疗本病的首选，需终身服用。

七、糖原贮积症

（一）概述

1. 一组因先天性酶缺陷所造成的糖原代谢障碍性疾病。

2. 有共同生化特征 糖原代谢异常，多可见糖原在肝脏、肌肉、肾脏等组织中储积量增加。

3. 根据临床表现和受累器官分肝糖原贮积症和肌糖原贮积症。

主治语录：糖原贮积症 I a 型是因葡萄糖-6-磷酸酶基因缺陷所致常隐性遗传病，为最常见类型。

4. 部分糖原贮积症酶缺陷和主要临床表现 见表 16-3-1。

表 16-3-1 部分糖原贮积症酶缺陷和主要临床表现

型号和病名	酶缺陷	主要临床表现
0 型	糖原合成酶	酮症低血糖
I a 型 Von Gierke 病	葡萄糖-6-磷酸酶	矮小、肝大、低血糖
II 型 Pompe 病	α-1, 4-葡萄糖苷酶	肌张力低下、肥厚型心肌病、心脏扩大
III 型 Cori 病	脱支酶	低血糖、惊厥、肝大
IV 型 Andersen 病	分支酶	肝大、进行性肝硬化
V 型 McArdle 病	肌磷酸化酶	疼痛性肌痉挛、血红蛋白尿
VI 型 Hers 病	肝磷酸化酶	轻度低血糖、生长迟缓、肝大
VII 型 Tarui 病	肌磷酸果糖激酶	肌痉挛、肌红蛋白尿
IX 型	肝磷酸化酶激酶	肝大

（二）临床表现

1. 临床表现轻重不一，重者有新生儿低血糖和乳酸酸中毒。
2. 多表现婴儿期肝大、生长落后、身材矮小、鼻出血、粪便多，少数可有低血糖惊厥。
3. 智力发育多正常，无明显低血糖症状，多因肝大就诊，多有娃娃脸表现，四肢瘦弱。
4. 特异性生化改变，低血糖、乳酸酸中毒、高尿酸和高血脂及肝酶升高；B 超，肝肾增大。
5. 因高乳酸血症，患儿可有骨质疏松。
6. 长期并发症中肝腺瘤和进行性肾功能不全最突出。

（三）辅助检查

1. 生化异常　低血糖、酸中毒、血乳酸、血脂及尿酸升高，肝功能异常。
2. 口服糖耐量试验　血乳酸明显下降提示 GSD Ⅰa 型。
3. 胰高血糖素刺激试验　正常时 45 分钟内血糖>1.4mmol/L，患者血糖无明显升高。
4. 肝组织活检　可见 PAS 染色阳性物增多。
5. DNA 分析　是最可靠的依据。

✎ 主治语录：根据病史、体征和血生化检测结果可诊断，口服糖耐量试验或胰高血糖素刺激试验可辅助诊断。准确分型进行基因诊断。

（四）治疗原则

1. 总目标是维持血糖正常，抑制低血糖所继发各种代谢紊乱，延缓并发症出现。

2. 严重低血糖时，静脉给葡萄糖 0.5g/（kg·h）。

3. 饮食治疗　重要手段，维持血糖 4~5mmol/L，1 岁后用生玉米淀粉，4~6 小时/次，每次 1.75~2.0g/kg。

4. 在研究中的治疗方法　肝脏移植。

八、黏多糖贮积病

（一）概述

1. 黏多糖贮积病指一组因黏多糖降解酶缺乏疾病，使酸性黏多糖不能完全降解，致黏多糖积聚在机体不同组织，产生骨骼畸形、智能障碍、肝脾增大等临床症状和体征。

2. 黏多糖是结缔组织细胞间主要成分，广泛存在于各种细胞内。

（二）临床表现

1. 体格发育障碍

（1）患者出生时正常，随年龄增长症状渐明显。

（2）共同特征：出生 1 年后有生长落后，主要表现为矮小、面容较丑陋、头大、鼻梁低平、鼻孔大、唇厚、前额和双颧突出、毛发多而发际低、颈短。

（3）有的类型有角膜混浊，关节进行性畸变，胸廓畸形，脊柱后凸或侧凸、膝外翻、爪形手，早期出现肝、脾大、耳聋、心脏增大。

2. 智力发育落后

（1）患儿精神神经发育周岁后渐迟缓，除 I S、Ⅳ型和Ⅵ型外，都伴智能落后。

（2）黏多糖贮积病除Ⅱ型为 X 连锁隐性遗传外，其余均属常染色体隐性遗传病。

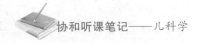

（三）辅助检查

1. 尿黏多糖测定

（1）常用甲苯胺蓝法做定性试验，患者尿液呈阳性反应。

（2）醋酸纤维薄膜电泳，可区分尿中排出黏多糖种类，进行分型参考。

2. 骨骼 X 线检查　骨质较疏松，骨皮质变薄，颅骨增大，蝶鞍增大，脊柱后凸或侧凸。

3. 酶学分析　测定白细胞或皮肤成纤维细胞中特异性酶活性测定，可对黏多糖病分型。

4. DNA 分析　基因突变分析是分型最可靠依据。

（四）诊断与鉴别诊断

1. 根据临床特殊面容和体征、X 线表现及尿黏多糖阳性，可以诊断。

2. 家族史　有黏多糖贮积病者对早期诊断有帮助。

3. 鉴别

（1）与佝偻病、先天性甲状腺功能减退症、GM_1 神经节苷脂贮积症各型、甘露糖累积病、GM_1 神经节苷脂沉积病鉴别。

（2）其表现与黏多糖贮积病相似，但尿中黏多糖排量不增加。

🖊 主治语录：因酶无法穿透血-脑屏，故酶替代治疗对已有中枢神经系统症状者疗效差。

九、甲基丙二酸血症

（一）概述

甲基丙二酸血症（MMA）是一种常染色体隐性遗传疾病，

主要因甲基丙二酰辅酶 A 变位酶缺陷或其辅酶钴胺素代谢缺陷所致。

（二）临床表现

1. 早发型

（1）多<1 岁起病，神经系统症状最严重，尤其脑损伤，多累及双侧苍白球。

（2）表现为惊厥、运动功能障碍及舞蹈徐动症。

（3）常伴血液系统损伤，如巨幼细胞贫血；部分患者有肝肾功能损伤。

（4）甲基丙二酰辅酶 A 变位酶缺陷

1）发病早，多在出生第 1 周发病。

2）出生时正常，迅速进展为嗜睡、呕吐并脱水、代谢性酸中毒、呼吸困难及肌张力低下。

2. 迟发型

（1）多在 4~14 岁有症状，常伴脊髓、外周神经、肝、肾、眼、血管及皮肤多系统损害。

（2）儿童或青少年期表现急性神经系统症状，如认知力下降、意识模糊及智力落后，甚至有亚急性脊髓退行性变。

（三）辅助检查

1. 一般检查　包括血尿常规，肝、肾功能，血气分析，电解质，血糖、血氨及血乳酸。

2. 串联质谱血酰基肉碱检测　患者血丙酰肉碱水平及丙酰肉碱与乙酰肉碱比值升高。

3. 气相色谱-质谱尿有机酸检测　尿中甲基丙二酸、甲基柠檬酸和 3-羟基丙酸排量增加。

4. 酶学分析　通过皮肤成纤维细胞、外周血淋巴细胞酶活

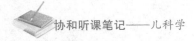

性检测确定 MMA 酶缺陷类型。

5. 影像学检查　甲基丙二酸血症者表现为脑白质脱髓鞘变性、软化、坏死、脑萎缩及脑积水。

（四）诊断和鉴别诊断

1. 临床无特异性，易漏诊或误诊。

2. 最常见症状为反复呕吐、嗜睡、惊厥、运动障碍、智力及肌张力低下。

3. 需与继发性甲基丙二酸血症鉴别，后者多因母亲慢性胃肠和肝胆疾病、营养障碍，致患者自胎儿期处于维生素 B_{12} 及叶酸缺乏状态。

主治语录：确诊依据丙酰肉碱、丙酰肉碱与乙酰肉碱比值升高和尿甲基丙二酸、甲基柠檬酸、3-羟基丙酸显著增加。

（五）治疗原则

减少代谢毒物的生成和加速其清除。

1. 急性期治疗

（1）甲基丙二酸血症急性期以补液、纠正酸中毒为主，同时限制蛋白质摄入，供足够热量。

（2）持续高氨血症（血氨>600μmol/L），需腹膜透析或血液透析去除毒性代谢物。

2. 长期治疗

（1）饮食治疗。

（2）维生素 B_{12} 有效型者每周肌内注射维生素 B_{12} 1~2 次，1.0 毫克/次。

（3）左旋肉碱，常用剂量为 50~200mg/（kg·d）。

（4）甜菜碱和叶酸，用于伴同型半胱氨酸血症、贫血者，甜菜碱 500~1000mg/d 口服。

主治语录：甲硝唑 10 ~ 20mg/（kg·d）或新霉素 50mg/（kg·d），可减少肠道细菌产生的丙酸，长期用可引起肠道菌群紊乱，应慎用。

历年真题

1. 女孩，2 岁。生长发育迟缓及智力发育落后。查体：眼裂小、眼外眦上斜、眼距宽、外耳小、鼻梁低平，皮肤细腻。为明确诊断首选的检查是
   A. 尿三氯化铁试验
   B. 尿蝶呤分析
   C. 血 T_3、T_4、TSH
   D. 骨龄测定
   E. 染色体核型分析

2. 女孩，2 岁。智能落后，表情呆滞，眼距宽，眼裂小，鼻梁低，口半张，舌伸出口外，皮肤细嫩，肌张力低下，右侧通贯手。最可能的诊断是
   A. 唐氏综合征（21 三体综合征）
   B. 先天性甲状腺功能减退症
   C. 软骨发育不良
   D. 佝偻病
   E. 苯丙酮尿症

参考答案：1. E　2. A

第十七章 儿童急救

核心问题

1. 儿童心搏呼吸骤停的诊断及处理。
2. 急性呼吸衰竭的临床表现。

内容精要

1. 儿童急救强调尽早判断和尽早救治，"现场第一目击人"及时有效地初步急救，既可赢得最佳抢救时机，又有助于降低伤害程度与伤害后遗症。

2. 儿童与成人 CPR 程序均为 C-A-B，即胸外按压（C）－开放气道（A）－建立呼吸（B），但新生儿 CPR 程序为 A-B-C。

第一节 儿童心肺复苏

一、概述

儿童心肺复苏指在心搏呼吸骤停情况下所采取的一系列急救措施，包括胸外按压形成暂时性人工循环、人工呼吸纠正缺氧、电击除颤转复心室颤动，目的是使心脏、肺脏恢复正常功能，以挽救生命。

二、心搏呼吸骤停病因

1. 引起儿童心搏呼吸骤停主要原因，一是疾病所致，二是意外伤害。

2. 新生儿和婴儿主要原因是先天性畸形、早产并发症和婴儿猝死症，而意外伤害已逐渐成为年长儿童心搏呼吸骤停主要原因。

3. 疾病状态下出现心搏呼吸骤停，包括呼吸系统疾病急速进展、心血管系统的状态不稳定、神经系统疾病急剧恶化及某些临床诊疗操作。

4. 意外伤害。

三、心搏呼吸骤停诊断

1. 表现为突然昏迷，部分有一过性抽搐、呼吸停止、面色灰暗或发绀、瞳孔散大和对光反射消失、大动脉（颈、股、肱动脉）搏动消失、听诊心音消失。

2. 心搏呼吸骤停诊断并不难，一般患儿突然昏迷及大血管搏动消失即可诊断。

3. 紧急情况下，触诊不确定有无大血管搏动亦可拟诊（10秒），不必反复触摸脉搏或听心音。

四、心搏呼吸骤停的处理

强调黄金4分钟，即4分钟内进行基本生命支持（开放气道、人工呼吸及胸外按压），并在8分钟内进行高级生命支持（心肺复苏的第二阶段）。

1. 迅速评估和启动应急反应系统　包括迅速评估环境对抢救者和患儿是否安全、患儿反应性和呼吸（5~10秒内判断）、检查大血管搏动（婴儿触摸肱动脉、儿童触摸颈动脉或股动脉，10秒内判断），决定是否需CPR。

2. 迅速实施 CPR　婴儿和儿童 CPR 程序为 C-A-B 方法：胸外按压（C）、开放气道（A）和建立呼吸（B）。对于新生儿，心搏骤停主要为呼吸因素所致其 CPR 程序为 A-B-C 方法。

（1）胸外按压（图 17-1-1）

1）目的是建立人工循环。

2）深度至少为胸部前后径 1/3（婴儿 4cm、儿童 5cm、青春期儿童 ≤6cm）。

3）频率为 100~120 次/分。

（2）建立呼吸

1）口对口人工呼吸：适合于现场急救。<1 岁患儿，可将口覆盖口和鼻，若较大婴儿或儿童，用口对口封住，拇指和示指紧捏住患儿鼻子，保持其头后倾。

2）球囊-面罩通气、胸外按压与人工呼吸的协调、除颤。

3. 迅速启动应急反应系统

（1）高级生命支持，包括高级气道通气、喉面罩通气道、气管插管、食管-气管联合导气管。

（2）供氧，可用 100% 纯氧。

（3）建立与维持输液通路。

（4）药物治疗，主要作用有抗心律失常、纠正休克、纠正电解质和酸碱失衡、维持心排血量和复苏后稳定。

1）肾上腺素：有正性肌力和正性频率作用，能升高主动脉舒张压和冠状动脉灌注压。

2）碳酸氢钠：首次剂量 1mmol/kg，静脉注射或骨髓内缓慢注入。

3）阿托品：可提高心率，改善心动过缓，被用作心室停搏或心动过缓、无脉心电活动常规药物。

4）葡萄糖：高血糖和低血糖均可导致脑损伤。低血糖时，葡萄糖 0.5~1.0g/kg，静脉注射或骨髓内给药。

5）钙剂：在已证实低钙血症、钙通道阻滞剂过量、高镁血症或高钾血症时才给。

6）纳洛酮：用于阿片类药物过量。<5 岁、体重≤20kg 者 0.1mg/kg，≥5 岁、体重≥20kg 者为 2mg，静脉注射或骨髓内或经气管通路给药。

7）其他：腺苷、胺碘酮、利多卡因等。

📎 **主治语录：**

（1）儿科患者最常见的心律失常是心脏停搏和心动过缓。

（2）开放气道和实施有效的人工通气是儿童心肺复苏成功关键措施之一。

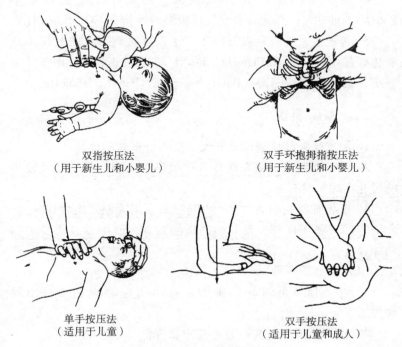

双指按压法
（用于新生儿和小婴儿）

双手环抱拇指按压法
（用于新生儿和小婴儿）

单手按压法
（适用于儿童）

双手按压法
（适用于儿童和成人）

图 17-1-1　儿童胸外按压

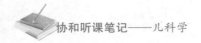

第二节 急性呼吸衰竭

一、概述

1. 急性呼吸衰竭指肺不能提供足够氧气（低氧性呼吸衰竭）或排出二氧化碳（高碳酸血症性呼吸衰竭）以满足机体代谢需要，致动脉血氧分压降低和二氧化碳分压增加。

2. 患儿有呼吸困难，有吸气性凹陷以及意识状态改变。

3. 儿童多为急性呼吸衰竭，是致儿童心搏呼吸骤停主要原因，有高死亡率。

4. 常以血气分析指标来判断，低氧性呼吸衰竭系指 $PaCO_2 < 60mmHg$；高碳酸血症性呼吸衰竭系指 $PaCO_2 > 50mmHg$。

5. 传统上，呼吸衰竭分两型，Ⅰ型呼吸衰竭，缺氧而无二氧化碳潴留（$PaO_2 < 60mmHg$，$PaCO_2$ 降低或正常）；Ⅱ型呼吸衰竭，缺氧伴 CO_2 潴留（$PaO_2 < 60mmHg$，$PaCO_2 > 50mmHg$）。

二、临床表现

1. **原发疾病临床表现** 肺炎、脑炎等症状和体征。

2. **呼吸衰竭** 早期表现常有呼吸窘迫表现，新生儿及较小的婴儿在呼气时有呻吟。

3. **重要脏器的功能异常** 儿童呼吸衰竭除原发疾病如肺炎、脑炎等症状和体征外，低氧、高碳酸血症、酸中毒致重要脏器功能异常。

（1）心血管系统

1）中等程度低氧和高碳酸血症可引起心率和心排出量增加。

2）而严重低氧血症可致心排出量降低。

3）中等程度低氧血症可使心律失常机会增加。

4）低氧和高碳酸血症可引起肺血管阻力增加。

（2）呼吸系统：因严重肺损伤影响肺气体交换、肺顺应性降低、胸部 X 线肺弥漫性浸润。

（3）中枢神经系统：因低氧和高碳酸血症，可有头痛、神志模糊、嗜睡、激惹和焦虑。

（4）肾脏：呼吸衰竭可致钠、水排出减少。

（5）血液系统：慢性呼吸衰竭可引起红细胞增多。

（6）代谢：血 pH 明显降低。

主治语录：急性呼吸窘迫综合征是急性呼吸衰竭中较严重典型病症。

三、治疗

1. 目标　恢复正常气体交换，同时使并发症减少到最小程度。

2. 一般治疗、原发疾病治疗、氧疗与呼吸支持。

3. 特殊呼吸支持　体外膜氧合、液体通气、高频通气、吸入 NO、吸氦气。

第三节　儿童急性中毒

一、概述

1. 某些物质接触人体或进入体内后，与体液和组织相互作用，破坏机体正常的生理功能，引起暂时或永久性病理状态或死亡，这一过程称中毒。

2. 多发生在婴幼儿至学龄前期，是儿科急诊常见疾病之一。

二、中毒途径

1. 消化道吸收　为最常见中毒形式，可达 90%。

2. 皮肤接触、呼吸道吸入、注射吸收、经创伤口、创伤面吸收。

三、中毒机制

中毒机制包括干扰酶系统、抑制血红蛋白的携氧功能、直接化学性损伤、作用于核酸、变态反应、麻醉作用、干扰细胞膜或细胞器的生理功能。

四、毒物在人体内的分布与排泄

1. **毒物分布**　主要在体液和组织中，影响分布的因素有毒物与血浆蛋白结合力、毒物与组织亲和力。

2. **毒物排泄**　可经肾、胆道或肠道排泄。

五、中毒诊断

1. **病史**　包括发病经过病前饮食内容、生活情况、活动范围、家长职业、环境中有无有毒物品和药品、经常接触哪些人、同伴儿童是否同时患病等。

2. **体格检查**　注意有重要诊断意义的中毒特征，如呼气、呕吐物是否有特殊气味、出汗情况、口唇甲床是否发绀或樱红、皮肤色泽、呼吸状态、瞳孔和心律失常等。

3. **毒源调查及检查**

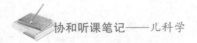 主治语录：患儿呕吐物、血、尿、便或可疑含毒物品毒物鉴定，是诊断中毒最可靠方法。

六、中毒处理

1. **现场急救**　保持呼吸道通畅，呼吸有效及循环良好。

2. **毒物的清除**

（1）排出体内尚未吸收的毒物

1）催吐：适用于年龄较大、神志清醒和合作的患儿，一般在中毒后 4~6 小时内进行。

2）洗胃：清洗出尚在胃内的毒物，并可进行毒物鉴定。

3）导泻：可在活性炭应用后进行，常用泻药有硫酸钠或硫酸镁。

4）全肠灌洗：中毒时间较久，毒物主要存留在小肠或大肠。

5）皮肤黏膜的毒物清除：大量清水冲洗毒物接触部位。

（2）促进已吸收毒物的排出：包括利尿；碱化或酸化尿液；血液净化方法。

（3）透析疗法：危重的急性中毒患儿。血液灌流法、血浆置换、换血疗法。

（4）高压氧治疗。

3. 特异性解毒剂的应用（部分） 见表 17-3-1。

表 17-3-1 特异性解毒剂的应用

中毒类型	有效解毒剂
有机磷化合物类（1605、1059、3911 美曲膦酯、敌敌畏、乐果、其他有机磷农药）	解磷定、氯解磷定、双复磷、阿托品
烟碱、毛果芸香碱、新斯的明、毒扁豆碱、槟榔碱、毒蕈	解磷定、氯解磷定或双复磷、阿托品
氟乙酰胺	乙酰胺
阿托品、莨菪碱类、曼陀罗（颠茄）	毛果芸香碱、水杨酸毒扁豆碱
氟化物	氯化钙
麻醉剂和镇静剂（阿片、吗啡、可待因、海洛因、哌替啶、美沙酮、水合氯醛、苯巴比妥、巴比妥、巴比妥钠、异戊巴比妥钠、司可巴比妥、硫喷妥钠）	纳洛酮、烯丙吗啡
氯丙嗪、奋乃静	苯海拉明

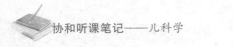

续　表

中毒类型	有效解毒剂
苯丙胺（安非他明）	氯丙嗪
异烟肼	维生素 B_6
鼠药	维生素 K_1
β受体阻滞剂或钙通道阻滞剂	胰高血糖素
阿司匹林	乙酰唑胺、碳酸氢钠、乳酸钠、维生素 K_1